訪問看護白書
訪問看護10年のあゆみとこれからの訪問看護

財団法人 日本訪問看護振興財団

執　筆　〔執筆順〕

山崎　摩耶	（財）日本訪問看護振興財団常務理事	（編集，はじめに）
佐藤　美穂子	（財）日本訪問看護振興財団事務局次長	（編集，第1章1，4，第5章，第6章，第7章，第8章2，3，7）
田久保恵津子	（財）日本訪問看護振興財団事業部課長	（第1章2，3）
佐藤　譲	（財）日本訪問看護振興財団事業部主任研究員	（第1章4，第2章）
片倉　直子	（財）日本訪問看護振興財団事業部研究補佐	（第1章4，第2章）
胡　秀英	（財）日本訪問看護振興財団事業部研究補佐	（第2章）
上野　まり	千葉大学看護学部講師	（第3章1）
西川　宏	（医）訪問看護ステーションふじと所長	（第3章1）
山崎　恵子	（医）さつき台訪問看護ステーション訪問看護師	（第3章1）
相原　鶴代	（医）さつき台訪問看護ステーション所長	（第3章1）
杉田　美佐子	（医）新緑訪問看護ステーション長津田所長	（第3章1）
堀井　とよみ	（福）水口町社会福祉協議会常務理事	（第3章1）
安孫子　妙子	（福）東京白十字訪問看護ステーション所長	（第3章1）
谷川　禎子	（社）宮城県看護協会立泉かむり訪問看護ステーション所長	（第3章1）
冨田　眞紀子	（福）中野北ベタニア訪問看護ステーション所長	（第3章2）
千葉　信子	（有）多摩たんぽぽ介護サービスセンター所長	（第3章2）
芦沢　はる江	（社）山梨県看護協会立訪問看護ステーション本部	（第3章2）
橋本　一子	（社）宮城県看護協会立訪問看護ステーション室室長	（第3章2）
（社）埼玉県看護協会（第3章2）		
近藤　あゆ子	（財）名古屋市高齢者療養サービス事業団訪問看護課長	（第4章1）
前川　厚子	名古屋大学看護学部教授	（第4章2）
内野　今日子	（財）日本訪問看護振興財団事業部	（第8章4）

コラム話題提供（執筆）

伊藤　雅治	（社）全国社会保険協会連合会副理事長	（第6章）
南　裕子	（社）日本看護協会会長	（第6章）
（社）日本看護協会広報部（第6章）		
訪問看護ステーションコスモス（第6章）		
さつき台訪問看護ステーション（第6章）		
新緑訪問看護ステーション（第6章）		

執　筆　協　力

首藤　徳子	（財）あすか山訪問看護ステーション所長
杉田　美佐子	（医）新緑訪問看護ステーション長津田所長
曽我　優子	（医）大島訪問看護ステーション所長
千葉　信子	（有）多摩たんぽぽ介護サービスセンター所長
阿部　智子	（有）訪問看護ステーションけせら所長
窪川　真佐美	（医）梅園訪問看護ステーション所長
相原　鶴代	（医）さつき台訪問看護ステーション所長
安孫子　妙子	（医）東京白十字訪問看護ステーション所長
白石　恵子	（社）鳩ヶ谷訪問看護ステーション所長
井上　多鶴子	（医）高島平ロイヤル訪問看護ステーション所長
佐藤　泉	東京都調布市健康課
輪湖　史子	（社）日本看護協会国際部部長（英文）
石原　珠実	（社）日本看護協会国際部国際課（英文）

訪問看護白書の発刊に当たって

　この度，日本訪問看護振興財団では，訪問看護の主要な担い手である訪問看護ステーションが将来に希望を持って，生き生きと活動し，地域での存在感を誰もが実感できるようになることを期待して，本書を発刊することとしました。

　わが国における訪問看護制度は，1983年，老人保健法に基づく医療サービスとして，病院の訪問看護に対し診療報酬が認められるようになったのが始まりで，1992年からは老人訪問看護制度により，訪問看護ステーションの訪問看護に療養費の支給が行われることとなりました。介護保険制度創設の2000年からは，医療保険制度（老人保健法，健康保険法等）と介護保険制度による訪問看護サービスとして，病院・診療所及び訪問看護ステーションから訪問看護を行っています。
　今年は訪問看護ステーション創業以来，11年目に当たります。約5,300カ所の訪問看護ステーションの看護師等が在宅サービスの一翼を担い，医療機関，在宅ケア提供機関及び行政等との連携を図りながら社会的役割を果たしています。

　しかし，訪問看護ステーションに対する理解は医療関係者間でも不十分で，後期高齢者の急増と入院期間の短縮化による在宅療養者の増加が予測されるにもかかわらず，最近，訪問看護ステーションの開設がペースダウンしている事態が生じています。現状を分析して将来の方向性を考え，対応策を考えることが喫緊の課題となっています。

　本書では，日本訪問看護振興財団，厚生労働省その他のデータをもとに10年間の歩みを振返る一方，訪問看護事業のあり方も検討しました。また，訪問看護の事例や訪問看護ステーションを核とした併設事業の展開事例も収載しています。さらに有識者による訪問看護の将来展望をまとめました。資料編では，日本の訪問看護の全容を把握できるような詳細な資料を添付しました。英文による訪問看護の紹介も行っています。
　このため，本書は訪問看護従事者をはじめ病院などの看護職員，行政の方，各都道府県看護協会の研修担当者，看護学校等の教育関係者及び受講生・学生，訪問看護の利用者の皆様方に広く活用されることを期待しています。
　本書によって，訪問看護の理解が一層深められ，訪問看護の充実の一助となることを願ってやみません。

2002年11月15日

財団法人　日本訪問看護振興財団
理事長　吉原　健二

目　次

訪問看護白書の発刊に当たって …………………………………………………………………………… 3

はじめに ……………………………………………………………………………………………………… 6

第1章　訪問看護の変遷 ……………………………………………………………………………… 9
　1. 訪問看護制度の変遷と訪問看護の役割 …………………………………………………………… 11
　2. 看護師養成教育における訪問看護（在宅看護）教育の変遷 …………………………………… 19
　3. 訪問看護研修の推移 ………………………………………………………………………………… 23
　4. 調査結果からみた訪問看護の動向 ………………………………………………………………… 27
　　（1）訪問看護統計調査（厚生労働省） …………………………………………………………… 27
　　（2）訪問看護・家庭訪問サービス定点モニター調査（日本訪問看護振興財団） …………… 33

第2章　訪問看護師の処遇，労働環境
　　―訪問看護ステーションの管理者の声― ………………………………………………………… 41

第3章　訪問看護ステーションの現状 ……………………………………………………………… 59
　1. 訪問看護ステーションによる在宅療養者への看護活動
　　（1）医療依存度の高い障害児への訪問看護サービスの展開 …………………………………… 61
　　（2）統合失調症患者の訪問看護 …………………………………………………………………… 65
　　（3）痴呆がありながら単身生活を継続している事例 …………………………………………… 70
　　（4）老紳士の在宅ターミナルケアを振り返って ………………………………………………… 74
　　（5）クモ膜下出血後遺症からの人間性回復をささえた訪問看護 ……………………………… 79
　　（6）24時間体制の訪問看護ステーションによる巡回型訪問事例 ……………………………… 85
　　（7）在宅介護者をささえる ………………………………………………………………………… 90

　2. 訪問看護ステーションを核とした多彩な事業展開
　　（1）専門性を生かしたチームによるケアマネジメント
　　　　～中野北ベタニア訪問看護ステーション～ ………………………………………………… 94
　　（2）地域で生きることを支えるために
　　　　～㈲多摩たんぽぽ訪問看護ステーション～ ………………………………………………… 97

（3）訪問看護ステーションと併設サービス
　　　〜山梨県看護協会立訪問看護ステーション〜 …………………………………………………… *102*

（4）養護学校に通学する，医療行為が必要な児童への学習支援
　　　〜宮城県看護協会訪問看護ステーション〜 ……………………………………………………… *106*

（5）24時間訪問看護と訪問介護事業所及び介護老人福祉施設との連携
　　　〜埼玉県看護協会立訪問看護ステーション〜 …………………………………………………… *109*

第4章　訪問看護の質向上への取り組み
　　　——大学と臨床の協働—— ………………………………………………………………………… *115*

第5章　在宅ケアに従事する看護職の役割・課題・今後の展望
　　　〜訪問看護等在宅ケア検討委員会（日本訪問看護振興財団）の報告〜 ………………………… *135*

第6章　コラム—ちょっと一息 …………………………………………………………………………… *141*
　コラム1　〇老人訪問看護制度創設時の想いで ……………………………………………………… *144*
　　　　　　〇新聞　　政府公報 ……………………………………………………………………… *145*
　　　　　　〇新聞　　論点 ………………………………………………………………………… *145*
　　　　　　〇協会ニュース …………………………………………………………………………… *146*
　コラム2　スタッフも一緒に楽しむレクリエーション（訪問看護ステーションコスモス）……… *147*
　コラム3　お誕生日プレゼント（さつき台訪問看護ステーション）………………………………… *147*
　コラム4　訪問看護連絡ノート（新緑訪問看護ステーション長津田）……………………………… *148*

第7章　英文・和文抄録
　　Visiting Nursing System in Japan ……………………………………………………………………… *153*

第8章　資料 ………………………………………………………………………………………………… *165*
　1. 日本の訪問看護等の概要（保健，医療，介護含む）……………………………………………… *167*
　2. 保健医療福祉の動向と訪問看護，保健指導等（年表）…………………………………………… *172*
　3. 療養費の推移 ………………………………………………………………………………………… *174*
　4. 2001年度　訪問看護電話相談 ……………………………………………………………………… *177*
　5. 研究事業（日本訪問看護振興財団，全国訪問看護事業協会）…………………………………… *179*
　6. 日本看護協会訪問看護質評価基準 ………………………………………………………………… *181*
　7. 各国の訪問看護事情（比較表）……………………………………………………………………… *191*

はじめに

訪問看護ステーション制度創設から11年目を迎えて

　1992年に訪問看護ステーションが事業開始してはや11年目を迎えた。振り返るとそれまでの市町村の訪問指導や医療機関からの訪問看護に加えて新たに誕生した訪問看護ステーションは，"第4の医療施設"として看護職が自立的に開設・運営できる事業所を持ったという，新たな看護の一幕をあけた歴史的な出来事であったといえる。

　当時，訪問看護ステーションの制度は全国11ヶ所のモデル事業を経たとはいえ文字通りゼロからの出発であったから，実際の運営に当たっては開設の方法からマニュアルづくりまですべてが創設期の試行錯誤のあゆみであった。また新ゴールドプランによる開設目標は5000ヶ所であったがそれが達成されるのか，老人保健の仕組みの中で待たれる事業所ではあったが，期待とともに目標数をうち出した関係者の中には不安もあったと聞く。

　しかし，その5000ヶ所設置という第一ステージの目標は10年間で見事に達成し，次の目標の9900ヶ所に向かって，質・量ともに成熟期に向けた第二ステージが展開されようとしている。

　老人保健から始まった指定訪問看護制度も，1994年10月の医療保険適用，2000年4月からの介護保険指定事業者と適用する保険制度も広がり，身体障害や難病などの特定疾患，精神，公害や労災など他の医療福祉に関連する諸制度も利用できる事業所としてケア対象も広がってきた。また，ステーションはこうした保険や制度適用による訪問看護のみならず，自費対応の"オプションサービス"もでき，養護学校等の医療ニーズ対応などや，利用者の外出・旅行に付き添ったり，在宅でのターミナルケアに家に泊まりこんで訪問看護を提供したりと，保険外サービスでも利用者のQOL向上のための多様なニーズに応じられる多機能をもつ事業所に成長してきた。

　2002年10月現在，全国のステーション開設数は5300ヶ所，訪問看護従事者は約3万人，利用者も20万人を超えている。何らかの形で24時間体制をとっているところは7割と，365日24時間ケアに向けた努力が全国で伺われる。また，8割のステーションで介護保険の居宅介護支援事業所を併設し，中には訪問介護事業所併設など看護と介護が協働する事業所もある。介護保険のケアマネジャー資格者の約半数は看護職であるが，多くの訪問看護師がケアマネジャー資格を取り，サービスのマネジメントにかかわり，訪問看護提供とケアマネジメントの双方に力を発揮している。

　訪問看護ステーションはまだまだ需要は伸び，厚生労働省による看護職員の需給見通しによると介護保険関連で必要看護職数は19万人が見込まれているが，近い将来には訪問看護師10万人時代の到来も夢ではないかもしれない。

保健医療福祉改革の動向と訪問看護への期待

　我が国の保健医療福祉制度はいま"改革"の嵐の渦中にある。20世紀半ばより40年にわたった国民皆保険下での医療保険制度は，少子高齢社会の進行で高齢者医療（費）が大きな課題となり保険財政逼迫とともに制度改革を迫られている。また医療現場では技術革新を受けた複雑化・高度化の一方で，在院日数は短縮化の一途をたどり，サービス提供体制も入院医療から在宅医療推進へのシステム構築が急務とされている。これまでも政府や各方面から医療保険制度や提供体制の改革提言は多々されているが，いまや改革のタイムリミットが迫っているという感もある。

　今回，厚生労働省の「医療制度改革推進本部」検討チームから「医療提供体制の基本的方向・中間まとめ」がだされている（2002年8月）が，議論のたたき台としながらも政府が考える今後の改革と在宅医療の方向が提言されている。

概要を見ると，改革の視点は，①患者の視点の尊重，②質が高く効率的な医療の提供，③医療の基盤整備，の三点から整理されている。「患者の視点の尊重」はいうまでもないが，「質の高い効率的な医療の提供」として，医療機関の機能分化・重点化・効率化の促進や医業経営の近代化・効率化などストラクチャーに関した提案がされている。また，医療を担うマンパワーの確保と資質の向上では，医師の卒後研修必修化や，環境の変化に対応した看護のあり方の見直し，終末期医療の検討をあげている。「医療基盤の整備」では，地域医療・生命の世紀の医療を考える基盤の整備として，情報化基盤，ITの推進，救急救命やがんなどの地域対策など提案されている。

いずれも在宅医療・訪問看護と深く関連する内容や課題で，今後の医療提供体制改革の中で「在宅」が期待されていることがわかる。

しかしそのための課題は大きく，たとえば2002年4月の診療報酬改定は在院日数短縮と長期入院患者の自己負担増など，明らかに入院から在宅シフトを狙ったものと思えるが，その一方で在宅医療提供には点数も広がらず，制度や法的環境整備も整わず，医師・看護職それぞれの立場からみても利用者・家族のニーズに十分答えられない場面が多すぎる。

たとえば，医療保険での訪問看護が頻回に重度で医療機器装着の患者にケアを提供してもステーションの採算からは見合わないという不合理な仕組みでもあり，診療報酬が在宅に適切で必要なパイを分配しているとは思えないのである。

また2003年8月までの急性期と慢性期の病床区分の届出など実際の"改革"は進んでもやはり在宅や訪問看護にはまだ北風が吹いている現状でもある。

とは言え，改革が訪問看護に期待しているものも少なくない。特に今回の厚生労働省の「新たな看護のあり方に関する検討会」で提言された看護職の裁量権や"静脈注射は看護職の診療補助行為"などは50年もの間，在宅推進など環境変化があるにもかかわらず，検討されてこなかったことであり，病院から早期退院する医療依存度の高い患者をケアしようとすれば，病院内と同様の処置や機器・チューブ類の使用が増加する現状で，こうした業務拡大は訪問看護では不可欠となる。

諸外国での専門看護師による薬の処方や，在宅での死亡確認など，わが国の訪問看護領域の今後を考えると，業務や裁量権の拡大とそれに対応できるような看護職の資質向上がいま急がれていることでもある。

さて，本書ではこの10年間の訪問看護のあゆみを，国や看護協会，財団の各種の調査研究データから振り返り，これまでの実績とこれからの展望を描いていくが，まだまだ進化・発展するであろう在宅医療・ケアと訪問看護に求められる課題もともに考え今後も推進していきたいと思う。

（山崎摩耶）

第 1 章

訪問看護の変遷

1. 訪問看護制度の変遷と訪問看護の役割

（1）「寝たきり老人」に訪問看護が必要

　わが国では，長い間，看護師の働く場のほとんどが病院に限られており，地域では行政に所属する保健師が住民の保健指導に携わってきた。しかし，退院後も療養を継続する在宅患者に看護サービスが必要として，一部の病院から訪問看護が始まった。1950年代に京都の堀川病院に見られるように，住民と一緒に医療を行い，外来も居宅も入院も一連の過程という立場から在宅医療を実践するところもあった（後に，同病院では，医師の往診では対応しきれず保健師が重点的に看護を行う居宅療養部を新設し，患者の保健指導から直接看護サービスまでを行うことにした）。

　1960年頃から脳血管疾患や心疾患で70歳以上の高齢者の入院が増加し始め，1973年の老人医療費無料化政策がそれに拍車をかけることとなった。病院ではますます高齢者の早期退院を促進する必要性が生じ，特に脳卒中後遺症の患者に対して，退院後のフォローのために訪問看護が始まった。

　一方，地域では寝たきりや痴呆症の看護，さらに在宅療養を必要とする神経難病患者などの看護が社会問題となり，核家族化が進むなか家族内看護力の低下から，訪問看護への期待が高まっていた。

　1970年代には，東京都東村山市，新宿区，杉並区，神奈川県横浜市など自治体が6ヶ月以上寝たきり者の家庭看護指導を行うようになった（寝たきりを予防したり看護を直接提供するというよりも，寝たきり者の家庭看護方法の指導にかかわっていた）。

　全国ホームケア研究会（代表；小林富美栄）が1975年に発足し，1979年から1980年にかけて病院ベースの訪問看護の実施状況調査を行い訪問看護の必要性をアピールしている。

（2）老人保健制度における訪問指導，訪問看護

　1982年に老人保健法が制定され，1983年から老人医療費の本人一部負担が導入された。さらに寝たきりや疾病予防のための保健事業が盛り込まれ，保健師などにより機能訓練や訪問指導が実施されることになった。「訪問指導は，保健婦等が本人又はその家族に対して治療等について必要な指導を行うものであり，看護そのものを行う訪問看護とは性格を異にするものである。これは，本人やその家族が上手に療養，看護していくための応援をするという考え方に基づいているが，指導のなか保健婦等が実際に看護等を行うことを妨げるものではない」と吉原健二（前厚生省老人保健部長）編著「老人保健法の解説（昭和58年12月）」のなかで訪問指導のあり方が述べられている。

　市町村が実施主体で，財政上あるいは看護職確保の困難な状況から，「訪問指導」の回数も月1回程度，1回当たりの滞在が1時間以上（又は2時間以上）が70％近かった（「昭和62年訪問指導従事者の実態及び意識に関する調査」日本看護協会調査研究報告1988年）。しかし，本来，在宅患者や家族が必要としたのは直接的な看護サービスであった。しかも訪問指導従事者の50％弱は看護師の雇い上げで実施されたため，保健師の保健指導との棲み分けの点からも，実際は病状観察や清潔保持の介助など直接・具体的な看護が実施されていた。

　次に，先駆的な病院から実施されていた「訪問看護」についても，老人医療受給対象者への訪問看護に社会保険診療報酬が初めて認められた。「退院患者継続看護・指導料」の100点で，退院後3ヶ月以内に限って，月2回までの訪問に対する報酬で，そこから得られる収入は微々たるものであった。その当時日本看護協会では，関係者の熱意で始まった訪問看護が健全に発展するようにと，実態調査などを行い，経済的評価を強く要望している。

　後に，診療報酬は段階的に改定され新たな分野として，1986年に精神科訪問看護・指導料が点数化さ

れ，さらに高齢者に限らず全ての訪問看護を必要とする在宅患者に対し，1988年に在宅患者訪問看護・指導料が点数化された。しかし，訪問看護サービスの量的拡大には至らなかった。回数の制限や報酬単価の低さから訪問看護に従事する看護師の人件費に見合うほどの収入にはならず，経営上の判断があったと思われる。それでも早期退院を促進し，在宅医療関連報酬をトータルに考えると医療機関としてのメリットはあった（1985年及び1991年に日本看護協会調査研究室が実施した，病院の訪問看護実施状況についての調査を参照）。

結局は，「訪問指導」も「訪問看護」も家族の看護力を頼みとして，看護方法などを指導しケアのマネジメントを行う程度の看護サービス量しか確保しないという前提にたった在宅看護の仕組みであった。在宅医療関連診療報酬についても，入院中に本人又は家族が医師や看護師から，例えば中心静脈栄養法などの処置の仕方について指導を受けて退院し，主治医が在宅患者の指導管理を行って診療報酬が認められる仕組みである。訪問看護師による看護を拡充しないで専門職でない家族が実施することを前提にして成り立っている。例え家族のいない在宅患者でも，セルフケアを向上させるとともに看護職が看護を行うことで在宅療養が継続できるような制度にすべきではないかと思う。訪問看護師は長年，家族が行うことが前提という仕組みで動いているため，家族が実施する医療行為について問題意識をもたないことがある。訪問看護が家族の看護・介護負担の軽減にはなっても，家族看護の肩代わりになるほど十分ではないため，結局，在宅療養が続かず入院・入所を希望する状況になってしまう。必要なときに必要なだけ訪問看護が提供できる仕組みが切に望まれる。

（3）老人訪問看護制度創設の土台となった訪問看護モデル事業

1987年6月26日，厚生労働省が設置した「国民医療総合対策本部」の中間報告が公表された。そのなかで在宅医療を推進するために訪問看護を専門に実施する事業所の創設が提言された。地域にはホームヘルパーのサービスや保健師の保健サービスはあるが，看護サービスが不足していることから看護サービスを充実させるねらいがあった。

1988年から1991年にかけて厚生労働省では，「訪問看護等在宅ケア総合推進モデル事業（以下「訪問看護モデル事業」という。）」を全国11ヶ所（後に17ヶ所）で実施した。事業所の規模，従事者，設備，報酬，利用料，主治医との連携や他の保健福祉サービスとの連携などに関する基礎資料を得，1991年に老人保健法等が一部改正され，指定老人訪問看護制度が創設された。

訪問看護モデル事業実施に先立ち，モデル事業実施市町のある県看護協会では，訪問看護従事者を確保するために潜在看護職員を掘り起こし，120時間の訪問看護婦養成講習会を実施した（現在は，ほぼ180時間となり，ナースセンター事業の一環として各都道府県看護協会で実施されているが，日本看護協会では240時間の研修内容を受講方法も含めて検討されている）。

（4）訪問看護ステーションの制度上の位置づけ（老人保健と健康保険等）

1992年4月から指定老人訪問看護制度に基づき，老人訪問看護ステーションから訪問看護がスタートした。在宅の寝たきり高齢者などに，医師の指示に基づき，老人訪問看護ステーションの看護師などが訪問して，看護サービスを提供する制度である。

さらに1994年には健康保険法等の一部改正により指定訪問看護制度が創設され，悪性腫瘍や神経難病等の在宅療養者（老人保健制度の老人医療受給対象者以外）にも訪問看護が提供されるようになった。老人訪問看護ステーションは，みなし規定により訪問看護ステーションの事業者の指定があったとみなされるので，以後は「老人」をはずして「訪問看護ステーション」という名称でサービスを実施することになった。

（5）介護保険制度と訪問看護ステーション

2000年4月からは，訪問看護ステーションが介護保険法に基づく指定居宅サービス事業所の1つとして，介護保険制度の対象者（要支援又は要介護状態にある者で医師が必要と認めたもの）に訪問看護を行うことになった。高齢者の自立支援を保健医療福祉が一体となって行うという介護保険制度の趣旨から，在宅医療の代表として，あるいは長期ケアを必要とする高齢者のケアの核となるサービスとして訪問看護が期待されている。ただし，要介護認定の結果，要介護・要支援に該当しない老人医療受給対象者と，要介護者等であっても介護保険から訪問看護を受けられない場合（悪性腫瘍末期，神経難病等，急性増悪期の特別指示による2週間）は，医療保険（老人保健，健康保険等）の給付となっている。介護保険で認定を受けることができる者以外は従来どおり医療保険の訪問看護が提供されている。

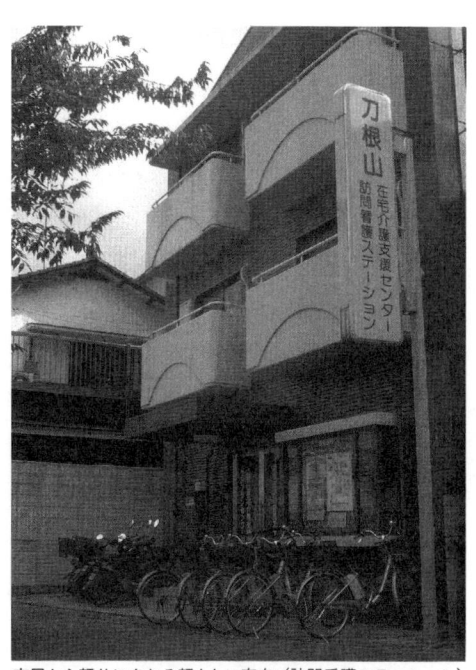

市民から頼りにされる頼もしい存在（訪問看護ステーション）

なお，2000年4月以降は介護保険法で指定を受けた訪問看護ステーションは，みなし規定によって，健康保険法等の指定を受けた訪問看護ステーションとみなされる。老人保健法に基づく指定は廃止されたので，健康保険法等の指定を受けた訪問看護ステーションが老人医療受給対象者にも訪問看護を実施する。ただし，老人保健法において老人訪問看護療養費の支給が規定されているため，老人医療受給対象者の訪問看護の費用は，従来通り老人保健法に基づき支給されることになっている。

訪問看護ステーションの開設者は法人格を有し，地方公共団体，医療法人，社会福祉法人，医師会，看護協会，営利法人などである。訪問看護の運営に必要な事務室を設けて，利用者に分かるように看板などで明示する必要がある。居宅介護支援事業所等他の介護保険給付対象サービスの事業所が併設されている場合は，必要な広さの専用の区画でよく，備品等の共用もできることになっている。

（6）訪問看護ステーションの訪問看護の概要

現在，訪問看護ステーションの利用者の7～8割は介護保険制度の対象者で，残りが健康保険法等の対象者である。訪問看護とは，要介護者等の居宅において訪問看護師等により行われる療養上の世話又は必要な診療の補助をいう。

主治医の指示書が無ければ保険給付は受けられず，更に介護保険では居宅介護支援事業所の介護支援専門員が作成する介護サービス計画に載せられて初めて介護保険から給付される。利用者本位に必要な看護サービスが臨機応変に提供できるように主治医や介護支援専門員との連携が重要である。訪問看護ステーションでは居宅介護支援事業所を併設して柔軟な対応を行っているところが多い。

訪問看護ステーションは，保健師，看護師又は准看護師を常勤換算で2.5人以上確保し，理学療法士や作業療法士も適当数配置できる。常勤の保健師または看護師が管理者となり，管理者は管理上支障をきたさない場合は居宅介護支援事業所等の管理者や従事者を兼務できることになっている。

1）訪問看護の内容

療養上の世話及び必要な診療の補助の具体的な内容を次に記すが，訪問看護の専門性は，心身の状態と治療等の状況及び日常生活を結びつけて必要な看護を判断して実施することにあるので，例えば，「排泄のケア」と表されていても，食事・栄養状態，運動，服薬，療養環境の影響などを総合的に判断し，

状態の変化を予測して看護目標・計画を立てて看護を行い，結果を評価する一連の過程である。正確なフィジカルアセスメントは，利用者の状態の改善，変化の早期発見に結びついている（主な看護内容は，平成12年介護サービス施設・事業所調査（厚生労働省）を参照）。

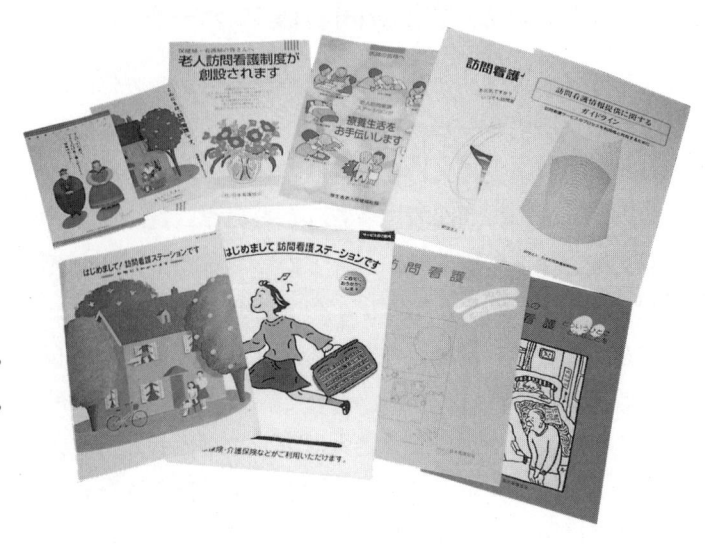

具体的には，病状の観察，清拭・洗髪等清潔のケア，食事・栄養・排泄のケア，褥創等皮膚の処置，カテーテル等の管理，注射，その他診療の補助，リハビリテーション，痴呆のケア，ターミナルケア，本人・家族等への療養・介護指導，社会資源の活用等である。

2）利用までの手順
（介護保険の場合）

利用者が要介護認定を申請 ⇒ 要介護（又は要支援）認定を受ける ⇒ 介護サービス計画の作成を居宅介護支援事業者に依頼する（訪問看護サービスの導入には医師の指示書が必要）。

介護支援専門員はサービス担当者と調整 ⇒ 利用者がサービス計画に同意 ⇒ サービス開始となる。

訪問看護ステーションでは，介護サービス計画に沿って訪問看護計画書を作成し，訪問看護を実施する仕組みである。計画の変更が必要な場合は介護支援専門員に連絡し調整する。

（医療保険の場合）

利用者は訪問看護ステーション又は医療機関の主治医に訪問看護を申し込む ⇒ 主治医から指示書の交付 ⇒ 訪問看護師が看護計画を作成し訪問看護を実施する。

3）訪問看護の基本方針（介護保険・医療保険）

利用者が可能な限り居宅において，その有する能力に応じ自立した日常生活を営むことができるよう，その療養生活を支援し，心身の機能の維持回復をめざす。

4）訪問看護の報酬
①介護報酬

指定訪問看護ステーションの訪問看護に対する支払いは，30分未満，30分から1時間未満，1時間から1時間30分未満の3段階で設定され，次のような加算がついている。

- 夜間（午後6時から10時までの間）又は早朝（午前6時から8時までの間）の指定訪問看護については，所定点数の100分の25に相当する点数，深夜（午後10時から翌朝6時までの間）は所定点数の100分の50に相当する点数を加算。
- 特別地域訪問看護加算として，所定点数の100分の15に相当する点数を加算
- 24時間連絡体制にあって，必要に応じて計画にない緊急時訪問を行う場合は緊急時訪問看護加算
- 特別な管理を必要とする利用者に対し，計画的な管理を行った場合は特別管理加算
- 在宅で死亡した利用者について，死亡月の前月以前から訪問看護を実施し，その死亡前24時間以内にターミナルケアを行った場合は，ターミナルケア加算

図1　介護保険と医療保険の訪問看護の利用

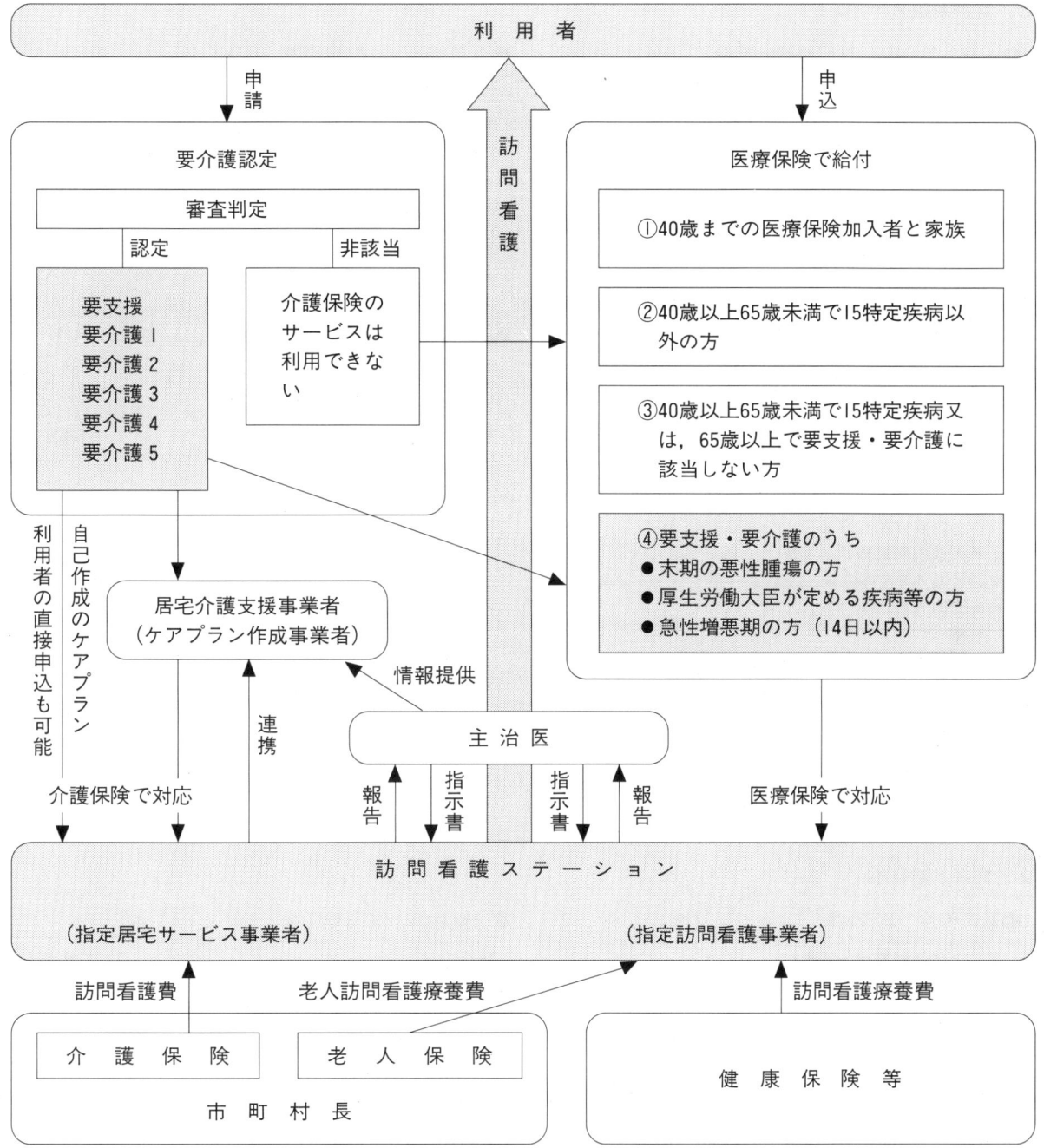

＊在宅の要介護被保険者は介護保険給付の訪問看護
　ただし，がん末期，神経難病等厚生労働大臣が定める疾病および急性増悪期（14日を限度）の患者は医療保険給付
● 介護保険に基づく訪問看護の利用料は1割
● 医療保険の老人医療受給対象者については1割または，2割負担となる。ただし，他の医療費との合算で高額療養費の自己負担限度額（12,000円または40,200円）を超えた場合，市町村または保険者に申請して払い戻される。老人以外は各種保険の本人負担割合，ただし，3歳未満は2割負担となる。

資料：日本訪問看護振興財団編「訪問看護ステーション開設・運営・評価マニュアル」P34図6を改変

図2　訪問看護に係る報酬のしくみ

1．訪問看護ステーション

●医療保険(老人)訪問看護療養費

イ　(老人)訪問看護基本療養費(Ⅰ)
　(1)保健師，看護師，理学療法士又は作業療法士
　　㈠週3日まで　　　　　　　　　　　　5,300円
　　㈡週4日目以降　　　　　　　　　　　6,300円
　(2)准看護師
　　㈠週3日まで　　　　　　　　　　　　4,800円
　　㈡週4日目以降　　　　　　　　　　　5,800円
　　※難病等複数回訪問加算　　　　　　　2,500円
　　　(週4日以上の訪問看護を算定できる利用者のみ)
ロ　(老人)訪問看護基本療養費(Ⅱ)　　　1,600円
　　※延長時間加算（1時間400円）
※特別地域訪問看護加算（基本療養費の 50／100）
　（イ，ロ共通）

＋

(老人)訪問看護管理療養費
　　月の初日
　　2日目以降12日まで
※老人退院時共同指導加算（1月につき）
※24時間連絡体制加算（1月につき）
※重症者管理加算（1月につき）

＋

(老人)訪問看護情報提供療養費（1月につき）　1,500円

＋

(老人)訪問看護ターミナルケア療養費　　12,000円

※癌末期等厚生労働大臣が定める状態にある患者については2カ所の訪問看護ステーションの訪問が算定可

●介護保険　訪問看護費

30分未満　　　　　　　　　　　　　　425単位
30分以上1時間未満　　　　　　　　　　830単位
1時間以上1時間30分まで　　　　　　1,198単位

※准看護師については所定額の 90／100

×

早朝・夜間加算　　　　　　　　　　　　25％
深夜加算　　　　　　　　　　　　　　　50％

×

離島等該当する地域における事業所
（特別地域訪問看護加算 15％）

＋

緊急時訪問看護加算（1月につき）　　1,370単位

＋

特別管理加算（1月につき）　　　　　　250単位

＋

ターミナルケア加算　　　　　　　　1,200単位

※1単位は10円であるが地域によって
　10.48～10円まで地域差がある

　乙地　　10.12円
　甲地　　10.24円
　特甲地　10.40円
　特別区　10.48円

2．病院・診療所

●医療保険　診療報酬

在宅患者訪問看護・指導料
　(1)保健師，助産師，看護師
　　㈠週3日まで　　　　　　　　　　　　530点
　　㈡週4日目以降　　　　　　　　　　　630点
　(2)准看護師
　　㈠週3日まで　　　　　　　　　　　　480点
　　㈡週4日目以降　　　　　　　　　　　580点
　　※難病等複数回訪問加算　　　　　　　250点
　　　(週4日以上の訪問看護を算定できる利用者のみ)

在宅移行管理加算（医療機器使用者：退院後1カ月）
　　　　　　　　　　　　　　　　　　　250点

ターミナルケア加算　　　　　　　　　1,200点

精神科訪問看護・指導料（准看護師除く）　550点
　　　　　　　　　　　　　もしくは　　160点

●介護保険　訪問看護費

30分未満　　　　　　　　　　　　　　343単位
30分以上1時間未満　　　　　　　　　　550単位
1時間以上1時間30分まで　　　　　　　845単位

※准看護師については所定額の 90／100

×

早朝・夜間加算　　　　　　　　　　　　25％
深夜加算　　　　　　　　　　　　　　　50％

×

離島等該当する地域における事業所
（特別地域訪問看護加算 15％）

＋

緊急時訪問看護加算（1月につき）　　　840単位

＋

特別管理加算（1月につき）　　　　　　250単位

＋

ターミナルケア加算　　　　　　　　1,200単位

※1単位は10円であるが地域によって
　10.48～10円まで地域差がある

資料：日本訪問看護振興財団編「訪問看護ステーション開設・運営・評価マニュアル」P38表7を改変

※訪問看護指示料（指示書を交付した医師への報酬）

　介護老人保健施設の退所時及び介護療養型医療施設の退院時1回限りは介護報酬から訪問看護指示料が支給されるが，保険医療機関の指示書については診療報酬が支払われる。

※介護報酬の請求

　指定訪問看護を提供した居宅サービス事業者は提供したサービスの介護給付費請求書及び介護給付費請求明細書を翌月初めに国保連合会に送付する。国保連合会では居宅介護支援事業者が作成した給付管理票と請求書等を突き合わせ支給限度額等の審査を行い，保険者である市町村長に請求し，そこからの支払いを得て，訪問看護にかかる報酬を支払う。

②医療保険（老人保健，健康保険等）の（老人）訪問看護療養費

　介護保険制度の訪問看護適応外の者であって，疾病，負傷等により家庭において療養を受ける状態にあるもの，介護保険の要介護者等であっても急性増悪期，悪性腫瘍末期，神経難病等及び精神障害者社会復帰施設などに入所している者に複数で同時に訪問看護を行った場合に請求する。

　老人保健制度からは老人訪問看護療養費が訪問看護ステーションに支給され，健康保険法等でこのサービスが実施された場合は，各種医療保険等から訪問看護療養費が支給される。1回当たり30分から1時間30分の訪問看護を標準とする。報酬は（老人）訪問看護基本療養費（Ⅰ，Ⅱ）と管理療養費，さらに（老人）訪問看護情報提供療養費や（老人）訪問看護ターミナルケア療養費が必要に応じて追加される。加算等は次のとおりとなっている。

- (寝たきり老人)退院時共同指導加算
- 悪性腫瘍末期，神経難病などで1日に2回目の訪問看護については難病等複数回訪問加算
- 24時間連絡体制加算
- 重症者管理加算
- 特別地域訪問看護加算
- 悪性腫瘍末期等の利用者に対しては2ヶ所の訪問看護ステーションの併用ができる

5）訪問看護の利用料

①介護保険；訪問看護費用の1割負担，支給限度額を超えたサービスは全額自費

②老人保健；老人医療受給対象者は，1割又は2割負担となる。ただし，他の医療費との合算で高額療養費の自己負担限度額（12,000円又は40,200円）を超えた場合，市町村又は保険者に申請して払い戻される。

③健康保険等；各種保険の本人負担分（3歳児未満は2割，3歳児未満を除いて3割(2003年4月以降)）

※その他利用料

　各訪問看護ステーションは，長時間訪問看護，休日又は夜間等営業時間外・計画外の訪問看護，エリア外の交通費や日常生活物品費及び死後の処置費用は別途定めて徴収できる。

※介護保険の高額介護サービス費の支給

　37,200円を超える費用（世帯合算も可）

※医療保険の高額療養費の支給

　訪問看護療養費の負担がその他医療費と合算すると高額の医療費を支払うことになる場合は，自己負担の上限額を設定し利用者負担軽減を図っている。

※生活保護者は医療券（介護保険制度では介護券）により生活保護制度から訪問看護に係る費用が支給され本人負担はないが，交通費等は原則実費である。

※介護保険制度，医療保険制度共に公費医療負担制度が適用される。

（7）訪問看護の専門性の確立をめざして

　今まで，訪問看護制度の発展過程を見てきたなかで，医療保険制度・介護保険制度上の問題あるいは財政的な制限又は訪問看護師不足などから，看護のニーズに訪問看護師が十分応えることができない状況が伺える。

　1990年に発刊した「訪問看護の推進のために（日本看護協会訪問看護検討委員会）」は訪問看護モデル事業の実施10市町の協力を得て訪問看護の実態調査を行った結果の報告書であるが，訪問看護の目的を次のとおり挙げている。

　「対象者が主体性をもって健康の自己管理と必要な資源を自ら活用し，生活の質を高めることができるようにする。対象者が自らできない状況では，訪問看護従事者によって，健康を阻害する因子を日常生活の中から見出し，健康の保持，増進，回復をはかり，あるいは疾病や障害による影響を最小限に留める。また，安らかな終末を過ごすことができるように支援する。そのために具体的な看護を提供したり指導をして，健康や療養生活上の種々の相談にも応じ，必要な資源の導入・調整をする。」

　訪問看護では，人権尊重，自立支援，生活の質向上を理念に掲げ，予防看護からターミナルケアまで行う。とりわけ，今後はターミナルケアや痴呆ケア，更に在宅医療を担う看護が期待される。訪問看護師の専門的知識・技術を高めるために，教育水準を見直す必要があろう。一人ひとりの看護師が提供する看護が在宅療養者や家族及び他のチームメンバーに見えるからこそ，看護の専門性（実力）を示す機会が在宅看護にはある。病院看護と違って，一人で判断し看護を実施し利用者からの評価が得られるために，訪問看護に「達成感」を感じ，「楽しい」という看護師は多い。

　厚生労働省の「新たな看護のあり方に関する検討会中間まとめ（2002年9月4日）」のなかで示されているように，主治医の包括指示により看護師が柔軟に対応できるようにする，看護ニーズについては責任を持って実施できるように訪問看護師の業務範囲を拡大するなどの制度改正が望まれる。訪問看護ステーションが専門性の高い看護を提供し費用対効果を高めることが問われている。

　たとえば，在宅で静脈注射を看護師が行うことについては，2002年9月30日付け厚生労働省医政局長通知で「医師又は歯科医師の指示の下に保健師，助産師，看護師および准看護師（以下「看護師等」という。）が行う静脈注射は，診療の補助行為の範疇として取り扱うものとする。」とされた。昭和26年の通知が改正されたものである。私たちは，利用者の安全・必要性を第一に考え看護手順などを作成して，各看護師の能力に応じた業務分担および医師との密な連携をはかり静脈注射を実施する必要がある。

　訪問看護事業の成功は管理者をはじめ人材に支えられる。管理者も職員も共に仕事に対する誇りと夢を持ちながら事業が展開できるように環境整備が不可欠である。

（佐藤美穂子）

【参考文献】
- 小林富美栄・季羽倭文子・川島みどり・久常節子・岩下清子・島田妙子編著：「いま求められる看護」，看護の科学社，1981年，第1版
- 季羽倭文子・松下和子編著：「訪問看護（看護MOOK）」，金原出版株式会社，1990年，第1版
- 日本看護協会調査研究報告22：「昭和60年病院における訪問看護の実施状況調査」
- 日本看護協会調査研究報告26：「昭和62年訪問指導従事者の実態及び意識に関する調査」
- 日本看護協会調査研究報告34：「病院における訪問看護実態調査」
- 日本看護協会訪問看護検討委員会報告書：「訪問看護の推進のために」，1991年
- 日本訪問看護振興財団編：「訪問看護ステーション開設・運営・評価マニュアル」，日本看護協会出版会，2000年，第4版
- 日本訪問看護振興財団編集：「訪問看護管理マニュアル」，日本看護協会出版会，2002年
- 平成14年版　介護保険六法：中央法規出版，2002年
- 看護研究：2002，No.167，医学書院
- 平成14年4月版：「訪問看護業務の手引き」，社会保険研究所，2002年

2. 看護師養成教育における訪問看護(在宅看護)教育の変遷

　1951年（昭和26年）の看護婦養成所カリキュラムでは教養科目1150時間（うち看護学は690時間），病室外来実習102週（1週45時間）4590時間であった。

　1967年（昭和42年）の改正で総合看護の考え方に基づき，基礎科目・専門科目を構築，看護学は，看護学総論，成人看護学，小児看護学，母性看護学の4体系に分類され，合計3375時間となった。これは短期大学を指向したカリキュラムである（資料1）。

　1989年（平成元年）の改正では，大学と大学院を増設すること，専門看護婦の養成，訪問看護婦の育成，看護教員の養成，男子への職種の拡大にともなう見直しがなされた。ゆとりある教育，高齢者社会に向けて継続看護，在宅看護を可能にする教育，疾病予防から健康教育，リハビリテーションにいたるまでの教育と，臨地実習があげられた。この年の改正で，看護学が独立し，大学指向を目標としたカリキュラムとなった。看護婦学校養成所（3年課程）の学科課程に示すように，合計3000時間で，専門科目として，老人看護学が体系づけられ，臨床実習も位置付けられた。

　1991年には，大学設置基準が改訂され，科目区分の廃止，一般教養の重視，単位制の導入，1年間の授業期間は35週，学士の学位，他大学における学修，科目等履修制度の開設（単位の加算等）などが導入された。

　また，1994年には，少子・高齢化の時代に看護職としていかに社会的ニーズに対処していくかなど検討された。

　1996年，これら社会情勢から，大幅なカリキュラム改訂がなされた。改訂の主な内容は，教育科目規定から教育内容規定に変更，在宅看護論および精神看護学の新設，大学設置基準等との整合性を図る観点から単位制を導入，統合カリキュラムの提示，専任教員の配置基準の見なおし，施設設備の見なおし，実習施設の充実と拡大である。看護婦学校養成所（3年課程）の学科課程に示すように，総計93単位，2895時間以上の講義・実習等行なうものとなっており，在宅看護論4単位の講義では，地域で生活しながら療養する人々とその家族を理解し，在宅での看護の基礎を学ぶ内容とされている。臨地実習2単位では，実習の対象は，成人，高齢者，小児，妊産褥婦，精神障害者等いずれでもよいとされている。

　この改正は，1997年（平成9年）4月1日より実施され現在にいたっている。なお，1999年度には，看護婦学校養成所（2年課程）においても，在宅看護論が専門科目として位置づけられた。

　訪問看護ステーションの訪問看護は，超高齢化社会の到来に向けて，在宅医療の充実を図るため，1992年（平成4年）に老人訪問看護制度として始まり，1994年（平成6年）10月には健康保険法等においても実施されるようになった。訪問看護ステーションは新ゴールドプランに5,000カ所の設置目標が掲げられ，介護保険制度の導入にともないゴールドプラン21として，9,900カ所（参考数）が設置目標とされ，人材養成が急務となっている。そのような背景から，カリキュラムの改正は訪問看護領域で働く者にとっては，時代の要請にかなったものであった。

　しかし，「在宅看護論」は大学教育の「地域看護学」との相違があり，また「訪問看護」「継続看護」「在宅ケア」との関連や概念のとらえ方においてさまざまであった。特に実習の要である，訪問看護ステーションは運営規模が常勤4人から5人体制であり，何を学ばせるのか徹底せず，実習受入態勢も整わないままのスタートであった。

　ここで，日本訪問看護振興財団が作成したビデオ「在宅看護論～カリキュラム展開のために～」から看護専門学校（3年課程），短期大学看護学科（3年課程），4年制大学のカリキュラムの一部を紹介する（資料2）。

　この資料からもわかるように，看護専門学校は，在宅看護論の中で訪問看護を位置づけている。短期

資料1

学 科 課 程

昭和42年改正の看護婦学校養成所（3年課程）

	科目	時間数
基礎科目	物理学	30
	化学	30
	生物学	30
	統計学	30
	社会学	30
	心理学	30
	教育学	30
	外国語	120
	体育	60
専門科目	医学概論	15
	解剖学	45
	生理学	45
	生化学（栄養学を含む）	45
	薬理学（薬剤学を含む）	30
	病理学	45
	微生物学	45
	公衆衛生学	30
	社会福祉	15
	衛生法規	15
	看護学	2655
	看護学概論	360
	成人看護学	1665
	小児看護学	300
	母性看護学	300
	合計3375時間	

平成元年改正の看護婦学校養成所（3年課程）

	科目	講義
基礎科目	人文科学　2科目	60
	社会科学　2科目	60
	自然科学　2科目	60
	外国語	120
	保健体育	60
専門基礎科目	医学概論	30
	解剖生物学	120
	生化学	30
	栄養学	30
	薬理学	45
	病理学	75
	微生物学	45
	公衆衛生学	30
	社会福祉	30
	関係法規	30
	精神保健	45
専門科目	基礎看護学	300
	成人看護学	315
	老人看護学	90
	小児看護学	120
	母性看護学	120
講義合計		1815
専門科目臨床実習		1035
選択必須科目		150
合計		**3000時間**

平成元年改正の看護婦学校養成所（3年課程）

	教育内容	単位数
基礎分野	科学的思考基盤 人間と人間生活の理解	13
	小計	13
専門基礎分野	人体の構造と機能 疾病の成り立ちと回復の促進	15
	社会保障制度と生活者の健康	6
	小計	21
専門分野	基礎看護学	10
	在宅看護論	4
	成年看護論	6
	老年看護学	4
	小児看護学	4
	母性看護学	4
	精神看護学	4
	小計	36
	臨地実習	
	基礎看護学	3
	在宅看護論	2
	成年看護論	8
	老年看護学	4
	小児看護学	2
	母性看護学	2
	精神看護学	2
	小計	23
	総計	**93単位**

◎2895時間以上の講義・実習を行なうものとする

資料2

看護専門学校（3年課程）
2001年学校数：497校

〔在宅看護概論の授業項目〕
1. 在宅看護の概念
2. 在宅看護の遍歴
3. 在宅療養の対象の理解
4. 在宅療養者の生活の理解
5. 訪問看護活動の実際
6. 在宅療養のサポート体制
7. 在宅看護の展望

〔方法論Ⅰの授業項目〕
1. 医療施設内における退院指導
2. 在宅看護における看護過程
3. 訪問看護に必要な技術の提供と指導
4. 訪問看護に必要な対応とマナー

〔方法論Ⅱの授業項目〕
1. 訪問時のマナー
2. 日常生活の援助技術の工夫
3. 新領事の補助技術

〔方法論Ⅲの授業項目〕
1. ペーパーシミュレーション事例の情報の整理
2. 在宅療養上必要となる情報の整理と情報の選択
3. 看護目標と問題の抽出および解決策の立案
4. 訪問計画案作成と計画に基づいた実習および評価
5. 計画の修正と事例のとらえなおし

短期大学看護学科（3年課程）
2001年学校数：65校

〔講義の構成〕
地域看護学概論　1単位（15時間）
地域看護方法Ⅰ　1単位（30時間）
地域看護方法Ⅱ　1単位（30時間）

〔実習の構成〕
地域看護実習Ⅰ　1単位（45時間）
地域看護実習Ⅱ　1単位（45時間）
老人看護実習Ⅰ　1単位（45時間）
老人看護実習Ⅱ　1単位（45時間）
老人看護実習Ⅲ　2単位（90時間）

大学看護学科（4年課程）
2001年学校数：91校（大学）・43校（修士）・14校（博士）

部門	領域
1. 基礎看護学部門	(1)基礎看護学Ⅰ (2)基礎看護学Ⅱ (3)生態・機能学
2. 生態看護学部門	(4)小児看護学 (5)成人看護学 (6)老人看護学
3. 心理社会看護学部門	(7)精神看護学 (8)障害者看護学
4. 家族看護学部門	(9)家族看護学 (10)母性看護学・助産学
5. ケアシステム開発部門	(11)環境・保健学 (12)地域看護学 (13)看護管理学

地域看護学
Ⅰ 地域ケアシステム論
Ⅱ 公衆衛生看護論
Ⅲ 在宅ケア論

実習の特徴
1年次―看護の基本
・看護ケアシステム論
4年次―看護の実践Ⅰ
・地域看護学実習
・家族看護学実習
・障害者看護学実習

大学では地域看護学の位置づけをもち，大学においては，地域看護学の中に在宅ケア論が位置づけられている。このように考えると，訪問看護教育は，柳原清子氏が「在宅看護論実習での核となる学習内容」の中で述べている地域看護と在宅看護の位置付けと講義枠組みは図3のような体系の中で位置づけられる。

　在宅看護は，何らかの疾病や障害など健康上のニーズをもつ対象者に，看護職が生活の場に出向いて行なう専門的なサービスである。施設看護と異なることは，生活目標を第一に考えなくてはならないことである。また，対象が家族や地域へと拡大することである。特に家族への支援は大きな比重を占めている。

　2001年，文部科学省において，大学における看護学教育の検討会が開催され，学士課程の教育のあり方が示された。その内容には，療養生活支援の方法として，「訪問看護」が盛り込まれている。

　今後，訪問看護分野は統合カリキュラムとして，大学や大学院での専門性の追求や研究者の育成が望まれる。

（田久保恵津子）

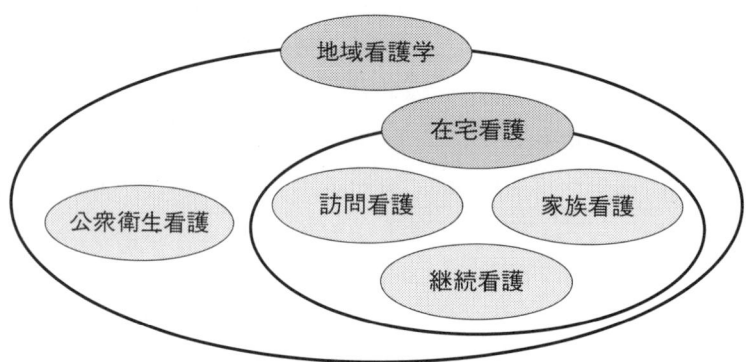

図3　地域看護学における訪問看護教育の位置づけ

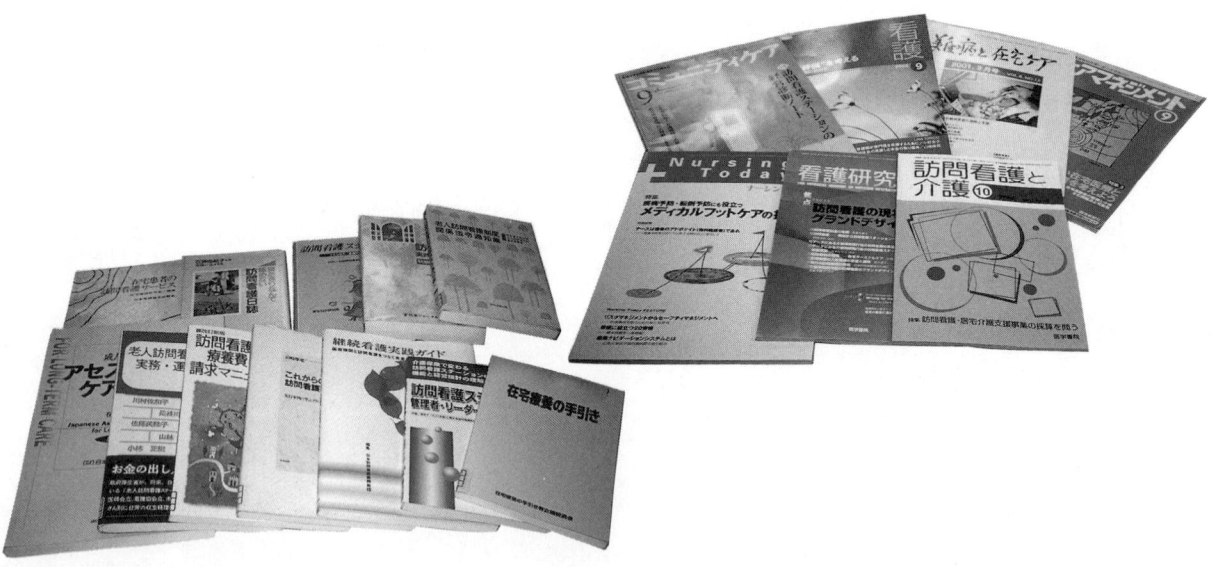

【参考文献】
- 平尾真知子著：「資料に見る日本看護教育史」，看護の科学者発行，1999年11月30日第1版
- 清水嘉代子他編者：「看護法令要覧」，日本看護協会出版会発行，2002年4月10日発行
- 看護行政研究会監修：「看護六法」，新日本法規出版株式会社発行，1999年3月30日
- 柳原清子著：「訪問看護と介護」，vol 6，No. 8，2001，P635，医学書院発行
- 内田恵美子監修：「在宅看護論～カリキュラム展開のために～」，日本訪問看護振興財団企画，東京シネビデオ制作
- 看護学教育の在り方に関する検討会報告「大学における看護実践能力の育成の充実に向けて」平成14年3月26日
- 財団法人　日本訪問看護振興財団5年間のあゆみと実績：1999年11月
- 財団法人　日本訪問看護振興財団研修事業報告：1996年～2001年

3. 訪問看護研修の推移
～日本訪問看護振興財団の研修内容の移り変わり～

（社）日本看護協会は1985年に「訪問看護開発室」を設置して，各都道府県看護協会が開催される訪問看護師の養成研修カリキュラムを作成するなど研修事業の支援を行ってきた。1991年からは訪問看護ステーションの開設・運営に関する研修を実施して，訪問看護ステーション開設のサポートを行っている。

1994年，日本看護協会は，（財）日本訪問看護振興財団を設立し，訪問看護に関する事業を一層推進することとなった。

日本訪問看護振興財団では，さっそく訪問看護に従事する者の育成事業を開始，たとえば「訪問看護ステーション管理者セミナー」など各種訪問看護技術セミナーを実施した。特に「ハイテクケア」に関しては，訪問看護師からの希望が多く技術セミナーの柱となっている。

一方，訪問看護等在宅ケア関係職種および利用者の相互交流をはかることを目的とした，「訪問看護交流会」も毎年実施している。

1996年，介護保険制度における課題分析手法のひとつである「日本版　成人・高齢者アセスメントとケアプラン（財団方式）」を開発し，このツールを使用する上での基本的な知識（介護保険制度やケアマネジャーの役割等）の習得を目的として研修を開始した。介護保険制度に関する論議・準備が本格的になるにつれ，当研修へのニーズは急速に高まり，毎年多くの受講生を対象に研修を実施してきた。介護保険制度導入に伴い，ケアマネジャーに関連する研修も数多く各地で開催している。

研修方法の特徴としては，これまで中央都市でしか開催されていなかった研修会に，遠隔地同時生放送による衛星メディア通信教育を導入したことである。鮮明な画像と生放送ならではの臨場感があり，参加者は地方でも受講できるため時間と経費の削減につながった。これを機に，財団では毎年，都道府県看護協会の共催を得て大規模な衛星メディア通信教育を実施している。

また，海外の在宅ケアなどを学び，実践に活用するための海外事情視察研修をはじめた。毎年各国の視察研修を企画している。

さらに，訪問看護記録の情報提供または開示が求められた場合のガイドラインを作成して，このガイドラインをもとに，「訪問看護記録開示セミナー」を全国訪問看護事業協会と共催した。

また，厚生労働省からの研究の報告書をもとに，看護の専門的なかかわりで，在宅での質の高いケア提供ができるプログラムとして「痴呆ケア・虐待防止ケア」および「在宅終末期ケアナースの養成」研修を実施することにした。

日本訪問看護振興財団の教育・研修の特徴としては，訪問看護ステーションの開設・運営に関する経営管理セミナーと訪問看護従事者の質向上ための技術セミナーである。さらに，調査・研究報告に裏付けられた研修プログラムをもとに研修会を実施している。

各都道府県看護協会などの協力を得たり，衛星メディア通信教育等の活用で参加しやすい，かつ質の高い研修を今後とも企画・実施する予定である。

（田久保恵津子）

【参考文献】
- 財団法人　日本訪問看護振興財団5年間のあゆみと実績：1999年11月
- 財団法人　日本訪問看護振興財団研修事業報告：1996年～2001年

(1) 研修事業一覧（1995年～2002年）

1995年度	1996年度	1997年度	1998年度
高齢者・障害者のための住宅改善入門研修会 （青山環境デザイン共催）	高齢者・障害者のための住宅改造入門研修会 （青山環境デザイン共催）	高齢者・障害者のための住宅改造入門研究会 （青山環境デザイン共催）	高齢者・障害者のための住宅改造入門研究会 （青山環境デザイン共催）
技術研修セミナー（家族ケア）			
訪問看護のアセスメントやケアプランを学ぶ			
訪問看護ステーション管理者セミナー	訪問看護ステーション経営管理セミナー1	訪問看護ステーション経営管理セミナー1	訪問看護ステーション経営管理セミナー1
	訪問看護ステーション経営管理セミナー2	訪問看護ステーション経営管理セミナー2	訪問看護ステーション経営管理セミナー2
		訪問看護ステーション経営管理セミナー初級 （広島看護協会共催）	
技術研修セミナー（褥瘡）	技術研修セミナー（褥瘡）	技術セミナー （在宅ハイテクケア）	技術セミナー （在宅ハイテクケア）
技術研修セミナー（栄養）	技術研修セミナー（HIT）		
技術研修セミナー（HOT）	技術研修セミナー（HOT）		
	技術研修セミナー（レセプト実務）		
	技術研修セミナー （ターミナルケア）	技術セミナー （在宅ターミナルケア）	技術セミナー （在宅ターミナルケア）
	技術研修セミナー （リハビリテーション）		
	技術研修セミナー（家族セミナー）	技術セミナー（家族ケア）	
	技術研修セミナー（CAPD）		
	技術研修セミナー （留置カテーテル・導尿）		
	技術研修セミナー (24時間ケアのノウハウ) ＊衛星メディア通信教育		
	技術研修セミナー （ケアマネジメント）	介護保険制度と在宅ケア アセスメントとケアマネジメント ＊衛星メディア通信教育	介護保険制度と在宅ケア アセスメントとケアマネジメント ＊衛星メディア通信教育
	在宅ケア・アセスメントケアプランナーセミナー		
		技術セミナー （介護用品選定セミナー）	
		技術セミナー （在宅痴呆・精神疾患ケア）	技術セミナー（在宅痴呆ケア）
		技術セミナー（在宅小児ケア）	技術セミナー（在宅小児ケア）
			はばたけ看護・企業家のつどい
			介護支援専門員実務研修指導講師6ブロック研修
訪問看護交流会①	訪問看護交流会②	訪問看護交流会③	訪問看護交流会④
	海外視察研修 （欧州・北米）	海外視察研修 （カナダ・アメリカ）	海外視察研修 （イギリス・デンマーク）

1999年度	2000年度	2001年度	2002年度
		訪問看護基礎講座（継続看護）＊衛星メディア通信教育	訪問看護基礎講座（継続看護）＊衛星メディア通信教育
訪問看護ステーション経営管理セミナー1	訪問看護ステーション経営管理セミナー1	訪問看護ステーション経営管理セミナー1（初級編）	訪問看護ステーション経営管理セミナー1（初級編）
訪問看護ステーション経営管理セミナー2	訪問看護ステーション経営管理セミナー2	訪問看護ステーション経営管理セミナー2（中級編）	訪問看護ステーション経営管理セミナー2（上級編）
		訪問看護ステーション経営管理セミナー3（上級編）	
技術セミナー（在宅ハイテクケア）	技術セミナー（在宅ハイテクケア）	技術セミナー 在宅ハイテクケア研修	技術セミナー 在宅ハイテクケア研修
技術セミナー（在宅ターミナルケア）			技術セミナー（在宅終末期ケアナースの養成）
技術セミナー（家族ケア）			
介護保険制度と在宅ケア アセスメントとケアマネジメント ＊衛星メディア通信教育			
ケアマネジメント集中講座 ＊衛星メディア通信教育		ケアマネジメント研修（中級）	
	ケアマネジャー実務講座（給付管理）		
	ケアマネジャー試験対策講座 ＊衛星メディア通信教育	ケアマネジャー試験対策講座 ＊衛星メディア通信教育	ケアマネジャー試験対策講座 ＊衛星メディア通信教育
技術セミナー（痴呆）			技術セミナー（痴呆ケア・虐待防止ケア）
	在宅ケア技術セミナー 高齢者虐待予防の実践と課題	訪問看護記録開示セミナー	
介護支援専門員実務研修指導講師6ブロック研修	介護支援専門員実務研修指導講師6ブロック研修	介護支援専門員指導講師（スーパーバイザー）育成のための研修	介護支援専門員指導講師（スーパーバイザー）育成のための研修
訪問看護交流会⑤	訪問看護交流会⑥	訪問看護・在宅ケア研究交流集会⑦	訪問看護・在宅ケア研究交流集会⑧
	精神訪問看護研修会（全国訪問看護事業協会共催）	精神訪問看護研修会（全国訪問看護事業協会共催）	精神訪問看護研修会（全国訪問看護事業協会共催）
海外視察研修（オーストラリア）	海外視察研修（スウェーデン・ドイツ）	海外視察研修（イギリス・オランダ）	海外視察研修（デンマーク・スウェーデン）

（参考）

A県看護協会における訪問看護師養成研修プログラムの例

対象者：看護師（経験3年以上）
講習期間：9／20〜11／29（1999年）

カテゴリー		プログラム名	時間数
I	看護の動向	1）看護の動向	3
		26）精神障害者の実状と対策	3
II	制度・法律	17）医療・看護事故と法的責任	3
III	介護保険制度・老人保健福祉制度	4）介護保険制度の概略	3
		5）老人福祉等関連制度とサービス	3
		7）老人訪問看護制度	3
		23）障害の認定と福祉サービス	3
IV	在宅ケアシステム論	2）ネットワークづくり	3
		12）医師への連絡と報告および記録の実際	3
V	在宅ケアマネジメント論	20）ケアマネジメントの実際	6
VI	訪問看護概論	6）訪問看護ST.のシステムと現状	3
		21）訪問看護の基本姿勢	3
VII	カウンセリング・面接技術・コミュニケーション	9）相談面接技術	3
		16）カウンセリング	3
VIII	訪問看護概論	3）家族の援助の基本	3
IX-1	老人	18）高齢者におこりやすい運動器疾患	3
		19）高齢者の医療と在宅ケア	3
		28）老人の食事と栄養管理	3
		29）高齢者におこりやすい泌尿器疾患とその対策	3
		30）高齢者におこりやすい皮膚疾患とその対策	3
IX-2	痴呆症	15）痴呆性老人の理解と看護	3
IX-3	難病	11）難病疾患とその対策	3
IX-4	感染症	22）在宅における感染症とその対策	3
IX-5	重症・医療依存度の高い対象者	8）医療器具を装着している患者の看護	3
		32）検査の意義とデータの読み方	3
IX-6	悪性腫瘍	14）悪性腫瘍の特徴と看護	3
IX-7	終末期	33）在宅における終末期ケア	3
IX-8	リハビリテーション	31）在宅におけるリハビリテーションの基本と技術	6
IX-9	在宅看護・家庭看護	24）介護機器用品展示見学	3
IX-10	急変時の看護	27）急変時（緊急時）の看護	3
IX-16	住宅環境	25）障害者のためのケア住宅	3
X	総合実習	34）実習	48
XI	看護過程	10）看護過程の展開	3
		13）バイタルサインと全身の観察	3
	その他	事例検討	24

総時間数　180

出典：「訪問看護に必要とされる臨床技能の段階別設定と研修プログラムの体系化に関する研究」事業研究報告書　平成12年3月，日本訪問看護振興財団

4. 調査結果からみた訪問看護の動向
～訪問看護ステーション10年の動向～

　厚生労働省の訪問看護統計調査は老人訪問看護制度の開始された翌年，平成5年から平成11年まで実施された。介護保険制度が始まった平成12年度からは介護保険事業所調査の居宅サービス事業の一つと位置づけられ，調査が実施されている。

　また日本訪問看護振興財団は，日本看護協会の受託事業として，「訪問看護・家庭訪問サービス定点モニター調査」を平成7年から実施している。本章では全国規模での2つの調査を元に，訪問看護ステーション10年間の動向を振り返る。

（1）訪問看護統計調査（厚生労働省）
　　～厚生労働省調査に見た訪問看護ステーションの動向～

1）訪問看護ステーションの年次推移
（平成5～11年厚生省訪問看護統計調査・平成12年介護サービス施設・事業所調査）

　平成5年から12年までの指定訪問看護ステーションの事業所数の年次推移を図1に示す。平成12年10月1日現在，指定訪問看護ステーションは4994事業所で，平成5年の調査から18.0倍の増加である。特に平成11年から12年にかけて1424ヶ所増となり，平成10年から11年にかけての814ヶ所増に比し，増加数は1.8倍となった。これは介護保険制度の開始に向けて，平成11年3月31日に営利法人の参入解禁となって286ヶ所の営利法人立訪問看護ステーション（会社）が開設したことも影響している（図2）。

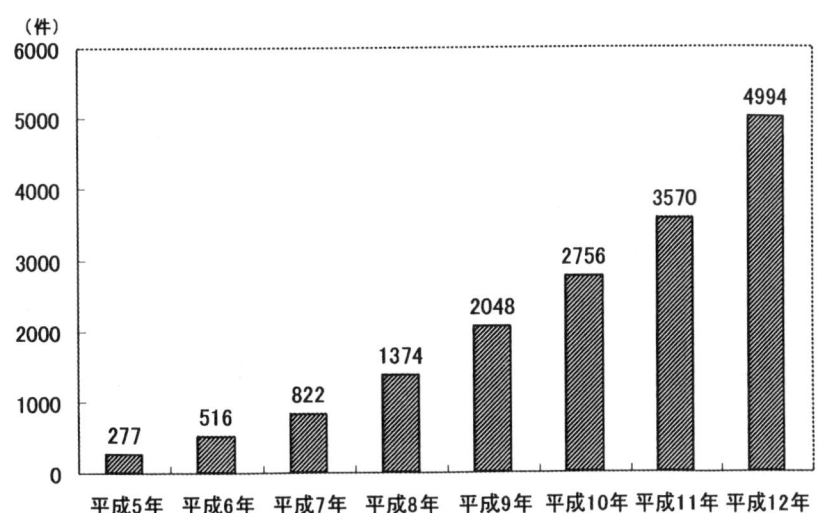

図1　訪問看護事業所数　年次推移

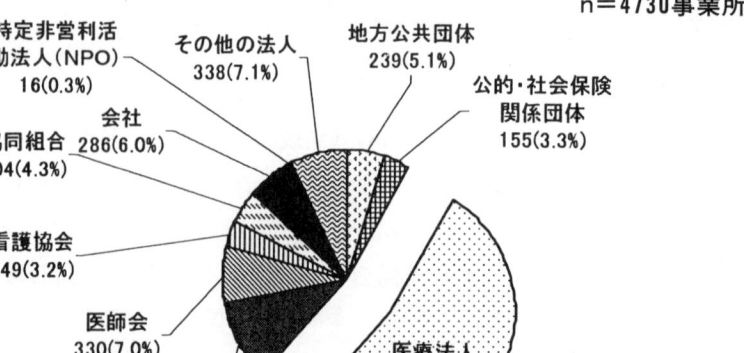

図2　介護保険制度実施後の訪問看護ステーション開設者（2000年10月1日現在）

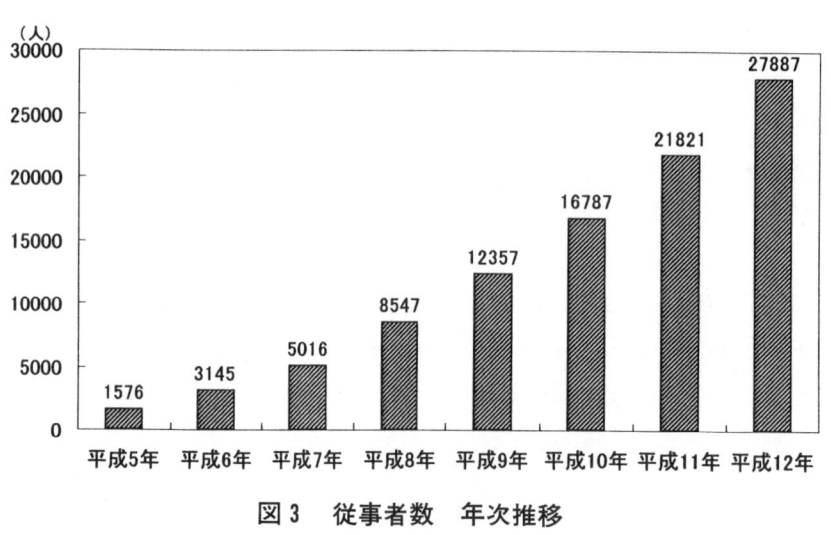

図3　従事者数　年次推移

2）訪問看護従事者の年次推移

（平成5～11年厚生省訪問看護統計調査・平成12年介護サービス施設・事業所調査）

　平成5年から12年までの訪問看護ステーション従事者数の年次推移を図3に示す。平成12年10月1日現在で従事者数は27,887人で，平成5年の調査から17.7倍の増加である。常勤・非常勤勤務者数の年次推移，職種別年次推移を図4，図5に示す。常勤・非常勤勤務者の比率は，当初非常勤のしめる割合が多かったが徐々に常勤比率が高くなり，平成10年に逆転した。平成12年の調査では常勤が54.5%，職種は各年とも看護師が多く，全体に占める割合もわずかながら増加傾向である。平成12年の職種別従事者数は保健師970人，助産師36人，看護師20,688人，准看護師3,565人，理学療法士1,935人，作業療法士693人，その他の職員1,293人である。

3）訪問看護利用者の年次推移

（平成5～11年厚生省訪問看護統計調査・平成12年介護サービス施設・事業所調査）
①利用者の人数，性別，年齢

　平成5年から平成12年までの指定訪問看護ステーション利用者の推移を図6に示す。平成12年9月1

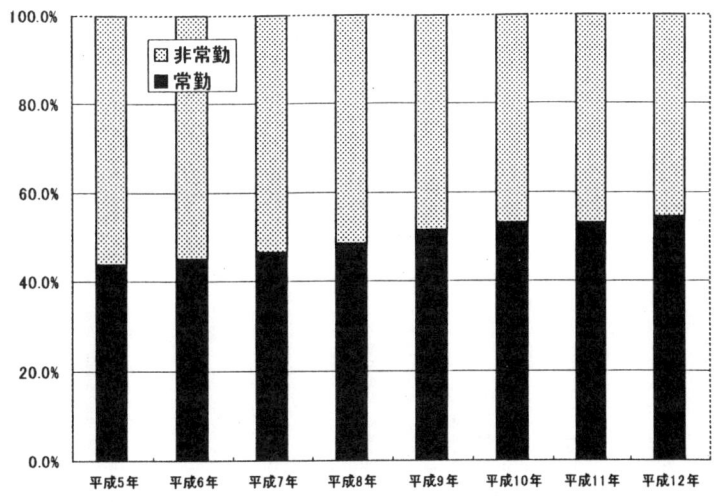

図4 従事者の常勤・非常勤別割合と年次推移

	平成5年	平成6年	平成7年	平成8年	平成9年	平成10年	平成11年	平成12年
保健師	160	273	388	524	746	824	899	970
助産師							21	36
看護師	1057	2200	3631	6343	9260	12449	16105	20688
准看護師	227	420	669	1149	1703	2196	2898	3565
理学療法士	91	176	243	377	465	945	1380	1935
作業療法士	41	76	85	154	183	373	518	693
その他(別掲)			247	400	775	860	1190	1293

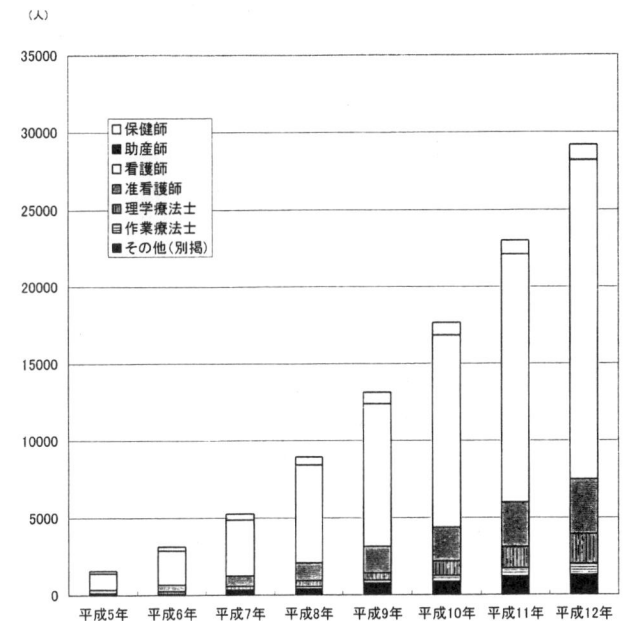

図5 職種別従事者数の年次推移

ヶ月の利用者数は203,573人で,平成5年の調査から24.6倍の増加である。性別ではどの年においても男性利用者が約4割で,女性の利用者が多い。

年齢別の割合の年次推移を図7に示す。平成7年から60歳未満の利用者割合が徐々にではあるが増加している。平成6年に訪問看護ステーションから老人医療受給者以外の訪問看護制度が整ったことを反映している。男女別の年齢別年次推移を図8,図9に示す。どの年においても女性は80歳以上の利用者の割合が6割前後を占め,男性より利用割合が多い。女性の長寿化が健康問題に影響し,訪問看護の利用に結びついていることを明らかにしている。

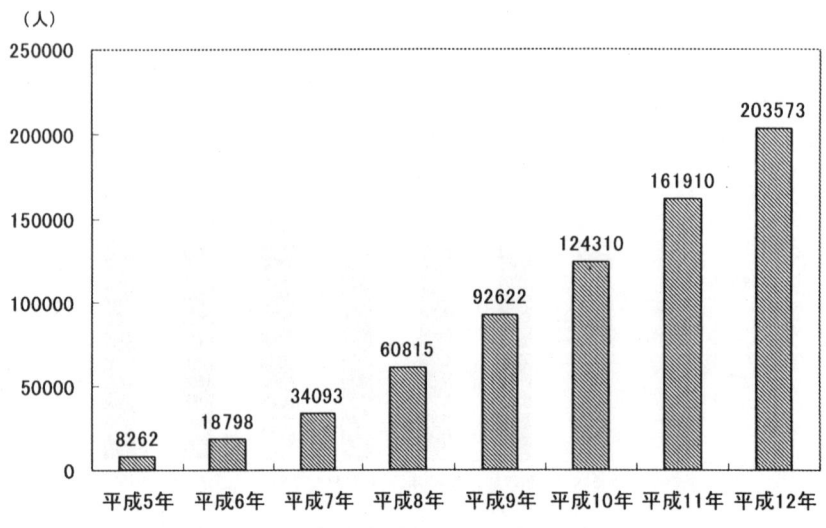

図6　利用者の年次推移

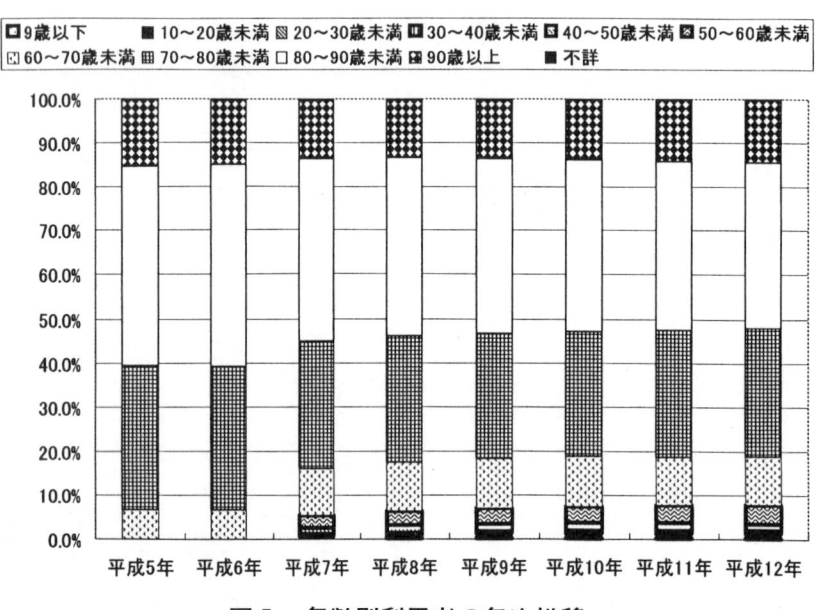

図7　年齢別利用者の年次推移

②老人保健法，健康保険法及び介護保険法別利用者の年次推移

　利用者の法別割合の年次推移について，平成5年から11年までを図10に示す。平成7年から徐々に健康保険法等の利用者への訪問看護の割合が増加している。これは平成6年に訪問看護ステーションからの65歳未満の利用者への訪問看護が認められたことが影響している。平成11年の健康保険法等の利用者は21,249人であり，利用者全体の13.1%である。

　介護保険が開始された平成12年の適応法別利用者数を図11に示す。介護保険の利用者は168,597人で全体の82.8%である。

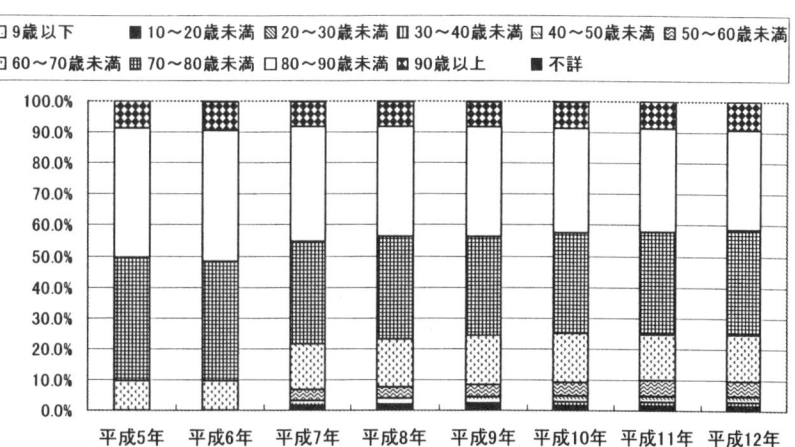

図8 男性の年齢別利用者の年次推移

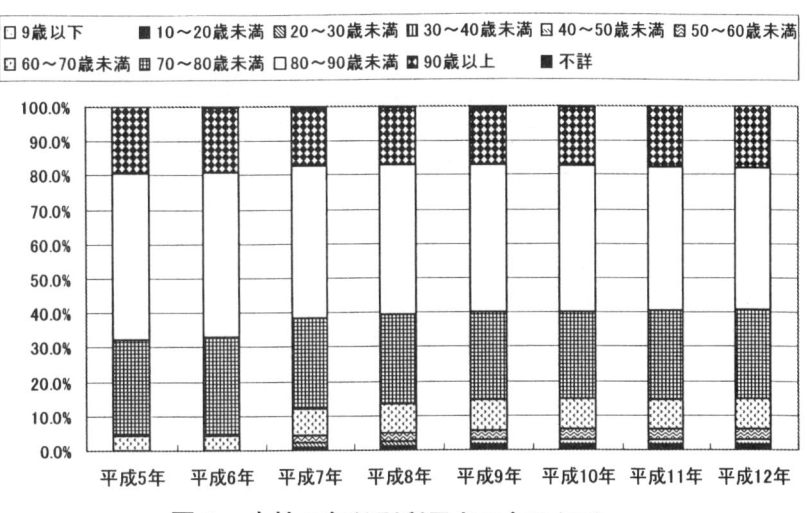

図9 女性の年齢別利用者の年次推移

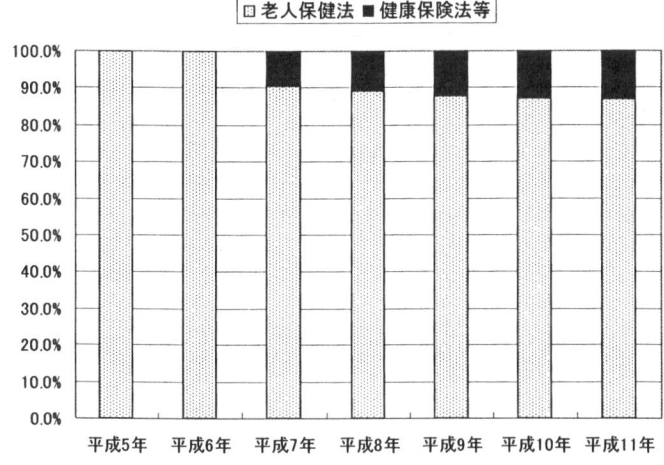

図10 老人保健法及び健康保険法の利用者の割合
（平成5年〜11年）

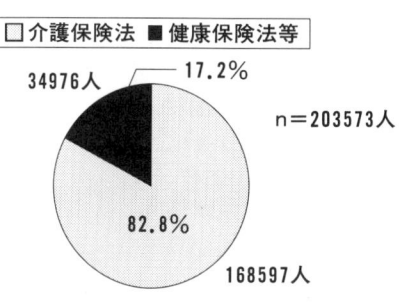

図11 介護保険法，健康保険法等別
利用者の割合（2000年9月）

4）平成12年の訪問看護内容

　訪問看護ステーションの看護内容を表1に示す。訪問看護の提供内容で最も多いのは病状観察であり200,433人（98.5％），ついで医療処置にかかる管理・援助140,659人（69.1％），身体の清潔122,421人（60.1％），リハビリテーション115,926人（56.9％）の順である。

　適応法別の利用者数全体に占める看護内容の割合をみると，介護保険法の利用者は健康保険法等に比べ，リハビリテーションが1.3倍，日常生活動作の介助，身体の清潔，家族の介護指導が1.2倍多い。健康保険法等の利用者は介護保険法に比べ，気管カニューレの交換・管理が49.0倍，がんの在宅（緩和）ケアが7.0倍，人工肛門・人工膀胱・胃瘻の管理が5.5倍，ターミナルケアが5.0倍である。介護保険法の利用者への看護内容では日常生活動作や手段的な日常生活動作の援助の占める割合が多いのに比べ，健康保険法等ではがん患者などの看護援助を行う割合が多い。

表1　訪問看護内容別利用者数（2000年9月中）

看護内容	総人数	（％）	介護保険法（人）	（％）	健康保険法等（人）	（％）
	203573	100.0	168597	100.0	34976	100.0
訪問看護の提供内容						
病状観察	200433	98.5	166051	98.5	34383	98.3
本人の療養指導	119540	58.7	96956	57.5	22584	64.6
体位交換	52237	25.7	43966	26.1	8271	23.6
日常生活動作の介助	82679	40.6	70643	41.9	12036	34.4
生活のリズム・仕方の把握	91561	45.0	74352	44.1	17208	49.2
身体の清潔	122421	60.1	104804	62.2	17617	50.4
口腔の清潔	26256	12.9	21913	13.0	4343	12.4
特異（問題）行動ケア	7816	3.8	6319	3.7	1497	4.3
リハビリテーション	115926	56.9	99774	59.2	16152	46.2
環境整備	46086	22.6	37835	22.4	8252	23.6
社会資源の紹介と相談	45087	22.1	37328	22.1	7758	22.2
家族の介護指導	105160	51.7	89607	53.1	15553	44.5
家屋改善のアドバイス	5445	2.7	4498	2.7	947	2.7
介護機器導入時の管理	5789	2.8	4524	2.7	1264	3.6
その他	10824	5.3	8333	4.9	2491	7.1
医療処置にかかる管理・援助	140659	69.1	114489	67.9	26170	74.8
喀痰および気道内吸引・吸入	13193	6.5	9330	5.5	3863	11.0
在宅酸素療法の指導・援助	10502	5.2	7492	4.4	3010	8.6
膀胱カテーテルの交換・管理	16196	8.0	12962	7.7	3234	9.2
褥そうの処置	23086	11.3	19527	11.4	3559	10.2
創傷部の処置	22072	10.8	18332	10.9	3740	10.7
在宅中心静脈法栄養法・経管栄養の実施	6838	3.4	5034	3.0	1804	5.2
人工肛門・人工膀胱・胃瘻の管理	9204	4.5	7104	1.1	2099	6.0
気管カニューレの交換・管理	3492	1.7	1790	0.1	1702	4.9
連続携行式腹膜透析の灌流液の交換	154	0.1	106	0.7	48	0.1
がんの在宅（緩和）ケア	2956	1.5	1228	0.7	1728	4.9
ターミナルケア	2510	1.2	1236	0.7	1274	3.6
緊急時の対応や指示	28521	14.0	22486	13.3	6035	17.3
点滴の管理	5846	2.9	4080	2.4	1766	5.0
服薬管理	79252	38.9	64150	38.0	15102	43.2
浣腸・摘便	31115	15.3	26337	15.6	4778	13.7
検査補助（採血・採尿等）	12632	6.2	10688	6.3	1944	5.6
感染症予防処置	10653	5.2	8392	5.0	2260	6.5
その他	11732	5.8	9297	5.5	2434	7.0

（2）「訪問看護・家庭訪問サービス定点モニター調査」の経年的追跡調査結果

　日本看護協会の委託により、日本訪問看護振興財団が平成7年から平成13年まで実施している「訪問看護・家庭訪問サービス定点モニター調査」を経年的に追跡し、現在までの看護職による訪問看護・家庭訪問の動向を示す。本調査は訪問看護ステーションにとどまらず、病院訪問看護部門、市町村、保健所における家庭訪問・訪問看護の実績を示している。なお各年の質問紙施設票回収状況と、分析対象利用者数を表2、表3に示す。平成7年分については調査対象・方法が若干異なるため本稿では平成8年から平成13年を示す。

表2　施設票回収結果

	訪問看護ステーション			病院訪問看護部門			市町村			保健所		
	発送数	回収数	回収率(%)	発送数	回収数	回収率(%)	発送数	回収数	回収率(%)	発送数	回収数	回収率(%)
平成8年	200	121	60.5	196	121	61.7	200	95	47.5	200	99	49.5
平成9年	200	132	66.0	196	62	31.6	200	69	34.5	199	108	54.3
平成10年	250	161	64.4	232	75	32.3	250	63	25.2	247	118	47.8
平成11年	379	191	50.4	300	123	41.0	300	72	24.0	300	152	50.7
平成12年	340	175	51.5	301	97	32.2	301	115	38.2	300	177	59.0
平成13年	319	142	44.5	303	131	43.2	303	120	39.6	307	138	45.0

表3　利用者人数

	訪問看護ステーション(人)	病院訪問看護部門(人)	市町村(人)	保健所(人)
平成8年	1629	819	873	399
平成9年	1509	385	403	289
平成10年	1741	386	306	306
平成11年	2243	744	454	346
平成12年	1582	475	383	494
平成13年	1360	748	764	422

1）年齢階層の推移

　各施設ごとの20歳以上の利用者の年齢階層の推移を、図12から図15に示す。訪問看護ステーション、病院訪問看護部門、市町村、保健所とも年齢階層の経年的変化は認められない。訪問看護ステーションや病院訪問看護部門では75歳以上の利用者が多く、市町村、保健所は65歳未満が多い傾向にある。訪問看護の対象は主に高齢者であり、保健師などの家庭訪問は成人の訪問を引き受けていることが推測される。

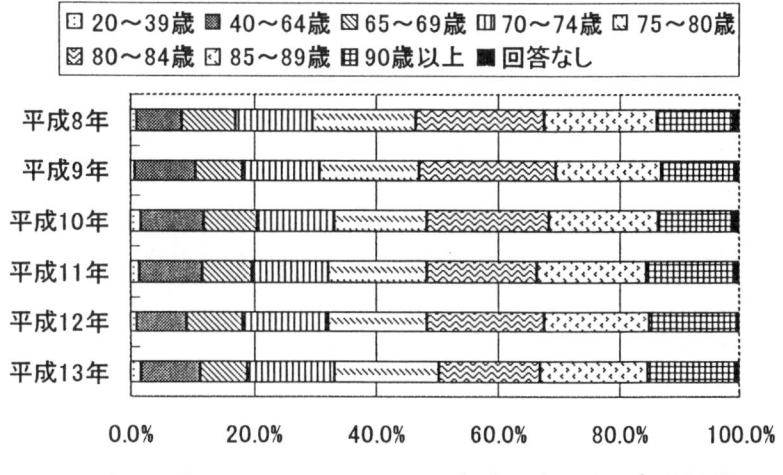

図12　訪問看護ステーションにおける年代別利用者の年齢推移

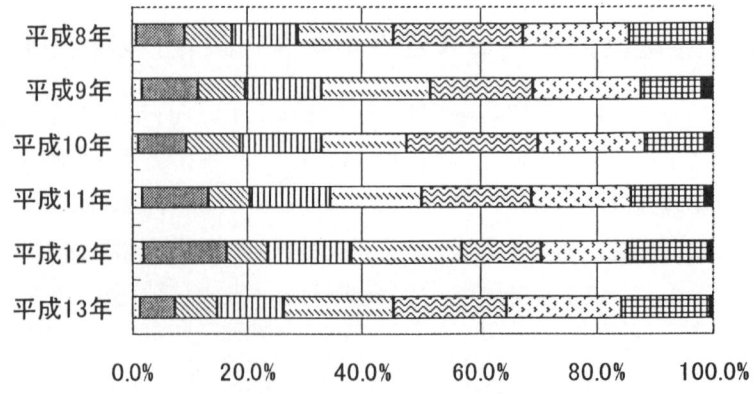

図13 病院訪問看護部門における年代別利用者の年齢推移

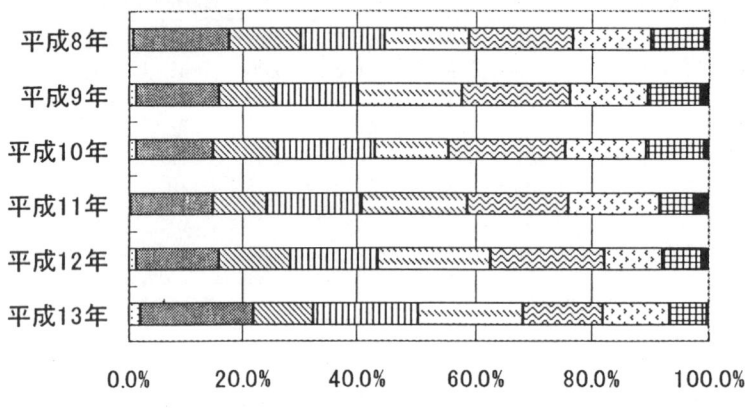

図14 市町村における年代別利用者の年齢推移

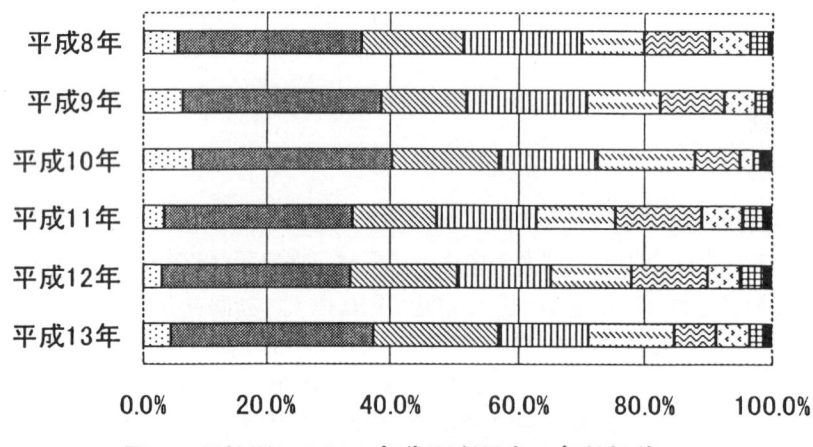

図15 保健所における年代別利用者の年齢推移

2) 医療依存度の推移

施設ごとの経年的な医療依存度を図16から図19に示す。経年的に施設毎の医療依存度をみると，平成8年から平成11年までは病院訪問看護部門に重度の利用者が多く，ついで訪問看護ステーションであった。この期間訪問看護ステーションは中度の医療依存度の利用者を受け持っている傾向があった。

平成12年，介護保険導入後から訪問看護ステーションは重度，中度の利用者が増加し，軽症者が減少した。また病院訪問看護部門よりも重症，中症が増加しており，訪問看護ステーションの利用者の医療依存度の重症化が推測される。

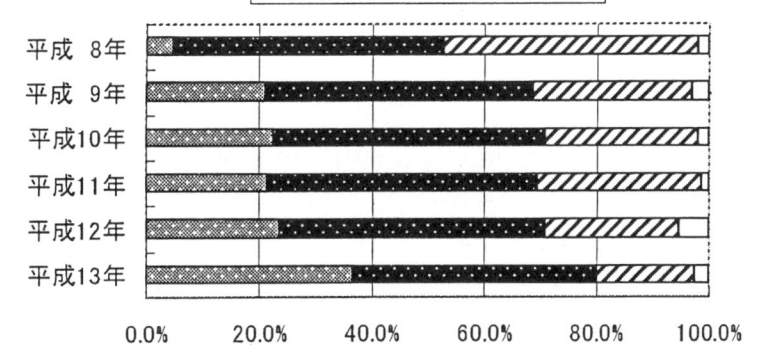

図16 訪問看護ステーションにおける経年的医療依存度の変化

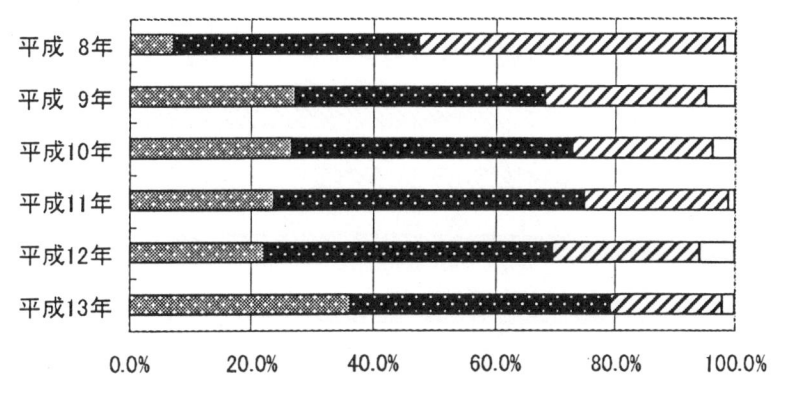

図17 病院訪問看護における経年的医療依存度の変化

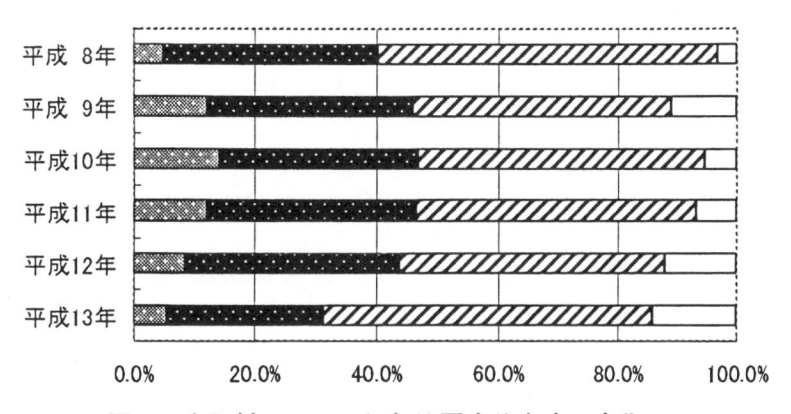

図18 市町村における経年的医療依存度の変化

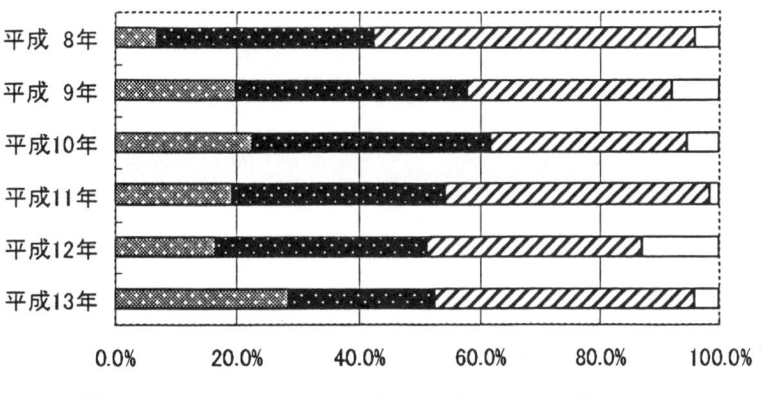

図19 保健所における経年的医療依存度の変化

3）24時間訪問看護体制の推移

　訪問看護ステーション，病院訪問看護部門における24時間訪問体制の経年的推移を図20，図21に示す。訪問看護ステーションは24時間連絡体制加算が認められた次年，平成8年から徐々に24時間の訪問体制の整備された事業所が増加している。平成7年には31.3％であったが，平成9年には53.0％と約1.7倍増加している。平成10年には加算が2,000円から2,500円に増額となり，67.1％の事業者が体制の整備を行い，また平成12年介護保険の導入により緊急時訪問看護加算が13,700円の収益となったことから，74.3％の事業所が24時間訪問看護体制を整備している。

　病院訪問看護部門においては訪問看護ステーションに準じた管理加算が認められていないこと，病院自体が24時間対応する施設であることから，経年的な訪問看護部門における24時間訪問看護体制の増加はみられない。

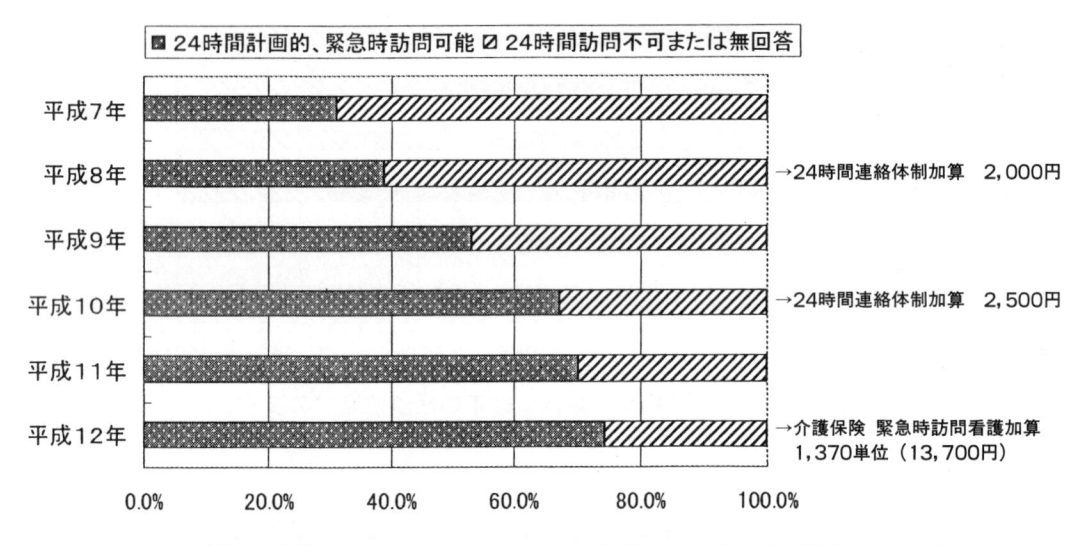

図20　訪問看護ステーションにおける経年的24時間訪問看護体制の推移

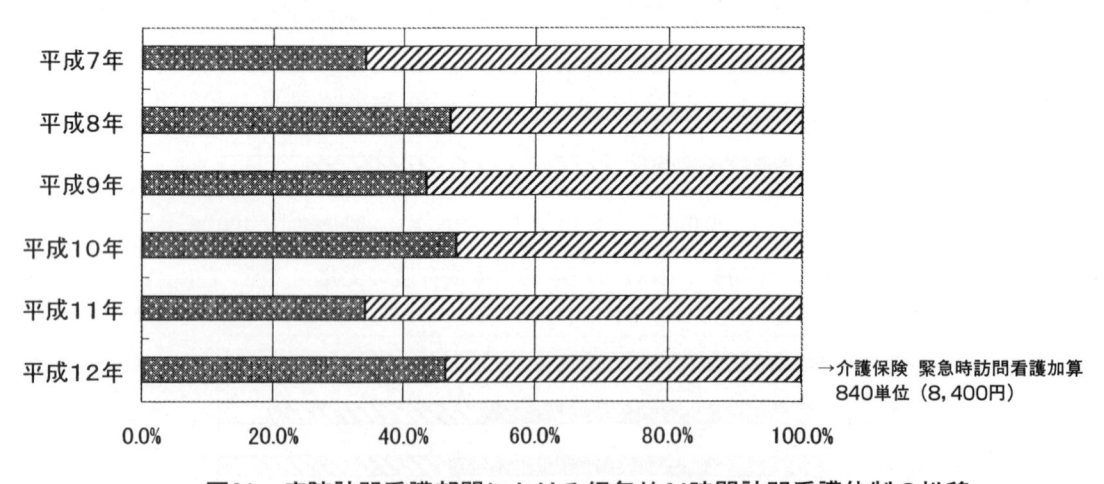

図21　病院訪問看護部門における経年的24時間訪問看護体制の推移

4）滞在時間の推移

　訪問看護ステーション，病院訪問看護部門における滞在時間の年次推移を図22，図23に示す。訪問看護ステーション，病院訪問看護部門の両者とも，平成12年に30分未満が増加し，60分以上120分未満の訪問が減少している。訪問看護ステーションでは30分以上60分未満の訪問も増加している。介護保険の導入により，ケアプランに基づいた滞在時間の配分がなされている事が推測される。

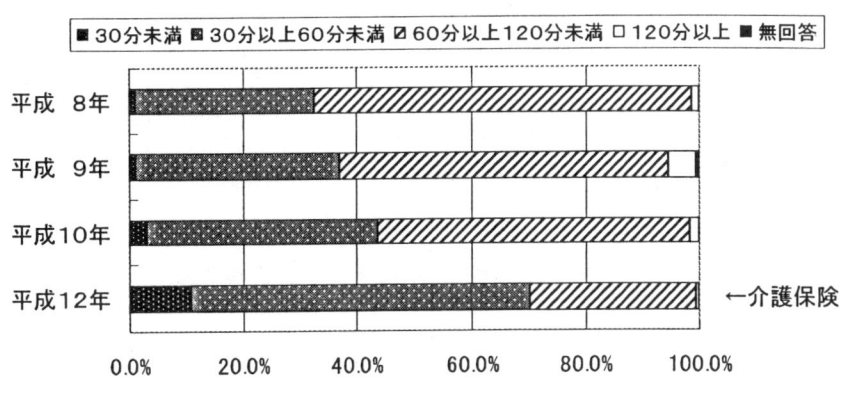

図22　訪問看護ステーションにおける経年的滞在時間の変化

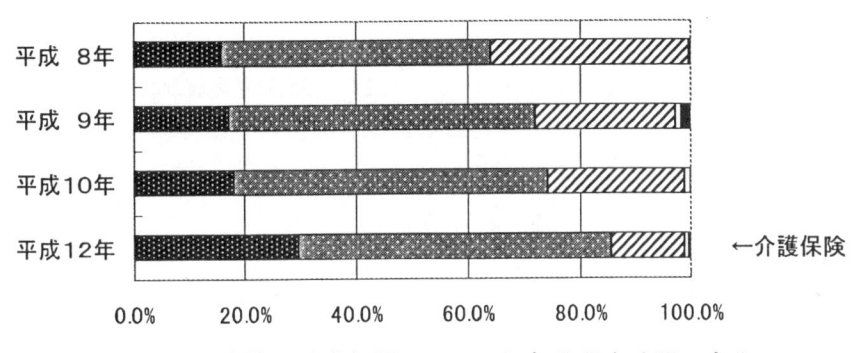

図23　病院訪問看護部門における経年的滞在時間の変化

5）身体障害状況

①厚生労働省寝たきり評価基準からみる利用者の日常生活動作能力の推移

　平成8年から平成12年までの厚生労働省寝たきり評価基準からみた，施設ごとの利用者の状況を図24から図28に示す。

　訪問看護ステーションと病院訪問看護部門の対象者は，市町村・保健所などの行政の家庭訪問に比べ，どの年においてもAランクからCランクの身体障害を持つ利用者に多く訪問している。反面市町村，保健所などの家庭訪問は自立のものが多く，行政の特徴である健康増進，予防活動に従事していることが推測できる。

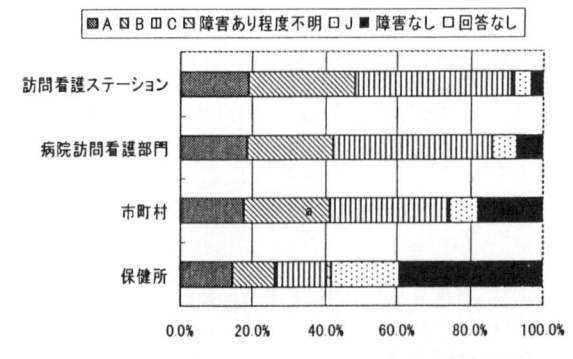

図24　平成8年施設別利用者の日常生活動作能力

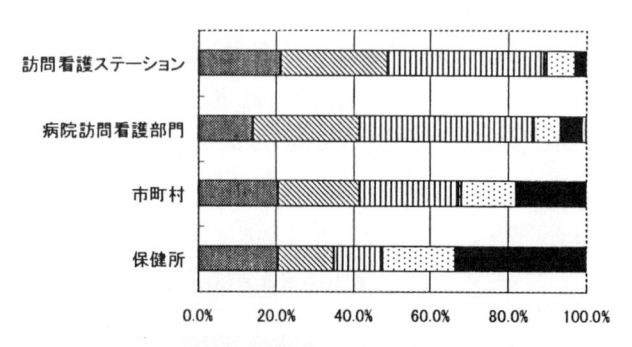

図25　平成9年施設別利用者の日常生活動作能力

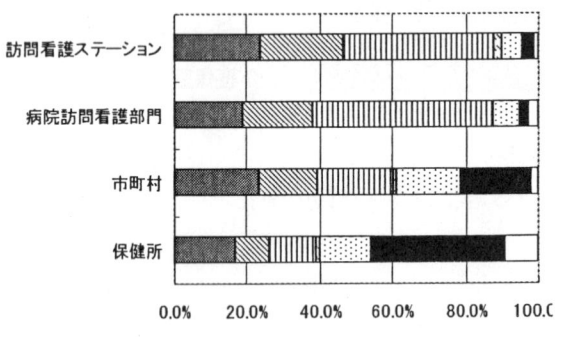

図26　平成10年施設別利用者の日常生活動作能力

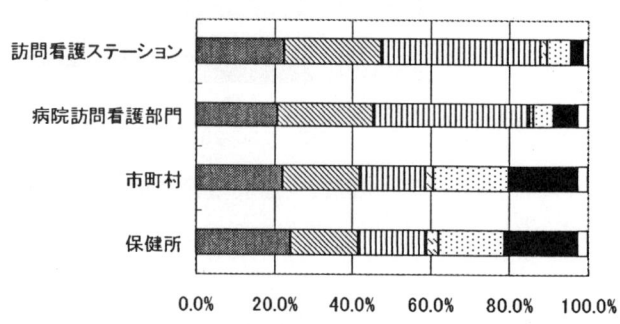

図27　平成11年施設別利用者の日常生活動作能力

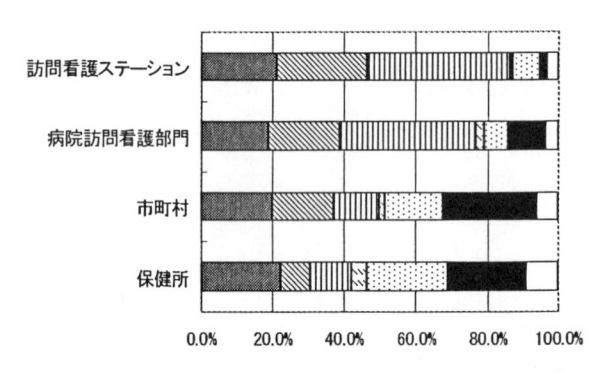

図28　平成12年施設別利用者の日常生活動作能力

②各動作能力からみる利用者の推移

　平成8年から平成12年までの施設ごとの利用者移動動作能力の推移を図29から図32に示す。

　訪問看護ステーション，病院訪問看護部門においては，平成9年以降移動動作能力一部介助，全面介助の利用者が80.0％以上である。市町村・保健所では，年毎にばらつきはあるものの移動動作自立者への家庭訪問が多く，特に平成12年の介護保険開始後からはそれが顕著となっている。ケアマネジャーによる要介護者支援の開始とともに，行政看護職の住み分けが明確になったことが推測される。入浴動作能力，排泄動作能力，食事動作能力，更衣動作能力，整容動作能力も同様な傾向がうかがえる。特に訪問看護ステーション，病院訪問看護部門の排泄動作全面介助の利用者はどの年でも50.0％以上，入浴動作全面介助者は60.0％以上であり，清潔・排泄ケアの需要の高さが推測される（図33から図40）。

施設別利用者の移動動作能力の推移

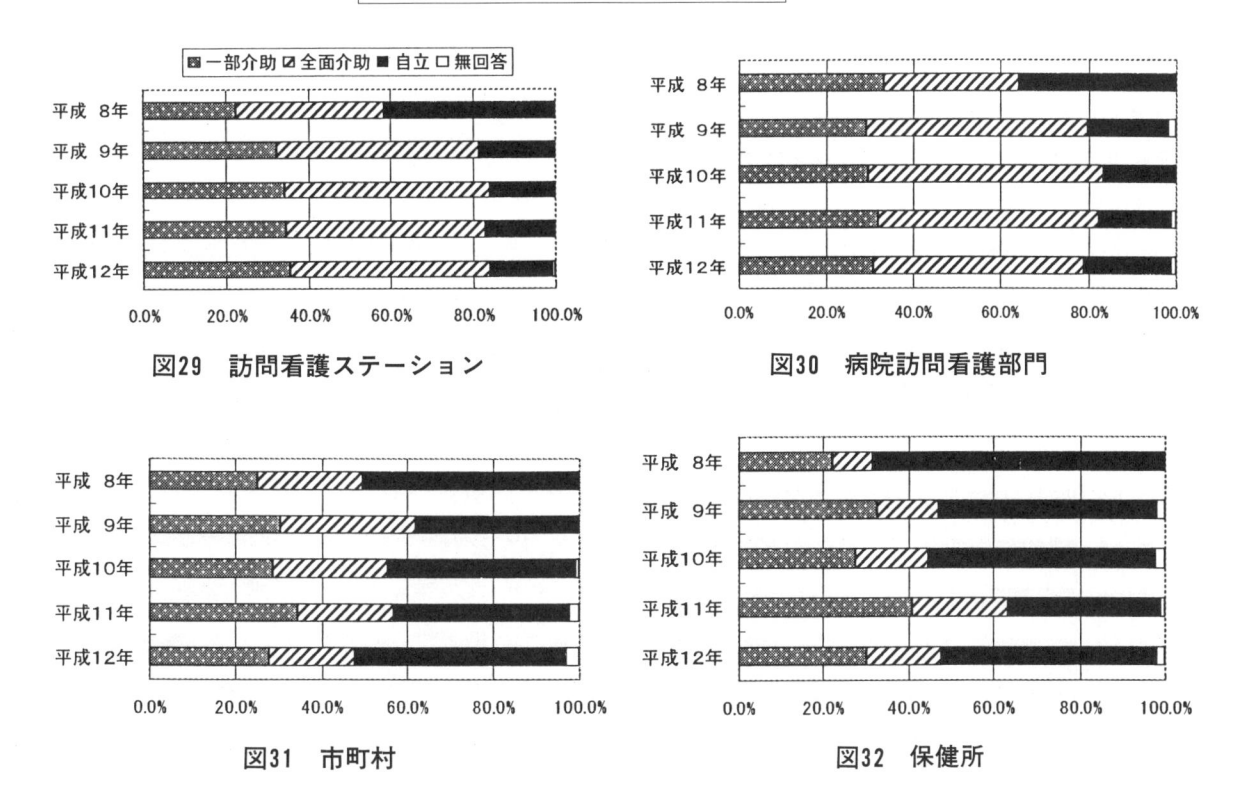

図29 訪問看護ステーション

図30 病院訪問看護部門

図31 市町村

図32 保健所

施設別利用者の排泄動作能力の推移

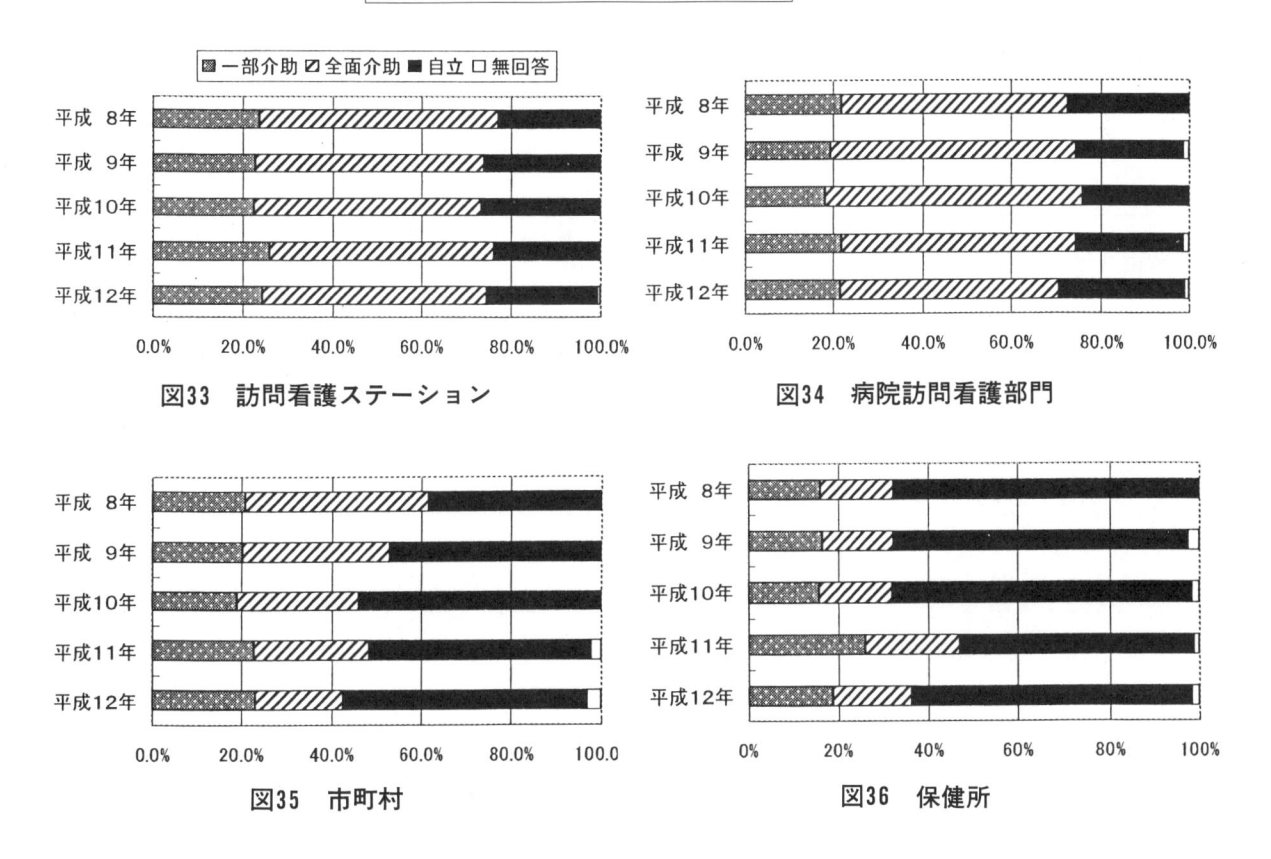

図33 訪問看護ステーション

図34 病院訪問看護部門

図35 市町村

図36 保健所

施設別利用者の入浴動作能力の推移

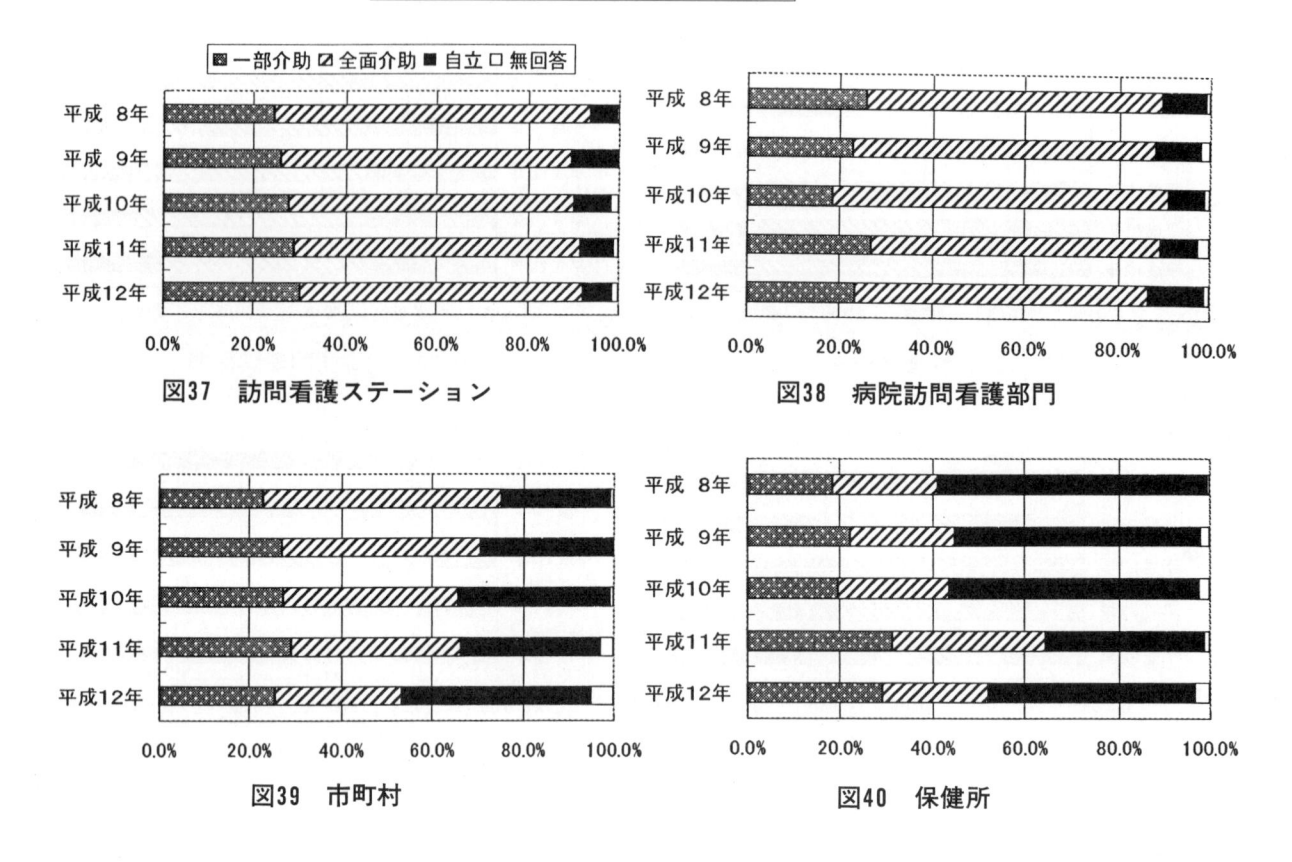

図37 訪問看護ステーション

図38 病院訪問看護部門

図39 市町村

図40 保健所

凡例: 一部介助 / 全面介助 / 自立 / 無回答

（3）参考　経営実態調査〜厚生労働省調査〜

表4　1事業所当たりの事業収入，事業費用

（千円）

	収入	費用	（給与費）	損益
平成7年	1994	1908	(1606)	87
	100.0%	95.7%	(84.2%)	4.4%
平成9年	2262	2168	(1838)	95
	100.0%	95.8%	(84.8%)	4.2%
平成11年	2621	2265	(1923)	356
	100.0%	86.4%	(84.9%)	13.6%
平成14年	2063	1731	(1423)	332
（介護事業のみの収支）	100.0%	83.9%	(82.2%)	16.1%

（片倉直子，佐藤譲，佐藤美穂子）

第2章

訪問看護師の処遇，労働環境
―訪問看護ステーションの管理者の声―

訪問看護師の処遇，労働環境
―訪問看護ステーションの管理者の声―

　本章では，①管理者とスタッフがいきいきと訪問看護ステーションで仕事をするための必要条件を把握し，②今後の訪問看護ステーションの処遇・労働環境の維持・改善の方向性を探るために，10名の訪問看護ステーション管理者を対象としたグループインタビューを行った。グループインタビューは集団力学を使用した質的な情報収集手法であり，単独インタビューでは得られない人間どおしの関係を介した情報を得ることができる。

　さらに，平成13年度に当財団が日本看護協会からの委託調査で実施した「訪問看護従事者の処遇，労働環境などに関するアンケート調査」の結果を再分析し，グループインタビューの内容を補足している。

（1）実施概要

1）日時　2002年8月17日（土）　10：00～11：30，13：00～14：30
2）場所　日本訪問看護振興財団　会議室
3）対象　訪問看護ステーション管理者　5名　2グループ
　　医療法人立管理者　　6名
　　有限会社管理者　　　2名
　　看護協会立管理者　　1名
　　財団法人立管理者　　1名
4）インタビュー内容
　　①訪問看護ステーションにおける管理者の処遇・労働環境の現状の問題点
　　②訪問看護ステーションにおける管理者の処遇・労働環境への管理者の工夫
　　③訪問看護ステーションにおける管理者の処遇・労働環境への今後の課題

（2）分析方法

　本報告書は逐語録の後，内容分析法及び記述分析法を用いた。

　「訪問看護従事者の処遇，労働環境などに関するアンケート調査」（訪問看護ステーション総数422件，回答率35.1％）では，管理者の現状の労務管理全般，教育・研修，労働時間，賃金・報酬，福利厚生の自己評価について，1.満足，2.やや満足，3.普通，4.やや不満，5.不満の5段階で質問している。本章の分析においては，1.満足から3.普通までを【満足群】，4.やや不満と5.不満を【不満群】とし，グループインタビューに関連する項目とのX^2検定で，回答のあった管理者全体の傾向を把握した。

（3）結果

1）管理者の処遇・労働環境への管理の必須ポイント

　①訪問看護ステーション独自の管理能力，管理者としての意識

　　訪問看護ステーションの管理者は職員がいきいきと仕事をするための必要条件として，まず病院の組織の中の役割として求められなかった，管理者の〈訪問看護ステーション管理者独自の管理能力〉，〈管理者としての意識〉の重要性を述べていた。

　「訪問看護ステーションでは，労働条件，給与表も自分達で決めるところから始まっている。看護師

って，今まで病院などの施設内では施設が全てをやってくれていたんです。ただ働くだけだったのが，訪問看護ステーションで働きはじめて訪問看護ステーションからお金をいただくことになった。病院にいた時は，自分達の働きがどれぐらいになるのかってことを考える事がなかったんですよ。それが訪問看護の世界にきて，1回訪問に行くとこれ位の収入になるっていうのをはじめて知った。さらには，自分で全て就業規則から，収益に合わせて取り組まなければならない。」

「処遇，労働環境など，給与や労働時間などのいろんなことでスタッフの仕事の評価を行う事，それも管理者のね，経営者の大事なことなんですよね。」

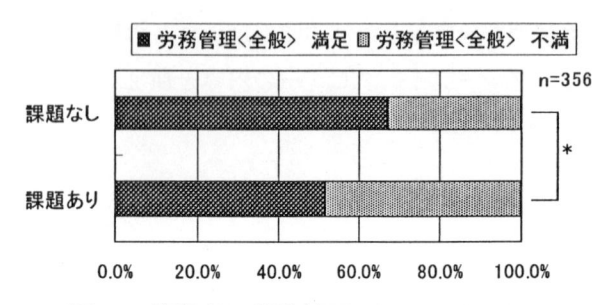

図1　管理者の労務管理〈全般〉の自己評価と人事・雇用管理上の課題〈管理職の意識改革・啓発〉

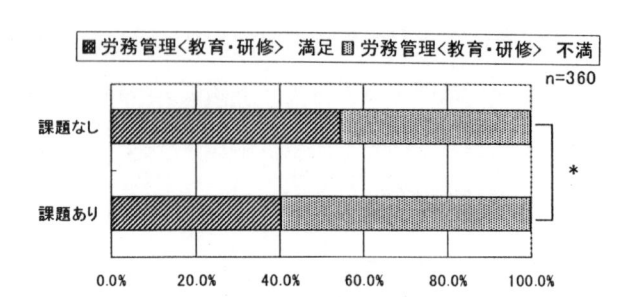

図2　管理者の労務管理〈教育・研修〉の自己評価と人事・雇用管理上の課題〈管理職の意識改革・啓発〉

＊$P<0.05$

「訪問看護従事者の処遇，労働環境などに関するアンケート調査」の結果では，〈管理職の意識改革・啓発に課題あり〉に，労務管理全般，教育・研修の自己評価の不満群が有意に多いことが示された（図1，2）。量的調査結果においても訪問看護ステーションの管理者としての意識改革・意識づけが，管理者の労務管理全般と教育・研修の自己評価に影響を与えており，訪問看護ステーションの管理者としての意識を高めることが処遇，労働環境の向上となることが推測される。

②スタッフの教育，育成
a．新採用スタッフの人材育成の重要性

　訪問看護ステーションに就職しようと思う看護師は熱意をもって訪問看護を志す者と，気軽に働ける職場と考えて志す者とがある現状を把握できた。また両者とも実際に訪問看護を始めると，〈利用者との人間関係の形成〉，〈社会資源の活用〉，〈看護師個人の責任の重さ〉について，病院での看護との違いを経験することがあげられ，それ故訪問看護における看護師個人の素質が問われやすい職場でもあることが示された。管理者はまず訪問看護に対する新採用スタッフの認識や素質を早いうちに把握し，素養・基礎教育等の人材育成を丁寧に行うことが重要であると述べていた。

「訪問看護師になっていく時に，片手間にできると思っているわけではないんだけど，楽な気持ちでちょっとやってみようかなと。家庭もちで第一線で働きにくいなっていうところで，飛び込む人も多いと思うんですよね。」
「訪問看護の世界に少しはいってみると，あれ？思ったよりとても広い世界だったんだ，病院より狭いとは思わなかったけど，こんなにも広い知識をもったり，社会資源を使っていかなければいけない，個人の資質を問われている，一対一の個人プレーであることに気づくんですね。」
「40～50歳まで病院での看護を経験しているからといっても，訪問看護でとてもいい働きができるかというと，逆にそこに病院の看護の固定観念が着きすぎて，在宅での応用がきかない方が多い。」

「病院の看護が同じように在宅でも成り立つと思って来た人が，カルチャーショックになるんです。お家で暮らす人を支える，利用者にあわせますからなんでもありという世界になる。医療機関とか箱物の中で働いているとね，患者の治療の決定の選択肢のかなりの部分は医療者たちの影響が大きい。でも在宅は拒否されたら最後なんですね。まずそこの敷居が越えられないと訪問看護ができない。そこのところがネックになって，病院での看護の感覚が抜けられない人がまだいますね。」

「在宅は拒否されたら最後なんですね。そうなると相手に自分達の役割を理解してもらって，なおかつその方が自分達のサービスを有効に活用してもらえるように，ある程度のレベルまで上がってきてもらえるような関係性ができないと，成り立たないんですよ。それはICUの看護師さんが心電図読めるとか，そういう感覚じゃない。まず関係性の敷居が越えられないと訪問看護はできない。」

「新しいスタッフが入った時に，臨床経験的には非常に知識を持っているのだけど，訪問看護師になった時，接遇的な問題とか，院内の接遇をそのまま持ってきてしまうから，採用1年ぐらい新人教育には神経を使っています。」

「自分の思いだけで訪問看護の就職の面接にくる新人をどう育てていくか？　ゆっくり育てるスタッフこそ非常にいいスタッフになっていくことは，ここ何年かの経験で経験しているんですけれども……。どういう形で来てもそのスタッフを訪問看護師として丁寧に育てると，安心して任せられるスタッフになります。だから最初が肝心。」

b．スタッフの質の均一化への取り組み

　管理者はスタッフの質を均一化するために，直接管理者が実施する相談や指導，スタッフへの役割委譲を通した育成などの工夫を述べていた。

「利用者さんから苦情が来るときがありますよね。スタッフが気付いているかどうかを確認すると，スタッフは気付いてないんですよ。その時は，利用者さんがあなたに表現できなかったのよと。そこを話し合うようにしています。」

「最初は同行訪問で全部私が指導して，重ねてきて。で問題が出てきたら私が手を出さないで考えさせる時間を持たせるようにしたので，今のスタッフは全員なんでも訪問看護できるんですね。難病でもターミナルでも看護できる。そのなかで当たってくる問題，考える問題というのはそれぞれのスタッフにある。それを1つずつフォローする事が今はできます。」

「スタッフを層化するんですよ。たとえば主任制を引いて，それこそプリセプターの役割を与えるとか，学生指導を決めておいて，その人を活用するとか。でも自分の役割を通しながら，それぞれ持っているものを，何とか相談できる雰囲気を，全体でつくっていき続けないといけないと思っているんですね。」

「最初にできるだけ，各自の半年間の目標を立ててもらって，目標設定は私もするんですけれども，目標の達成を半年に1回面接をしているんですね。その話でスタッフの外の研修を考えたり，スタッフに期待している部分の話をするので，その時自分なりの目標を考えてもらっています。」

c．スタッフへの詳細な目配り，フォローアップ

　管理者はスタッフの日々の仕事への，細かい目配り，フォローアップの必要性をあげていた。具体的にはスタッフの悩みや日々のスタッフの対応についての相談，カンファレンスの開催などで，管理者が対応できる時間の捻出をする努力をしていた。

「私のところでは，本当に忙しくなるとステーションの中にいて欲しいっていうんです。そこで所長に相談のできる時間を作って欲しいっていう要望が出てくるんです。そこで話を聞かないと，スタッフって居たたまれなくなっちゃうんですね。管理者ひとりが駒になって訪問するって考え方があるんですけど，人を動かしながらやっている仕事なんで，構えるぐらいにゆとりの時間，その時間がないとやりにくいと思う。」

「所長はステーションの中にいろっていうんですね。で話聞いてくれって。毎週1時間から2時間カンファレンスしているんですね。ですから最低限そこで話します。でもそこで言えない事ってありますよね。スタッフは相談事を聞いてもらいたいし，時には誉めてもらいたい。うまく，気持ちよく働くために，私が1番やりたいことです。」

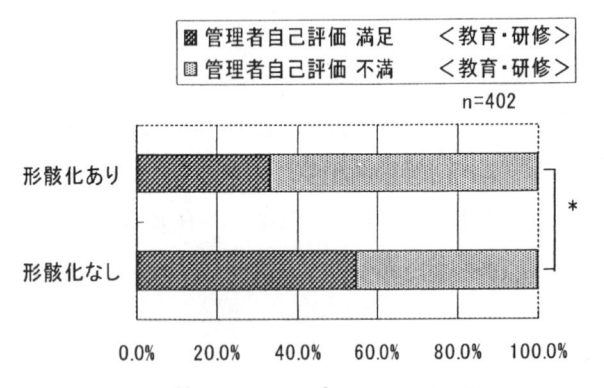

図3 管理者の〈教育・研修〉自己評価とOJTの形骸化の有無との関連

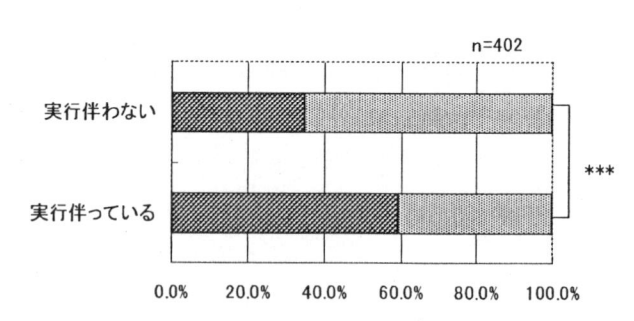

図4 管理者の〈教育・研修〉自己評価と人材育成の実行状態との関連

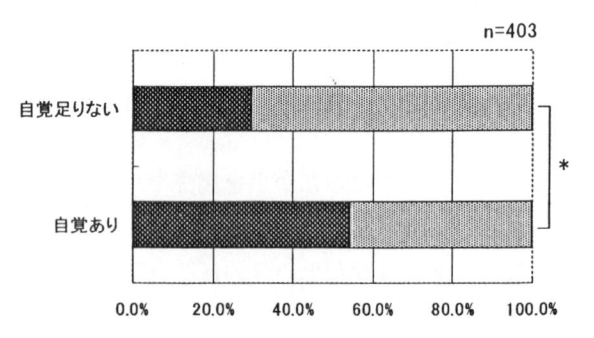

図5 管理者の〈教育・研修〉自己評価と人材育成の自覚の有無との関連

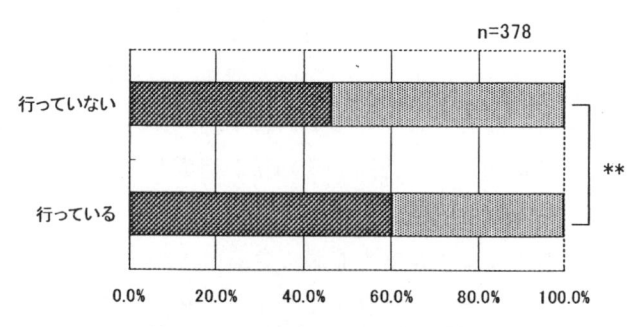

図6 管理者の〈教育・研修〉自己評価と専門技術教育の有無との関連

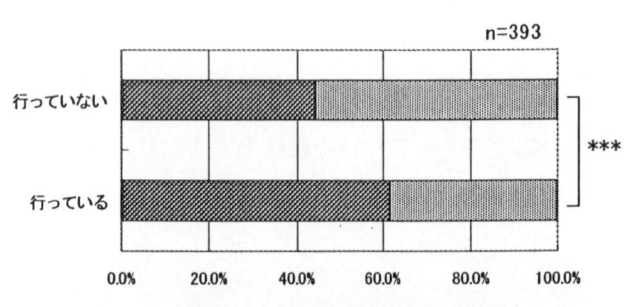

図7 管理者の〈教育・研修〉自己評価とステーション内の研修の有無との関連

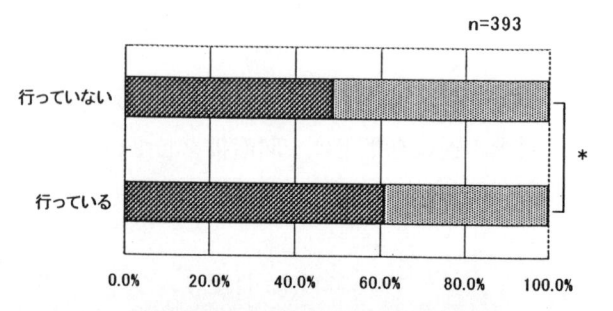

図8 管理者の〈教育・研修〉自己評価と自主的研修への援助の有無との関連

$*P<0.05$　$**P<0.01$　$***P<0.001$

量的調査結果によると，OJT（通常業務内での上司の教育）の形骸化，人材育成の必要性がわかりながらも実行が伴わないこと，スタッフの人材育成についての必要性の自覚不足と回答した管理者に，教育・研修の自己評価の不満群が有意に多いことが示された（図3，4，5）。また訪問看護ステーション内での専門技術教育や研修，自主学習への支援を行っている場合，管理者の自己評価の満足群が有意に多い結果となっている（図6，7，8）。管理者が人材育成に重点をおき確実に実施すること，自主学習の機会を意図的に作り出す事が，訪問看護ステーションの教育・研修の充実へ反映される可能性がある。

③処遇・労働環境の整備
a．正規職員の確保
　管理者は正規職員の確保が，安定した労働環境や訪問看護の質に関連する事を述べていた。

「前のステーションは非常勤がとても多くて，その処遇にとても困ったという経験があります。今のステーションは始まったばかりで，常勤が確保できて条件的にはとても整っています。非常勤のステーションで感じたのは，常勤と非常勤の仕事の差で，仕事としては責任的には同じなんですが，責任をもたせられないといったことがあって，質の差っていうのも余計にありました。」
「今は非常勤が少ないから，常勤ばっかりでしょ。所長の私が一番楽なのかもしれない。」

b．非常勤職員の望ましい処遇，労働環境，教育の確保
　　正規職員の確保の反面，管理者は非常勤職員の安定した処遇，労働環境，教育の確保に配慮をして，訪問看護の質の確保の工夫を行っていた。

「非常勤の看護師さん4人いるんですよ。子育て真っ最中という事で，呼びだしはできないから正規職員にはなれないっていう人が。皆自分の処遇の条件としては，悪いなっと思って働いてもらっているんですよね。」
「非正規職員が6～7名いるんですけど，訪問看護師としてこういう利用者を担当したい，ターミナルを担当したいとか，痴呆の人のかかわりを学んでみたいとか自分の中にあると思うので，非正規職員にも希望を言っていただいています。」
「私のところは，子ども持ちが非常に多くて，半分は非正規職員です。ただ，子どもを育てながらでも，訪問看護の質さえ確保していれば，いい仕事はできると思います。」

　量的調査結果において，非正規職員のモラルのレベルが正規職員より低いと考えている訪問看護ステーションでは，時間外の教育訓練を嫌がる非正規職員が有意に多かった（図9）。非正規職員は正規職員に比べて時間外のすべての活動において責任の所在があいまいで，職場での教育などに困難を生じている可能性がある。
　しかし非正規職員用の専門指導員，接遇マニュアル，業務教育マニュアルの整備されている訪問看護ステーションでは，管理者の教育・研修への自己評価が有意に高い（図10）。特に専任指導員の整備されている訪問看護ステーションの管理者は，非正規職員のモラルが正規職員と同等かそれ以上と回答して管理者が多い（図11）。充分な教育環境を整えることが非正規職員の質の向上につながることが推測される。

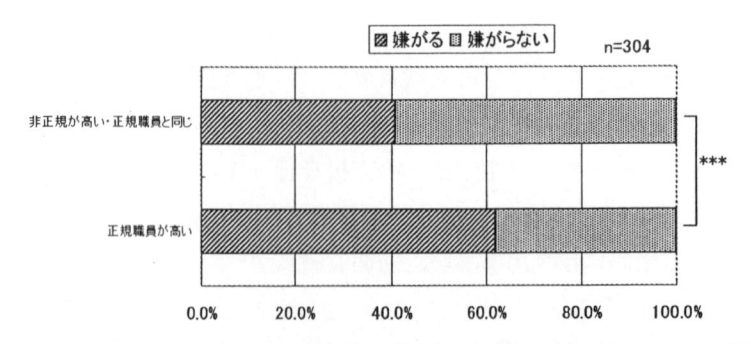

図9　職員のモラルと非正規職員の時間外教育研修の受入れとの関連

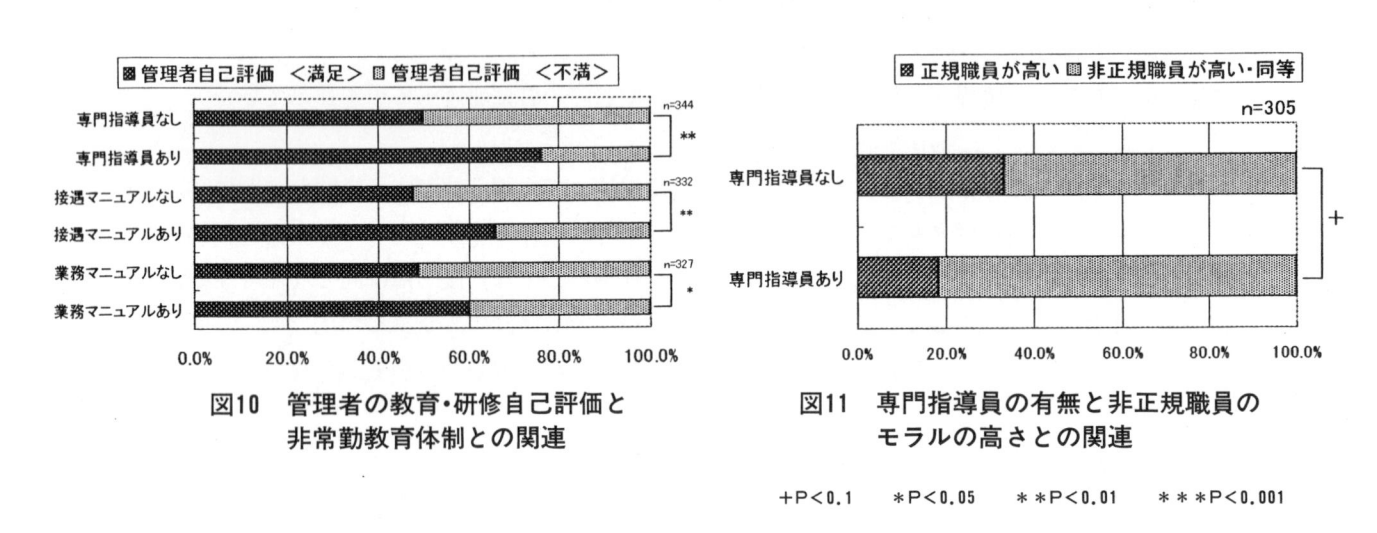

図10　管理者の教育・研修自己評価と
　　　非常勤教育体制との関連

図11　専門指導員の有無と非正規職員の
　　　モラルの高さとの関連

+P<0.1　　＊P<0.05　　＊＊P<0.01　　＊＊＊P<0.001

c．給与規定の設定

　管理者は仕事に対する保障をスタッフに明確にするためにも，明確な給与規定を持つことの必要性を述べていた。

「給与などの労働条件の整備は管理者として必要です。処遇の規定をきちっと持っていること，先の見える条件にしていかないと，働き続けるっていうことは難しいと思うんですね。」

d．生活可能な給与の確保

　管理者は，生活の維持ができるだけの給与の保障をする必要性のあることをあげていた。

「犠牲心だけで，給料安くていいのよって言うのは，絶対私も嫌だから。うちは民間で病院がない。でも安い給料でいいんだよってことには，管理者として絶対したくないんですよね。」
「訪問看護ステーションの常勤は，病院と違って夜勤はないですし，携帯電話の拘束料金だって微々たる金額ですし，独身でひとり暮らしをしている人の生活は・・・・できないですね。生活を保障することが1番大切ですよね。」

e．労働時間規定の整備

　管理者は労働時間について，明確な労働時間の設定を行うことの重要性をあげていた。
　労働時間についてスタッフはシビアに考えている事が示され，それに対する管理者の明確な規定を持つことの必要性を述べていた。

「若い世代って言うのは，我々と違って〈思い〉だけでやっている世代でないので，ハッキリしているんですね。時間外のことになってくると，『規定ってどうなっているんですか？時間外ってどこからどうなっているんですか？』って，言われるんですよね。細かい部分まで質問してくるのが増えているのが現実で，条件の中で細かく記載していない。労働条件というのをもう少し，明確にしていくほうがいいと思う。」

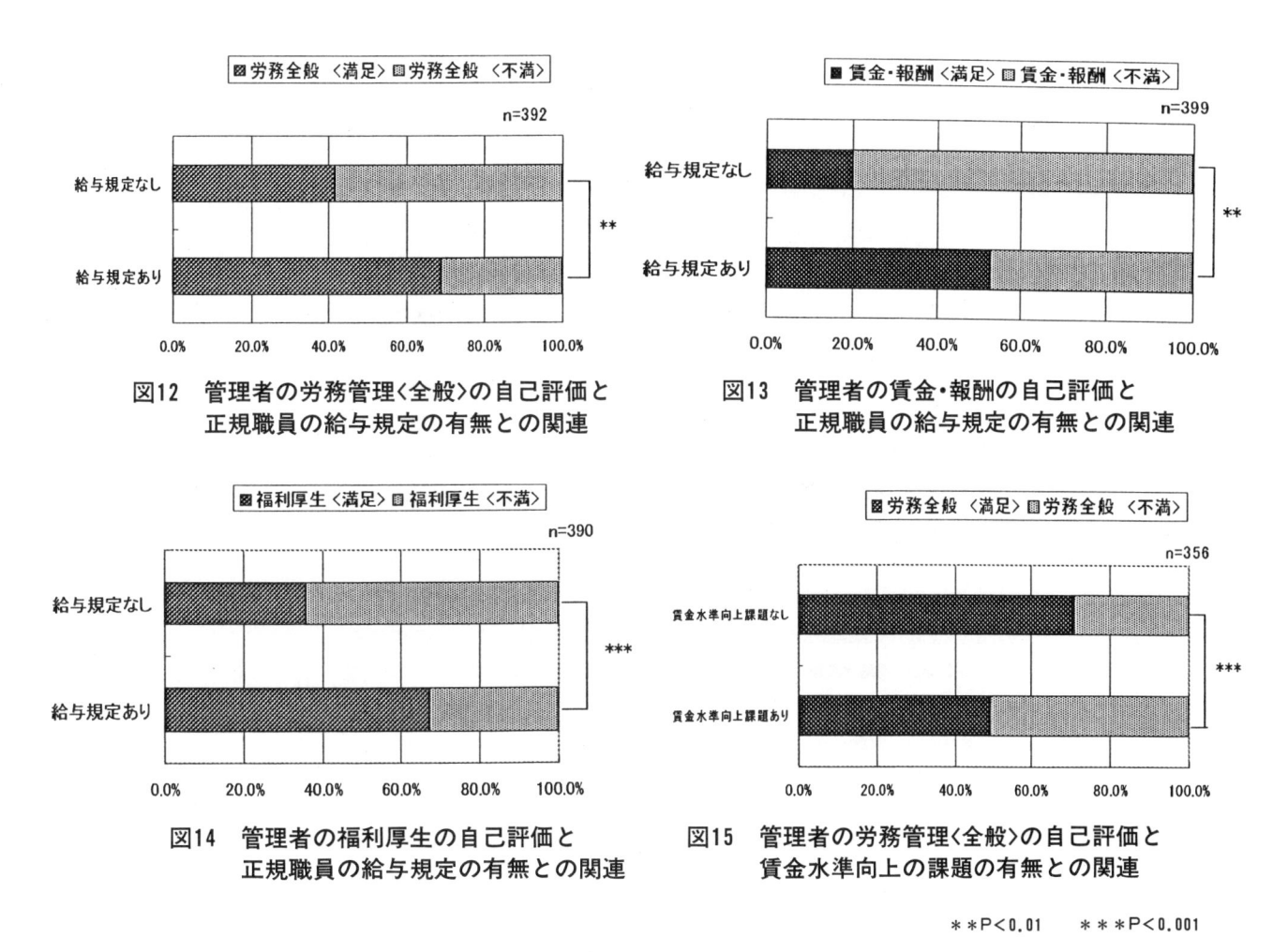

図12　管理者の労務管理〈全般〉の自己評価と
　　　正規職員の給与規定の有無との関連

図13　管理者の賃金・報酬の自己評価と
　　　正規職員の給与規定の有無との関連

図14　管理者の福利厚生の自己評価と
　　　正規職員の給与規定の有無との関連

図15　管理者の労務管理〈全般〉の自己評価と
　　　賃金水準向上の課題の有無との関連

$**P<0.01$　$***P<0.001$

量的調査結果によると正規職員の給与規定のある訪問看護ステーションに，管理者の労務管理全般，賃金・報酬，福利厚生の自己評価の満足群が有意に多く，給与規定の設定は処遇・労働環境と関連することが推測された（図12，13，14）。

また賃金水準の向上が今後の課題となっている訪問看護ステーションは，管理者の労務管理全体の自己評価の不満群が有意に多いことが示され，給与賃金の保障が処遇・労働環境に関連があることが推測される（図15）。

f．法定外福利制度の整備

　旅行や住宅，育児支援など，法定外福利制度の重要性が述べられた。
　法人立のステーションでは保育園などの設備があり，出産後の訪問看護師が仕事を続けやすい環境があることが述べられ，離職を防いでいる事が示された。またステーションには一般病院のような寮の整備がないため，それに代わる福利制度の必要性，旅行などのレクリエーションの工夫などの重要性があげられた。

「私のところはスタッフが若いんですよ。みんな妊娠してね。どうしようってとこあるんです。結婚してなかなか子どものできなかった人たちが，続々妊娠しているんです。条件が揃わなくて，前のところは非常勤ばっかりだったので，保育所もなくて労働条件が合わなくてやめていく人たちが多かった実状があるんです。でも今のところは保育施設があって，だからやめなくてすむ条件がありますね。」

「病院は寮とかありますよね。ステーションは寮もってるなんて聞いたことないですから。」

「旅行とかの福利厚生はね，それなりに工夫すれば。できるんですよね。私たちは丸2年を超えて3年目，秋に旅行しようとかね。」

量的調査結果によると，〈福利厚生の充実に課題あり〉の訪問看護ステーションでは，〈課題なし〉のステーションに比べ自己研修助成金，レクリエーション支援，慶弔見舞金の支給，休業時所得保障，保養施設の設定が有意に少ない事が示された（図16）。託児施設や住宅確保などについては示されなかったが，それらを含めたその他の法定外福利制度の整備の必要性が推測される。

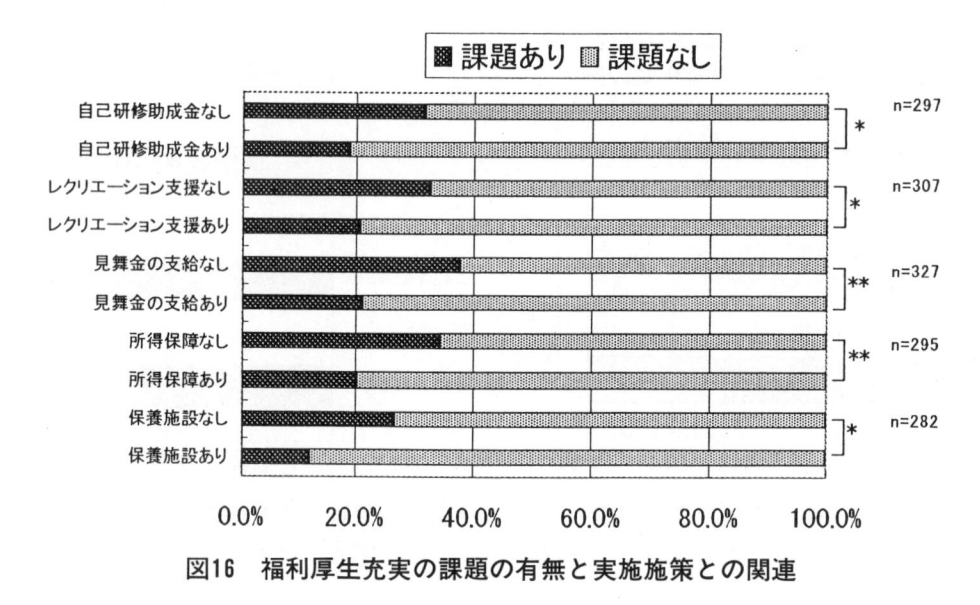

図16 福利厚生充実の課題の有無と実施施策との関連

$*P<0.05$　$**P<0.01$

g．健康管理の整備

訪問看護は施設内の看護と異なり，家庭での看護のため空調や設備などの調整がなく，体力的に負担のある職場である事が示された。日頃から管理者は，スタッフの健康管理に配慮しなければならないことがあげられた。

「訪問看護は思ったより体力がいるという話はよく聞きます。施設は空調が整っている。夜勤があって大変ですけど。訪問看護は夏の暑いときにクーラーの入らない，冬の寒い時には暖房がない，で風邪引くとかあります。車の運転もしなければいけないし，思った以上に体力的に大変です。」

「訪問看護はかなり体力のいる仕事だってことで，管理者として心身ともに自分の健康管理の必要性を言っています。無理をして悪くして，訪問できなくなるよりは，少しでも体の具合が悪いときは訪問しない。1人お休みされると大変なダメージですから，そういう意味で健康管理に気を使っています。」

④訪問看護ステーション経営者としての手腕

　管理者は訪問看護ステーションの経営者の役割も兼務しており，経営者としての戦略が問われている事を述べていた。特に有限会社では援助となる背景がないため，開設時は人件費を押さえるなどの工夫をして軌道に乗せていた。

「管理者として，経済学をやっていた友人が年俸制のことを言ってたんですけど，そういうことも必要なんじゃないかなっていわれて。私たち自身がどこかで給与の事とか経営戦略として見直されなければいけないのかもしれませんね。」

「私のステーションは1年半で収支トントンになればいいかなって計画立てたのが，割と早く半年で収支トントンになったんです。自分達で，ただ給料抑えてたんです。結局私たちは何もないんですね。そうですよね，皆さんたち医療法人の方とか，親がいるんですよ。私たちは親がないんですよ。で結局自分達の働いた分がすべてであって，それがなければつぶれるんですね。ということは維持していくってことが第一条件なんです。今ではお給料も上げていますが，やっと皆さんより下ぐらいかなあって感じまでいったんですよね。」

⑤管理者同士のサポートネットワークづくりから地域のシステムへの提言

　管理者は同じ地域のステーション管理者同士の情報交換，助言などを通してステーション運営の改善を図っていることが述べられた。また同じ地域のステーション管理者同士で，ステーションの処遇・労働環境などの問題点を地域の他職種や，社会システムに発信していく事の必要性をあげていた。

「いろんな整備をしていく必要があるように思うんですね。M市で言うと8つのステーションがあるから，所長の飲み会をやっているんですね。そこではねえ，管理者がいたり私みたいな経営者もいる，所長の悩みだけはそこで話せるんですね。じゃあそれはM市の医師会にも言っていこうよとか。そこですべてを整理をして，愚痴にならないようにしています。」

「制度の問題とか法律の問題になると難しいんだけれども，地域の管理職の訪問看護師としてやっていかないと。地域の研究会とか自主的に立ち上げちゃったりして，この地域のこういうのを発信しようよって，連絡協議会にわざわざ行ったりとか。私たちが地域に発信していくとか，塊になっていくというのがとても全体的な動きとしては，大事かなって思っています。」

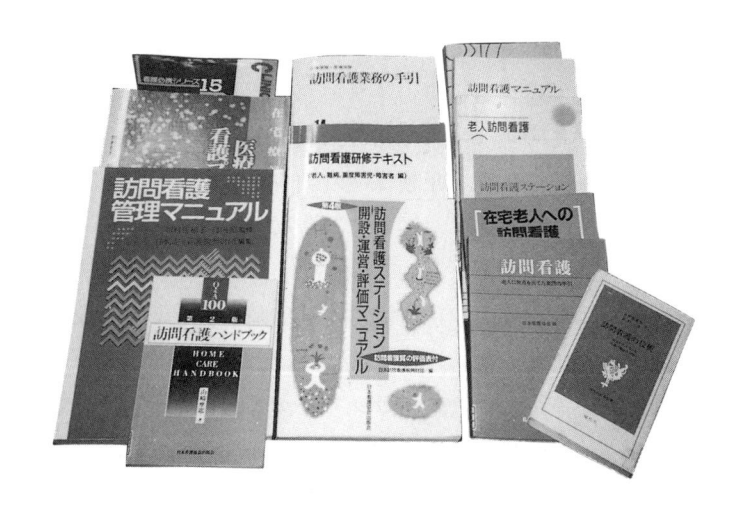

2）訪問看護ステーションの管理上の問題点

①設置主体の要求による管理者のプレッシャー

　管理者は訪問看護ステーションが法人立など運営主体が別にある場合，実績や採算ベースなどについての評価，理想的な訪問看護ステーションとしてのモデルの要望がなされ，また黒字に向けた経営戦略などを強いられ，管理者のプレッシャーになることをあげていた。

「ある程度法人が年間的には予算を立てるじゃないですか，事務局があるから一応がそういうのは立ててくれるんですが，実績を評価するわけでしょ。で実績に対していくらぐらいの利益率だよって言われちゃうと……考えちゃいますよね。私達は雇われているから，ある程度の採算ベースに持っていかなければ，責任があるので頑張るざるをえないっていう，その条件が，なんとかならないのかなあと思います。」

「訪問看護ステーションの方針って言うか自分のところの事業所が何をめざして，どういう方向でがんばるっていう，それを法人がバックアップしているってことを常に職員に提示できなければ，私たちが職員にどこまでがんばればいいのかって限度を示さないとスタッフはくたびれちゃいますよねえ。」

「法人の関係で，できる限りモデル的な活動をしないといけない，看護の質をなんていうのかな，こんな私が看護していていいのかなっていう，そうなっていってしまうスタッフには辛いところがあると思います。」

②居宅介護支援事業所併設による時間的，経済的圧迫

　訪問看護ステーションによっては居宅介護支援事業所のケアマネジャー業務を工夫しているところもあるが，併設によりケアマネジャーの仕事が増加，電話対応などで多忙になり，また収益に影響することの問題点が述べられた。主に管理者が多忙になっている現状が示された。

「それまでは，ケアマネジャーの有資格者が全員でケアプラン立てていたんですが，今年の4月から一人専任を置いて，ほかの人は訪問看護に重点をおくようにしました。ケアの統一化ができたり，利用者とか家族の話を聞けたりとか，利用者と家族は安定してきたなあという感じです。」

「うちは訪問看護ステーションのほかに8つの事業所が寄り集まって居宅介護支援事業所を作ったんですね。自分達が全ての居宅介護支援事業所の仕事をしなくても，決まった日に居宅の仕事ができるようにしました。最初はそれぞれの事業所で居宅介護支援事業所をやっててんてこ舞いでしたが，今はそうしています。電話のわずらわしさは楽になりました。」

「うちはケアマネジャー2名しかいないんですね。そのうちの1人が私なんですけれども，訪問看護しながら自分の担当にケアプラン立てるんだったら良いんですけれども，この雑多の中で訪問看護ステーションと関係ない人を受け入れてしまった。ケアマネジャーの収入って少ないですから，そっちが圧迫されてしまう。介護保険の調査をすればするほど，仕事が増えて，やりきれない状態になって，ケアマネジャーは，どんどん仕事が増えていく状態っていう，何かギクシャクする様子になっています。」

「ケアマネジャーの業務連絡の電話応対が忙しいですね。お盆の時期で，事業所がお休みだと電話が鳴らないんです。電話対応は現実的に訪問看護だけでは少ないんです。居宅介護支援事業者をやってますので，その分の電話やファックスが多いですね。」

「ステーションは訪問看護単独でやろうと思っていたんですが，ケアマネジャーの質の問題がありまして，自分達がケアプランを立てない事にはダメだという事を経験して，居宅介護支援事業所をたち

あげたという状況です。利益があがるかというと，とんとんというところで。非常に忙しくなったのは，居宅の部分で，訪問看護はそれ程でもないですね。」

　量的調査結果では，居宅介護支援事業所を併設している訪問看護ステーションは85.8%で，併設しているステーションでは管理者の残業時間が多い傾向が示された（図17）。量的調査では明らかにされていないが，グループインタビューではケアマネジャーを管理者が兼務していることが管理者の忙しさと関連している事が示されており，訪問看護ステーションでの居宅介護支援事業所の併設のあり方が今後の課題である。

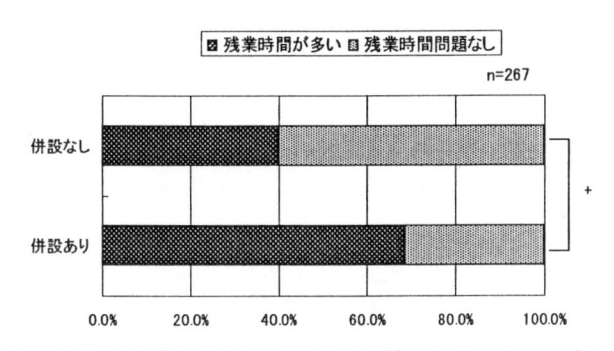

図17　居宅介護支援事業の併設の有無と管理者の残業状態との関連

+P<0.1

③管理者の多忙さ

　管理者は経営管理業務を行いながら自身が訪問看護師として働き，またケアマネジャーを兼務している多忙な実態が述べられた。この多忙さによりスタッフの教育，育成の停滞，管理者自身のバーンアウトにつながっていることがあげられた。

「スタッフが不足していたりする時は，スタッフより働いていたことがありました。下手すると2.0という感じで，働かざるを得ない。時間のなさが問題ですね。それが自分も良くないし，スタッフの育成にも良くない。」
「経営している私がケアプラン70件か80件しょってるんですよ。だから私の訪問看護の件数を減らしても，ケアプランですごいんですね。ですから土日もなくなっちゃうんですよ。」

④スタッフの多忙さ

　管理者は経営上，スタッフに時間外労働や忙しいスケジュールを依頼せざるをえない状況を述べており，そのためのスタッフの疲労や退職に結びついている事をあげていた。

「コンスタントに利用者があればいいんでしょうけど，結局いない時に遊ばしておくわけにもいかないですから，空いている人に訪問してもらえるようにややオーバーケースをとって，一方でがんばって回ってもらっているという感じです。でも利用者の皆さんが元気だったら，毎日スタッフがとても疲れてるなあってほんとにうまくいかないんですよ。」
「毎日の忙しさの中で継続をしていく自信がないということで退職するスタッフがいます。」

　量的調査結果では，管理者の残業時間が多いと回答した者は，労働時間の労務環境調整の自己評価の不満群が有意に多かった（図18）。それに伴い忙しくて人材育成に手が回らない管理者に，労働時

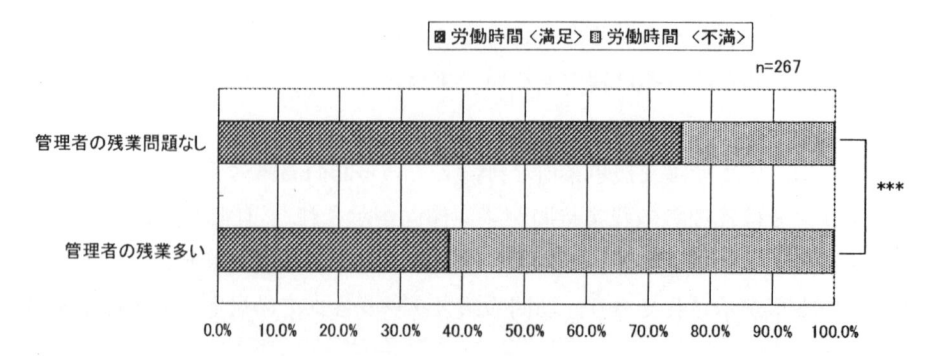

図18 管理者の労働時間の自己評価と残業時間との関連

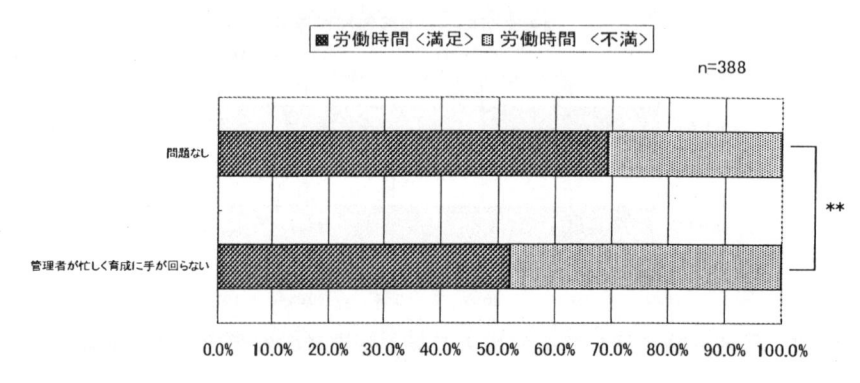

図19 管理者の労働時間の自己評価とスタッフ育成の問題の有無

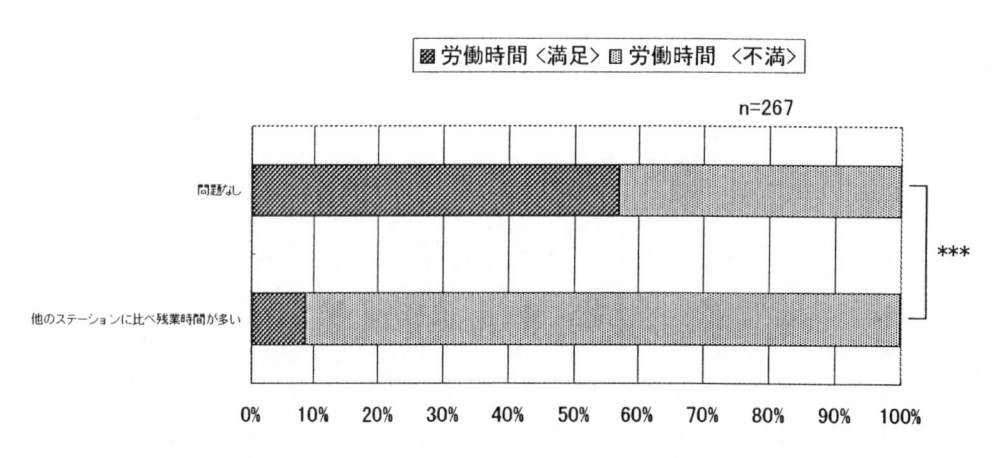

図20 管理者の労働時間の自己評価と残業時間との関連

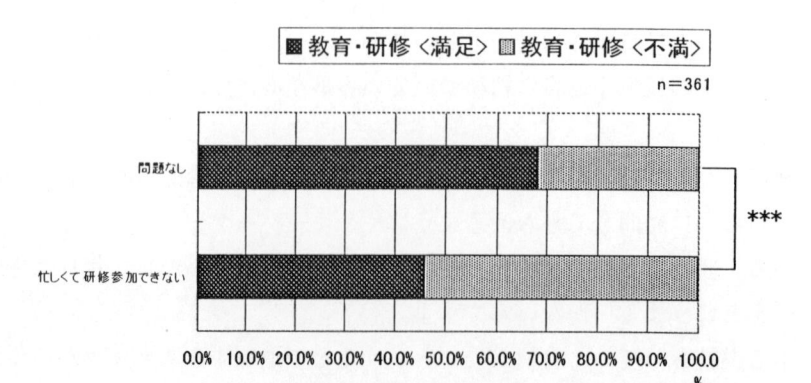

図21 管理者の教育・研修の自己評価と研修の参加状況

$*P<0.05$　　$**P<0.01$　　$***P<0.001$

間の労務環境調整の自己評価の不満群が有意に多かった（図19）。管理者の忙しさが，労働時間調整の自己評価の低下とともに，スタッフの人材育成の不十分さに影響を与えていることが推測される。

　スタッフの残業時間が多い訪問看護ステーションでは，管理者の労働時間の労務環境調整の自己評価の不満群が有意に多かった（図20）。またスタッフが忙しくて研修参加ができないステーションでは，管理者の教育・研修の環境調整の自己評価の不満群が有意に多かった（図21）。残業時間が多く多忙な訪問看護ステーションは，管理者の労務環境管理の自己評価が低く，またスタッフの多忙さは，人材育成の不十分さに影響を与えている可能性がある。

⑤利用者増に伴わない訪問看護師の不足
　訪問看護ステーションでは利用者の増加がみられているが，それに伴う新たな雇用への希望者が少なく，人材不足に悩んでいる事があげられた。

「利用希望者が増えて看護師の定員を増やさなければいけないというときの，看護師不足が問題です。」
「看護師を確保するよりも利用者さんが増えてしまってあたふたしているというのが現状ですねえ。」
「若い世代を募集しても，ステーションになかなか来ないというのは一番困っていまして，新人職員を募集してもなかなか入ってくれないことは，一番困っていることです。」
「先月，先々月と募集を掛けたんですが，なかなか希望者がいない。2年ぐらい前は比較的スムーズにスタッフの増員ができたんですけれども，ここに来てスタッフの増員が難しくなっているなって痛切に感じますね。」

⑥制度の変化による訪問看護ステーションの混乱
　介護保険導入後のシステムの変化や新しい制度により，訪問看護ステーションの業務に変化が起こり忙しくなっている事があげられた。

「看護教育に在宅看護論が入ってきた時に，訪問看護ステーションは看護の独立だって言われて，とても脚光を浴びたと思うんですね。介護保険が始まってから大変さがクローズアップされ過ぎたのかな。事実大変なんですけど，介護保険の大変さだけ非常にクローズアップされて，それで訪問看護ステーションで働く事が躊躇されてしまうのかなって感じています。」

⑦訪問看護ステーションの利益の停滞
　訪問看護ステーションの収益は，黒字であっても決して余裕のあるものではなく，そのことが管理者やスタッフの業務増につながっていくことがあげられた。

「所長職は管理業務があるんですけど，人件費が費用の80％を占めているので，経営していくぶんにはとっても大変です。」
「採算ベースに合わせるのはとてもわかるんだけど，看護師集団ががんばる集団じゃないですか。管理職誰でも採算のつじつまあわせでがんばっちゃいますよ。診療報酬が不十分な体系だと思う。」

⑧管理者の受身の管理姿勢
　それまでの病院のなかでの看護管理では求められなかった，＜訪問看護ステーションの管理者・経

営者としての立場〉が求められているにもかかわらず，今だ受身の状態で訪問看護ステーションの経営，管理を行っていることが示された。

「ステーションの労働条件というのをもう少し，明確にしていくほうがいいのかなと思う。でもわたしたちはそこの部分はステーションじゃないよ，運営主体の法人のほうだよって振り分けできないのかなって，しなきゃいけないのかなっていうのがあるんですけどね。」

⑨管理者への教育不足
　訪問看護ステーションの管理者としての成長の過程，日々努力の必要性のあることが述べられた。管理者になりたての頃の失敗を反省し，その上で現在の状態を作り上げた過程があげられ，管理者自身が試行錯誤で成長してきた事が示された。また次世代の管理者の育成の重要性が述べられた。

「管理者になった最初は，このスタッフはやれるなって思う子は，集中して育てた覚えはあるんですね。ところが，この子はリハビリしかできないからこのペースだからここよりあげてほしくないなって子は，そこだけに育成の焦点をあててたんですよね。悪い経験はありますよ。非常に反省しています。それでは失敗しましたね。」
「管理者としての自分の質を高めていかないといけない努力をしないとなかなか……。」
「私のところのスタッフはとても訪問看護が皆好きで，頑張ってる。でも管理職になりたくなくて困る，管理職をどうやって育てていこうかな。研修とか出席してくれるんですが，じゃ管理者に引き継ごうと言う時期になると，スタッフでいたいと言う気持ち。その気持ちをどのように育てたらよいか，今の時点で困っている点です。」
「自分が管理者になったときに，自分に力が入ってしまいまして，こうありたいって押し付けて，それぞれの看護師に個性があるっていうところが見えなくなってきてしまう……。今私が管理職として心がけるのは，単にこうあってほしいというのを表に出さない。看護師が自分のいい所に気がついていって，自分を生かした看護ができておもしろいって思える時期を見守っている事です。」

⑩管理者の相談の場の不足
　訪問看護ステーションの管理者として，経営やスタッフの処遇，労働環境のあり方を相談する場の不足が述べられた。

「今の経営のことを考えたり，皆の疲労具合や悩みを聞いているうちに，管理者として，じゃあ自分が相談する人は誰なんだろう，自分だけが引き受けられるもんじゃない。それぞれの訪問看護ステーションの連絡会があって，所長同士の話があるけれど，本音で経営のことなど短い時間で，なかなか聴けないんです。他の所長さんたちはどのようにしているのかと思っています。」

⑪訪問看護教育の遅れ
　現在訪問看護ステーションで働く管理職，スタッフは，ほとんど現在の在宅看護論などの教育を受けておらず，そのことが即戦力としての訪問看護師の人材不足につながっていることをあげていた。

「今までの教育の中に訪問看護とか在宅看護とかなかったんですよね。今，訪問看護の実習制度がで

きてきて今の学生は割と見れるようになってきているんだけど，病院で今働いている中堅の人達は，訪問看護，老人看護ははるかかなた，向こうの世界。だから訪問看護ってまあ，組織の中で動かないから，私の好きなことができるんだわって理想で来ちゃうことが多いんですね。」

⑫訪問看護教育のあり方の再考の必要性
　一般に訪問看護には豊かな病院での臨床経験が必要だという認識が強く，それが人材確保の点で障害になっていることが述べられた。現場では，病院経験そのものよりも利用者に柔軟な対応ができることが重要視されている事があげられた。

「看護学校の先生達は臨床がなければ訪問看護できない，卒業してからすぐはできない，経験を一杯していろいろやらないと訪問看護はできないと。新カリキュラムは入ったんですけど，病院経験を問われると興味もってやってみたいと言う人も躊躇してしまう部分があるのかなって気がします。」
「既成概念で看護するんじゃなくって頭をやわらかくしていれば，訪問看護はできると思います。何も病院のことを知らないって言うのもダメですけれども。学生時代に実習していて，ステーション単独施設のところでは無理ですけれども，法人の関連施設とか病院があって教育していけば，臨床経験を問わなくても私は訪問看護はできると思う。」

3）訪問看護ステーションの処遇，労働環境への管理職としての社会への要望
①訪問看護ステーション管理者への経営管理の相談・支援体制の整備
　訪問看護ステーションの処遇，労働環境を含めた経済面，管理面での相談・支援体制の整備の希望が述べられた。現状の訪問看護ステーション運営への具体的なアドバイスなどが受けられる場を管理者は要望していた。

「今どこでもステーションの連絡会ってつくってますよね。それこそそういう連絡会でいろいろなマニュアル作りしたんですね。でもそれだけでは尽きない悩み。労働条件であったり，自分はこうしてやっているけどこれでいいのかしらってあるじゃないですか。悩みを相談する場所っていうのは必要で，組織ではないけどそういう場所って言うのが必要なのかなあ。」
「どうやってやったらいいのか見本を見せて欲しいって，どういう看護したらステーションが理想の状態になるのかっていうところが悩みだと思います。」

②訪問看護ステーションの支援情報
　訪問看護ステーションの中では，サポートシステムがあるにもかかわらず，それを知らずに管理者が悩んでいる事が述べられ，支援情報が望まれた。

「いろんな団体があるんだけど，管理者はその活用法がへたくそ!!　この問題ここに聞けばいいっていうこといっぱいあるんだけど，みんな情報を上手に使ってない。その問題はあそこに聞けばこういう資料くれるわよって，知らない所長さんが，慣れてない所長さんが多すぎる。で孤独になって，どうしていいかわからなくなって，どこに聞けばいいのか出向いていかないまでも，どこに発信すればいいのかって知らないって気がしますねえ。」

③人材育成の整備
　訪問看護ステーションでは新採用スタッフの教育に時間がかかることから，欠員のできた時に訪問看護ステーションの即戦力となる，教育・訓練がすんでいる訪問看護師の人材バンクからの職員採用体制の整備の希望があげられた。

「訪問看護師としてかなりの教育を受けさせておいていただけると，かなり楽になります。その中に，優秀な管理者もっていうのもいいんじゃないかなって気がするんですけれども。」

④法定外福利厚生制度のサポート
　保養所などの法定外福利厚生制度のサポートの必要性が述べられた。

「財団とかで，事業協会で保養所…。会社でも保養所とかよくあるじゃない。そういう福利厚生の面で，サポートしていただきたい。」

（4）まとめ

　今回のグループインタビューは2グループにとどまっている為，結果は全国の訪問看護ステーションに一般化できるとは必ずしも言えない。しかし平成13年度に当財団が実施した「訪問看護従事者の処遇，労働環境などに関するアンケート調査」の結果の全体傾向と合致している部分があり，現状の資料として活用可能なものと考える。
　訪問看護ステーションの管理者は，管理者としての高い意識を持ちながら，訪問看護の特性を鑑みた上で，スタッフの教育・育成，労働環境の整備，経営者としての活動，地域システムへの提言などを行う必要性がある。
　しかしそれらを阻む現状の問題点として，主に採算をあわせるための設置主体の要求，居宅介護支援事業所の併設，管理者・スタッフの業務の多忙さ，現場の需要に対する人材不足，介護保険制度開始に伴う混乱，利益の停滞，管理者の受身の管理姿勢，訪問看護教育の遅れ，労務管理などの相談の場の不足等が明らかになった。
　今後の課題としては，管理者の意識向上を目的とした経営管理の相談・支援体制の整備や情報の周知，人材育成等があげられた。何より今後の訪問看護ステーションの発展のために管理者の処遇・労務環境調整への支援が重要な課題であろう。

　　　　　　　　　　　　　　　　　　　　　　　　　　　　（片倉直子，胡秀英，佐藤譲）

第3章

訪問看護ステーションの現状

1.訪問看護ステーションによる在宅療養者への看護活動
 (1)医療依存度の高い障害児への訪問看護サービスの展開
 (2)統合失調症患者の訪問看護
 (3)痴呆がありながら単身生活を継続している事例
 (4)老紳士の在宅ターミナルケアを振り返って
 (5)クモ膜下出血後遺症からの人間性回復をささえた訪問看護
 (6)24時間体制の訪問看護ステーションによる巡回型訪問事例
 (7)在宅介護者をささえる

2.訪問看護ステーションを核とした多彩な事業展開
 (1)専門性を生かしたチームによるケアマネジメント
 (2)地域で生きることを支えるために
 (3)訪問看護ステーションと併設サービス
 (4)養護学校に通学する医療行為が必要な児童への学習支援
 (5)24時間訪問看護と訪問介護事業所及び介護老人福祉施設との連携

(1) 医療依存度の高い障害児への訪問看護サービスの展開

千葉大学看護学部
上野まり

1. 事例の概要　3歳　男児　Aちゃん

病名：先天性多発奇形　脳幹低形成　意識障害　視覚障害　聴覚障害
　　　中枢性低換気症候群
生活自立度：全介助　紙おむつ使用
医療処置：気管切開による人工呼吸療法　在宅酸素療法　経管栄養　吸引
日常生活用具：車椅子　補聴器
介護者：平日は主に母。休日は父も参加。家族は5人の核家族。母に代わる介護代替者は父以外にはない。
　利用しているサービス：訪問看護　訪問リハビリ　通院による受診　通所機能訓練　短期入所

　健康な30代夫婦の末子として出生。原因不明の先天性多発奇形を伴っていた。出生直後より小児専門のB病院のNICUに入院し、1年半を経過していた。母はAちゃん出生後、毎日病院に面会に通わねばならず、小学生の姉たちの世話を母親として十分にできない日常生活をこれ以上継続したくないと思い、在宅療養を主治医に切り出した。そこで、主治医、NICUの医師、看護師長、担当看護師、ソーシャルワーカーと母で話し合いの場をもった。医師は、「細く長く生きるか、太く短く生きるか」という言葉で在宅の困難と危険を表現したが、母は、「太く長く生かせたい」と思った。そんな中で看護師長は在宅を支援し、Aちゃん宅に一番近いC訪問看護ステーションに訪問を依頼した。C訪問看護ステーションでは、人工呼吸器を装着した小児の対象者を1年前に同じ病院から受けたのが初めてで、小児の利用者としてAちゃんは二人目であった。

2. 医療依存度の高い小児を受け入れたいきさつ

　Cステーションの所長は小児の依頼を始めて医療機関から受けた時、できるだろうかと不安が大きかった。医療機関の看護師長を中心としたスタッフからの強い依頼に対して、経験不足を補ってもらえるかどうかを確認し、「緊急時は必ず引き受ける」「児の病態管理は医療機関が責任を負うから、育児を担っている母のサポートを中心に訪問看護活動を行って欲しい」と言われ、やってみようかと決心した。ステーションのスタッフの中に、呼吸器装着者のケアの経験者もあり、小児を受けることに抵抗を示したスタッフがいなかったので、全員で病棟に出向き、病院の医師、看護師から説明や指導を受け、本人と母に会った。Aちゃんは、同じ医療機関からの2事例目であったので、比較的受け入れはスムーズであった。1事例目と同じような手順で事前に体制を整えて、何度か外泊を経験した後、訪問看護を開始した。

3．Aちゃんの退院に向けての準備

　Aちゃんの退院に向けて，病棟では退院指導教育がなされた。酸素ボンベの取り扱い，移動の仕方，導尿，経管栄養法，吸引方法，入浴方法などであった。母が相談していた保健センターの保健師も，Aちゃんの退院を支援する姿勢を見せていた。退院指導の内容を記述した用紙や，入院中の看護サマリーなどの情報を受けたC訪問看護ステーションは，とりあえず訪問看護を月2回から開始した。

4．退院直後の訪問看護活動

　Aちゃんは，退院時には気管切開のみで，人工呼吸器は装着していなかった。母は，知人ではない人を家にあげるのに抵抗があり，訪問看護師に何をしてもらったらいいのか，当初はあまり思いつかない様子であった。訪問看護師は，とりあえず不慣れな家庭での入浴があったので，Aちゃんの入浴介助を主な看護ケアとして母に提示し，入浴介助を中心に訪問看護を開始した。そのうち父母は入浴に慣れ，訪問時に看護師が入浴を援助しなくても済むようになった。しかし，訪問回数を減らしたいという家族からの希望はなかった。家族は，医療や看護の専門家に定期的に看てもらえることで安心し，落ち着いて在宅生活ができるようになった。訪問開始後2ヶ月ほどして，訪問時頻回にモニターのアラームがなり，SpO₂の低下が見られるようになり，訪問看護師は受診を勧めていたが，その後発熱して受診し，即再入院となった。

5．2度目の退院に向けて

　再入院により，軽度の心肥大が認められ，人工呼吸器が装着された。2度目の退院に向けて，再度B病院では複数の主治医（小児科と麻酔科）と病棟看護師とC訪問看護ステーションの訪問看護師たちが集まり，話し合いを行った。在宅療養の方向性，医療処置方法について，質疑が交わされた。

6．2度目の退院後

　人工呼吸器をつけて退院してから現在までの約1年半，発熱を繰り返したり，皮膚トラブル，生え始めた乳歯が食い込んで舌に潰瘍を生じたり，小さな問題は起きているが，公園で散歩したり，家族でテーマパークに行ったり，Aちゃんは家族と共に積極的に生活をしている。リハビリ施設に月2回通ってリハビリを受け，補聴器をつけて音に反応を見せたり，苦痛を感じるときは自動運動や，不快な表情を表し，逆に大きく口を開けて笑うような表情を見せることもある。そんな小さな反応が，周囲にいる家族や看護師を楽しませてくれる。

　今では3歳の誕生日を迎え，大きくなってきたAちゃん。家庭の中に自分の居場所をしっかり持って，家族の一員としての役割を果たしている。Aちゃんの存在が，姉をより姉らしく，兄をより兄らしくすることもあるようだ。

【訪問看護計画と目標】
〈目標〉
1．合併症を予防し，早期発見，対処ができる
2．関節拘縮など身体機能の低下を防止すると同時に，身体精神機能の発達促進に努める
3．母を中心とした家族員の，身体・精神的疲労の軽減に努める

【看護の実際】
全身状態の観察

- バイタルチェック（体温，脈拍）
- 酸素飽和度（SpO_2）のチェック
- 呼吸状態のチェック
- 食事量，栄養摂取状態の確認
- 尿量，排便のチェック
- 痰の性状の確認
- 睡眠，覚醒など生活リズムの確認

受療状況の確認
- 医療機関への受診の確認
- 服薬の確認

看護ケアの実施
- 口腔ケア（歯磨き，口腔清拭）
- 全身清拭と陰部洗浄，場合によっては入浴介助
- おむつ交換，排泄援助（場合によっては腹部マッサージ，浣腸，導尿）
- 吸引
- ROM訓練
- 部分または全身マッサージ
- うつ伏せ練習
- 皮膚トラブルへの対処

費用負担

　訪問看護にかかる費用は小児慢性疾患の対象者であるため，交通費のみである。

訪問時間

　1回の訪問時間は，60分から90分以内である。

訪問頻度と他のサービスの利用状況

　表1に示すとおりである。

7．母の感想と今後への期待

　子供を一人残して外出できないので，同胞の運動会や授業参観，懇談会など，役割を十分果たせないことが多かった。訪問看護の利用によって，一番嬉しかったのは，子供を一人の人間として扱ってくれることだ。わずかな表情の違いに気づいてくれる。また，臨機応変に留守番をしてくれることだ。どんなに近所の人が親切に留守番をかってでてくれても，無資格者にお願いするわけにはいかない。必要な医療処置を提供でき，子供の成長を共に見守ってくれる看護専門職の存在は，不可欠だと思う。小児科の経験がない看護師さんばかりだが，特に不安を感じることはない。入院していた頃からの体験を振り返ると，小児科病棟勤務の経験が必ずしも必要というものではないと感じている。担当の看護師は複数であり，決まっていないが，こちらの都合に合わせて弾力的に対応してもらえるので，一人に絞るより複数で関わってもらった方が心強い。また，これまで母が医師にいくら子供の反応を伝えても，それは母の主観と判断されやすかった。しかし，訪問看護師からの毎月の報告書に，子供の反応が詳細に記載されることによって，医師はそれを客観的な事実として認識するようになった。今後への期待としては，贅沢かもしれないが，初めて会う看護師ではなく，子供の普段を知っている訪問看護師たちに，数時間単位のレスパイトケアをお願いできたらと思っている。

8. 訪問看護ステーションとしての課題

　今後，介護保険制度と同様に，若年の障害者や小児に対しても，家族の代わりとなる専門的なケアが保証されるシステムの整備が期待されている。訪問看護制度は，老人保健制度から始まってはいるものの，その後対象は全年齢層に広がっている。制度が開始して十年目を迎えた今，利用者の大半は依然として高齢者である。しかし地域に目を向けてみると，高齢者以外にも看護の手を必要としている多くの人々に気づかされる。十年前に，施設の看護職は，勇気を出して地域に足を踏み出した。これからは，看護を求める高齢者以外の人々へも，さらにもう一歩踏み出す時期が来ているのではないだろうか。

表1　Aちゃんのマンスリープランの例

月	火	水	木	金	土	日
	訪問看護	リハセンター	訪問看護			
	訪問看護		訪問看護			
	受診日	訪問看護	訪問看護			
	訪問看護			訪問リハ		

⑵統合失調症患者の訪問看護

（医療法人）訪問看護ステーションふじと（高知市）
西川宏

はじめに

　今日の精神医療は，精神保健福祉法のもと，病院から地域へという地域保健，福祉を視野に入れた治療方針が打ち出されるようになった。精神に病をもつ彼等への医療は，暮らしを営む権利を有する地域住民の一人という立場から，社会復帰に向けたそれへと変わりつつある。

　このような時代のうねりの中で精神訪問看護の特徴は，「生活と医療の接点を援助すること①」あるいは「自立と社会復帰へ向けての支援②」が中心になると思われる。

　ところがこの領域における疾患は統合失調症に代表されるように，その症状は多岐にわたり，慢性・長期化し易いばかりでなく，再発をも繰り返し易い。更には能力障害（生活障害）を招き，その結果社会的不利という状況に放り出されるということになる。つまり彼等は病気の苦悩に加え，能力障害，社会的不利を背負いながら何重ものハードルと闘わなくてはならなくなり，自らを必要以上に追い込み傷付け，自責の念に苦しむことを余儀なくされる。

　一言で自立支援，社会復帰と謳われてもそれを実現させるのは至難のわざに近い，と表現して許されるケースは山のようにある。例えば彼等のかかえている病気の種類，回復過程，パーソナリティー，発達課題等によって自立の持つ意味は微妙に異なってくる。また何をもって社会復帰とするのかも同じような理由から規定しにくい。

　このように我々の対象とする利用者はかくもさまざまな個別性に富んでおり，それらを一括りに出来ない事実が精神訪問看護の，ひいては精神医療の複雑さ，困難さを物語っているように思える。その個別性の奥に真のニーズを見つけ出し，彼等と共にその課題克服のために取り組む時，その過程で彼等自身の思わぬ精神的葛藤や抵抗，混乱に遭い，頓挫しては右往左往し，真のニーズが迷宮化することも珍しくない。そういったギリギリのせめぎ合いの中，本人の自覚している欲求に寄り添いながらその自己決定を尊重することで，症状悪化，というハードルを再入院することなく乗り越えることができたケースを紹介する。

1．ケースの紹介

　年齢　41歳　　　男性
　病名　統合失調症
　生活　現在はアパートで単身生活，生活保護を受けている。
　経過　昭和62年（26歳の頃）に神戸で就職していたが病的体験があり高知に帰る。
　　　　以来，併設病院に12年間の間に20回以上の入退院歴を持つ。
　　　　1回の入院期間は短かく，その殆どが短期入院の範疇に入る。同時に退院から再入院までの間隔も短く，1年を超えて地域で生活が維持できたのは，その間平成元年4月からの1年と平成

4年4月からの1年3ヶ月のみであった(それ以外は短期のスパンで再入院を繰り返している)。平成8年(38歳の頃)に退職するまでは,かなり時間的に不規則な仕事(水道管配管業等)に従事し,服薬すると仕事に差し支えるという理由で服薬が不規則になったり,仕事に集中すると今度は不眠,症状悪化,ストレスで再入院を繰り返していた。この間,結婚,離婚を体験,子供2人(現在2人共高校中退)を別れた妻がひきとっている。

　性格は温厚で,皆がなごめる人望をもつ。常に相手を見渡し嫌なことでも「皆に悪い」と自分を戒め背伸びをしては合わせようとし,無理が限界に達すると途端に自暴自棄となり,今度は突っ張るという正反対の性格面を表出させ,更にエスカレートすると混乱,病状悪化へと追い込まれてゆくような印象があった。

　3～4年前よりデイケア通所するようになり,以来再入院することなく地域生活を維持出来るようになる。デイでの彼の評価と言えば,作業能力は高く,性格も前述した通りで一見対人交流も社交的で少なくとも他のメンバーよりははるかに分別があり,スタッフはもとよりメンバーからも一目置かれる存在で,デイの集団としての疑集性のためにも彼の存在が不可欠になっていた時期もあったようである。彼自身も当初はいくらか楽しめていたが,最近はデイ通所しても取り組みメニューには参加しないことが多くなり,デイ自体の魅力が半減しているようであった。

　一方デイケアとしては,ここ数年のデイ通所定着が再入院の歯止めになっているという通所効果が明らかに確証されていることから,何としてもデイ通所を継続させたいと考えていたが,生活リズムの獲得や,食事確保,仲間との情報交換といった副次的な目的だけでは彼のデイへの吸引力の低下をくい止めることができない状況になりつつあった。

　そういう時期に,睡眠パターンが不規則になり始め,生活も不規則となりこのままデイ通所が中断すると,また病状悪化,混乱,という事態に陥るのではないか,とスタッフの間から心配の声が挙がり,併設病院の相談室より訪問看護を勧められ,平成13年6月より週1回の頻度での訪問看護が開始された。

2．訪問看護の実際

(平成13年6月から2～3ヶ月)

　表面的な問題点の整理,病歴の不透明な部分の差しさわりのない範囲での洗い出し等,情報の整理をした。

　日常生活面では睡眠コントロール困難による疲労やストレス,生活習慣病の対策を考えなくてはならない時期に来ていること,水中毒傾向等が見えてきた。社会面生活面で疲労に対する必要以上の焦り,通所リハビリ等を含めた将来的展望を視野に入れた検討の必要性,更に父親としての必要以上の役割(主にお金)を別れた妻や子供から求められることの動揺,ストレスがあることも判明した。

　症状については語ろうとせず,彼との会話からのニュアンス的響きとしては,幻聴はいくらかは認められるが生活に支障を及ぼす程のものではない,という判断をした。

　その他の周辺情報としては,アパートの隣室のF氏という女性患者と親交を深めていて,月2～3万円を彼女に渡すことで夕食の世話をしてもらっていた。どちらかが動揺したり,混乱すると一方が巻き込まれてしまうというデメリットもあり,明らかに友人枠を越えての付き合いであることは想像に難くないが,それは我々の介入する領域ではなく見守った。

(平成13年10月～12月)

　デイケアの定着化はその後も難しく,10月から訪問頻度を週2回に増やす(複数担当制)。

症状の揺れがひどく，向精神薬の調整のため3週間程の入院をする。退院後も小康状態。
(平成14年1月～3月)

　年明けて平成14年1月より，デイ完全休養をいよいよ決意。と同時に極端に外出が減り，引きこもりがちとなる。デイにひきとめることはもはや限界と判断し，訪問時にはデイを休むことの意味付けや，目的を持った休み方を提示した。この時期にきてやっと症状，特に幻聴によるしんどさ，服薬に対する疑問，主治医への診察時のやりとりでのストレス等を徐々に話すようになってきた。そこには過去の医師との間にやりとりされた不信感が吐露された。

(平成14年4月～8月)

　4月には幻聴によるストレスからの混乱を喋るようになった。

　例えばテレビを見たいと思っても幻聴で集中出来ない。気分も左右されることが多く，幻聴に対して腹を立てたり怒ったり，泣いたり笑ったりすることもあると。

　また新たな動きがあるとそれに対してのネガティブな解釈を命令口調で言ってくる。

　例えば訪問看護師が帰った後，「今の訪問看護師が言っていることはウソばかりだから言うことを聞くな…」等。こういう状況でデイに行って人に会うと，自分が変なことを言っているのではないか，また皆の言っていることも分からないし，自分のことをうまく表現できないし，こんな自分はデイに行ってはいけないと思うとも述べられた。

　ここに来て訪問当初より彼との間に情緒的交流が図れていた，と思っていたのは，単なるこちらの思い込みであって，彼が本当に苦しんでいた真のニーズが語れるようになるまで約1年を費やしたことになると思うと愕然とした。

　この頃を境に主治医の診察時に不信感を露骨に語るようになる。その正体は，主治医からの質問の意図が理解できないこと，「それはどういう意味ですか」と言えずに話は進み，自分のことをうまく伝えられない自分を見せつけられ，医者に対し試されたり，馬鹿にされたりしているように思え，症状のしんどさと相まって混乱し，「何も出来ない自分」と，元来保有している自己評価の低い（うまく喋れない，頭が悪い，皆に迷惑ばかりかけている，自信が持てない，等の劣等感コンプレックス）セルフイメージと結びつけて，自責の念を強めていることが分かった。それに執拗な幻聴がかぶさってくると，訳が分からなくなり，「もうどうでもええ」というやけっぱちな自分が表面化することを自分自身で恐れてもいた。

　主治医に対する被害感やデイ通所の抵抗は，いくらか症状が関与していることも見えてきたが，一方，彼は執拗なまでに「こういったことは主治医には言わんとって欲しい。薬を変えられたり，増やされたりするのは嫌だし，入院するのは尚更嫌」と強い自己主張を繰り返したのである。間の悪いことにこの具合の悪さを当たり前と言えば当たり前だが主治医がキャッチすることになり，週2回の診察を彼に義務付けし，彼のストレスは更にヒートアップしていった。

　我々は彼の自己決定を何より尊重しながら，一緒に対策を練り，解決策を話し合った。

　例えば主治医との問診場面では，主治医に対し「それはどういう意味ですか。僕に分かるような言葉で説明して下さい」と質問することを提案したり，どのような質問に対しうまく答えられなかったかをふり返り，次はどう表現すればうまく伝えられるかを語り合った。一方，自分のことを相手に伝えることは実は大変な知的作業の訓練を必要とし，多くの人間がそれを克服するのに就労前後に色々な体験を積み重ねてやっと習得していくのだから，あなたのような人生の時期に発病し，仕事内容から考えてもそういう訓練の場さえ与えられていない場合，うまく表現出来ないことはむしろ当たり前であることを，病気の説明と結びつけ，必要以上に自分を責めなくても良いよう諭した。更には担当看護師が代弁者として彼の希望を述べることの許可をもらい，主治医と交渉した。その時の台詞や一

寸したニュアンスに配慮するため，こういう言い方でいいかどうかを実際彼の前で表現し，具体的に彼に修正してもらった。
（平成14年9月）
　　現時点で，週1回の診察頻度を勝ちとり（とはいえ彼の理想は2週に1回だが，どうやら折り合いをつけることの出来るギリギリの許容範囲であるらしい），今の自分を支えているのは皆のお陰なので，そういう人のためにも今迄を振り切って，閉じこもりをやめ，自らの意志で週2日のデイケア通所を決め，意識的に動こうとするようになっている。また，主治医との診察のストレスは，そのやりとりを振り返り，担当看護師にその時のやりとりを聞かせてくれ，客観視出来るようにまでなってきている。

おわりに――考察に代えて――

　ここ数ヶ月の危機的状況を共にしてきた我々は，正直安堵の胸をなでおろしている。何故彼がこの厳しかったハードルを乗り切ることができたのかは不明瞭な点が多い。あるいはまた同じようなハードルが待ち構えているかもしれない。

　しかし，仮説として考えられるヒントはいくつか存在している。それを語るにはまず，彼の個人史に眼を向けなくてはならないだろう。今回のケースで特徴的だったのは，ひかえめで自分をアピールすることが苦手で相手に合わすことに長けていた彼が「入院は絶対したくない。薬の変更も増薬もされたくない。」という言語的欲求を執拗なまでに繰り返したところにある。

　何故彼は，このことについてこれ程の執念を持たなくてはならなかったのか。それは彼の個人史を紐解くと容易に見えてくる。一見能力が高く見え，上手く周りとの関係を結べているかのように見えていた彼の内面は，病状の他にも実ははかり知れない苦悩の歴史が隠されていることに気付かされる。それはこの病気に罹患したが故に苦しまなくてはならなかった長い長い歴史だ。好むと好まざるとに拘わらず自分の人生をつい無駄にやり過ごしてしまった，という深い後悔の念と，その期間入退院を繰り返すことを余儀なくされたふがいなさの向こうに派生する医療従事者への抑圧された不信感が渦巻いているのが我々には分かった。そしてそこには元来持ち合わせている自己評価の低さ→自己嫌悪→病気への受容拒否という彼のパーソナリティーの根源にまで突き抜けていることが見てとれる。そして今後の人生を同じような過ちを繰り返したくないが故にギリギリまでその症状を隠すため気付かれないように振舞おうとしていたことは，彼の病歴から考えると痛い程良く分かる。

　彼が入院・増薬・変薬を拒否した時，つい我々は一般論として，そんなに頑なにならなくても必要な時に入院し，短期で退院するという上手な入院をし，一時的に増薬による症状軽減をはかる方がはるかに彼にとってのメリットがあるのではないか，というように考えがちになる。このような安全券としてのカードを我々は最後の砦として決して捨てない。だが，一方，安易にこのカードを使い過ぎることも避ける必要がある。何故ならひかえめな彼がここまで欲求を言語化する時我々はそれを彼の最優先的重要ニーズととらえ，それに焦点を当て，彼の立つ位置にギリギリまで寄り添うことが彼の自立や成長を促す意味からも必要であった。その結果として彼が隠し通したかった病状の活発さや医療従事者への不信感をボソボソとでも話し始められたのではないか。ここに至るまでの1年近い期間は，永いようで実は無駄な時間ではなかった。一見遠まわりに見えても，彼の世界に寄り添い，彼の棲んでいる世界で一緒に苦しみを共有し，一緒に選択肢を拾捨し対策を立て合った時間が彼にとっての不信感を臭わす医療従事者に「ひょっとして信頼するに値する一人」として受け入れられるようになっていったのではないか。その過程の中に「皆のお陰で……」というぬくもりある他者発見という回路を一緒に辿れたのではないかと。

今，我々はこの回路の入り口の向こうに，彼の悪循環サイクルとは逆のサイクルが開かれていることに気付いている。それは自己変容，という回復プロセスである。勿論それは彼には言わない。何故なら彼と共に歩む沢山の医療従事者を含めたあらゆる人々との出会いの道のりにこそ，その光が照らされていることを知っているのだから。

参考文献
①編集者名：菅間真美
　　書　　名：精神訪問看護・訪問指導ケースブック
　　ペ ー ジ：4
　　発 行 所：南江堂
　　発 行 年：2001年12月10日発行
②編　　著：精神訪問看護研修テキスト作成委員会
　　書　　名：精神訪問看護研修テキスト
　　ペ ー ジ：47
　　発 行 所：株式会社日本医療企画
　　発 行 年：1995年9月1日初版

(3) 痴呆がありながら
単身生活を継続している事例

(医療法人) さつき台訪問看護ステーション
山崎恵子
相原鶴代

概要　アルツハイマー型の痴呆と診断され内服治療を開始する。

単身である為，自分で内服薬を管理しなければならないが，重複して内服するためにすぐに薬が不足し不安で落ち着きがなくなり，娘達や訪問看護ステーションに頻回に電話してくる。

日常生活は自立できているが，周囲との関わりの中で混乱する事も多く，食事内容の充実や，安全確保のために，訪問介護を導入しようとしたが，自分には必要ないと導入が困難であった。

家族は同居するつもりはなく単身生活を続けて欲しいと希望しており，今後の課題は症状の進行によって記銘力の低下など，不安や混乱が増すと予想され，家族，病院の痴呆デイケア，訪問介護，地域住民と連携し，意見の統一をはかりながら単身生活を支援する事である。

事例の背景

1) S氏：1932年9月15日生　年齢70歳　女性
2) 生活歴：T県に9人兄弟の6番目として生まれる。

　　　　　飲食店などで働き，27歳の頃に後妻として結婚し2女を出産。先妻の子と合わせて3人の娘を育てる。漁師をしていた夫が50歳代で脳卒中で寝たきりとなり，10年以上介護していた。1989年67歳で夫が死亡。夫がなくなってからは近くの工場で働いていたが，1994年62歳の時，交通事故で入院。この頃より物忘れ出現。頭痛のため鎮痛剤を服用するようになり勤めを辞める。現在単身で生活している。

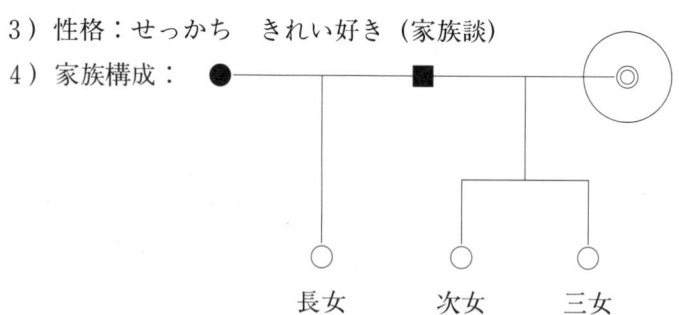

3) 性格：せっかち　きれい好き（家族談）
4) 家族構成：

　　　　　　長女　　次女　　三女

5) 家族状況：娘達は，車で30分以内の所に住んでいるが，それぞれに家庭があり同居できない。三女がキーパーソンになる。三女の勤めが不規則で，定期的な訪問は難しいが，仕事の合間に短時間だが訪問するようにしている。病院受診は次女が付き添う。
6) 既往歴：1991年　　子宮癌で子宮卵巣の摘出手術
　　　　　　1994年　　交通事故で入院
　　　　　　　　　　　骨折外傷はないが入院中せん妄が出現

7）①現病歴：2001年7月　一年前位から物忘れ症状が悪化し同じ事を何度も聞くようになる。近所の
　　　　　　　人が心配するようになり，心療内科受診。
　　　　　　　アルツハイマー型痴呆と診断される。HDS-R　16点
　　②症状：物忘れ著明。短期記憶は不可。会話は出来るが何度も同じ事を繰り返す。見当識なく，日
　　　　　　時，曜日はわからないため内服の管理ができない。日常の動作（お茶を入れる。掃除をす
　　　　　　る。）の中でも忘れ物が多く，イライラしながら行動している事が多く，冠婚葬祭等，突
　　　　　　発的なことに対応できず混乱する。
　　③内服薬：アリセプト　（3）0.5T　朝食後
　　　　　　　サアミオン　（5）3T　毎食後
　　　　　　　コバシル　　（4）2T　朝夕食後
　　　　　　　メバロチン　（5）2T　朝夕食後
　　　　　　　リントン　　（0.75）　昼夕
　　　　　　　ソラナックス（0.4）　寝る前
　　　　　　　レンドルミン（0.25）　寝る前
　　④生活の環境：近所は昔から住んでる人が多く，親戚になる家も多い。周囲がそれとなくどこに行
　　　　　　　　　ったかを見守っている土地柄。S氏がよく利用する店の人も，訪問看護師の顔を見
　　　　　　　　　るだけで外出先を教えてくれる。持ち家で木造の平屋。風呂は灯油を使用。ガスレ
　　　　　　　　　ンジはプロパンガス。トイレはくみ取り式。市の福祉事業で緊急通報システムが設
　　　　　　　　　置してある。
　　⑤生活の自立度：日常生活は自立している。入浴は確認できないが，身体の汚れはなく，浴室の様
　　　　　　　　　　子からも行なえていると思われる。
　　　　　　　　　　洗濯や掃除はほとんど毎日行っている。起床してから生活の流れが決まっている
　　　　　　　　　　様子で，服装はきちんとしていてデイケアに行く時は外出着に着替え，気候に合
　　　　　　　　　　わせた服装にも整えられる。米飯は，電気釜で炊くがおかずは調理済みの物を買
　　　　　　　　　　ってくる事が多く，栄養のバランスは偏っている。墓参りや墓の掃除は役割認識
　　　　　　　　　　し墓に行く事が多く，訪問看護やデイケアの日に不在となる事がある。

事例紹介の時期と看護の実際

　アルツハイマー型痴呆と診断され，内服治療が始まると同時に単身生活で内服薬の管理が困難であることから，主治医の依頼で訪問看護が開始となる。
アセスメント：内服薬が自己管理できず，重複して内服。薬が少なくなると，イライラと落ち着きが無
　　　　　　　くなる。重複内服するため薬の副作用で，転倒などの事故につながる危険性がある。単
　　　　　　　身生活であるため，火気の安全管理や栄養上の課題がある。
看護目標：内服薬を管理し痴呆の進行を防ぎ単身生活が安心して継続出来る。
課題
　　①内服管理が出来ず重複服用する
　　②単身のため生活支援が必要だがサービスの受け入れが悪く，導入が困難である
　①について看護の実際
　　・重複内服を少なくする為に薬板を活用するが，すぐには活用ができず日付を記入したり，曜日を
　　　縦型にしたり横型にして工夫をする。
　　・重複を少なくする為，週二回訪問し，週の半分づつの薬を置くことにしたが，薬がなくなると不

安が増したので，訪問時に1週間分の内服薬を置くことにし，常に残薬がある状態にした。
- 日付のついたデジタル時計やカレンダーの日付に印をつけ日付を意識づける。
- デイケアでは昼薬の内服を支援してもらい，ホームヘルパーに内服状況の確認を依頼し報告してもらった。
- 家族が痴呆を理解し内服薬の必要性を知ってもらい協力を得た。また，痴呆症状への対応についても助言を行う。
- 重複服用による副作用の出現に注意し，体調の変化や身体的な症状を見落とさないようにデイケアと訪問介護との連携を図った。

①について援助の結果
- 週二回の訪問で看護師が内服薬を届けることが定着したのか薬の残薬が少なくなっても不安で家族に電話するような事は少なくなり，訪問看護を待つようになった。薬板は活用できたが，デジタル時計やカレンダーの日付は，全く効果がなく，日付や曜日，朝昼夕もバラバラに内服。正確に内服する事は困難であった。本人に指導しても混乱を生じるだけと判断し，内服数さえ正確であれば本人にも正しく内服できていると話し，自分で薬の管理ができているという安心感がもてるように接した。

②について看護の実際
- 生活のパターンを把握し，生活のリズムを崩さず尊重するように関わり，地域を知って生活活動範囲を把握。
- 食事の内容を把握し，栄養バランスを保つために訪問介護と連携し，バランスの取れた食事を支援する。
- 日常生活の自立度を視野に入れ，火気の管理など安全な環境が保てるように配慮する。
- 訪問介護が導入できるように支援する
- 日常生活の自立を維持するために，Yデイケア（T県で唯一の痴呆専門のデイケア）を利用。
    Yデイケアについて：
    > 痴呆の方の活動性の向上，生活リズムの確立や意欲の向上などを目標として，精神科医師，作業療法士，理学療法士，精神保健福祉士，心理療法士，看護師等がチームになってサービスを提供する通所サービス。

②について援助の結果
- 当初ヘルパーを本人が気に入らず「必要ない」と拒否したためヘルパーを変更。訪問看護師が同行し，娘さんの知人で忙しい娘さんの代わりに，時々のぞいてくれるように娘さんに頼まれたと紹介したところ，受け入れがよく，定期的にヘルパーが訪問できるようになる。ヘルパーとの連携で，訪問看護だけでは把握しきれない社会生活との関わり（美容室の人，トイレのくみ取りの業者，年金の給付手続き等）の中で混乱している場面をとらえ，協力して支援を行う事ができた。
- 失見当識のため，墓参り等で訪問時間に不在だったり，デイケアのない日に迎えのバスを待っている事がある。本人の精神的，身体的疲労から考え，訪問時間を調整した。
- 湯を沸かす動作を観察中，ガス配管異常に気づき，間違って取り付けてあったガス器具を，家族と連絡しながら交換する事ができた。
- 腰痛のため湿布薬が処方されるが，湿布薬によるかぶれが出現。腰痛軽減しているため，湿布を

中止し湿布薬も引き上げるが，中止した事を忘れて，家族に市販の薬を買ってきてもらい，貼布を続けるためにかぶれが悪化し，家族とデイケアと連携し貼布してあれば説明し，すぐに湿布をはずす事にして，かぶれは治癒した。

訪問看護の評価と今後の課題

内服管理が困難な単身の利用者に対して，訪問看護が入り内服薬の管理を行い治療を継続する事が出来た。痴呆デイケアと合わせて治療を継続する事で，日常生活の自立が維持できていると思われる。又，訪問介護や，家族との連携により，地域のサポートもあって，日々の生活の中で生じる，様々な混乱を早期に発見，対応することで，社会生活を保つ事が可能となり，痴呆でありながらも単身生活が継続できていると考える。

薬板の活用で，ほぼ正確に内服できるようになったが，症状の変化に伴う処方変更で服薬回数が変わり，再び混乱，重複内服が増すため，現在内服薬管理を工夫し，他のサービスと連携しながら支援している。今後，内服方法に変更があった場合でも，その事で本人の生活が変化せず，慣れた環境で過ごせるように工夫することが，訪問看護の役割と言える。

忙しい家族がサービスに頼る傾向が多少気にかかる。精神的な安定のためにも，家族との関わりは重要である。こまめに家族と連絡を取りながら，家族への支援を行い，家族の役割を作る事も必要になる。痴呆の進行と，加齢による身体機能の低下や合併症状の出現が考えられ，単身でいるため，事故につながる危険性も高い。日常生活の様子を常に把握し，安全に生活できているか，又単身生活の限界を見極めることも重要になると思われる。

痴呆のある利用者の単身生活を継続していくためには，安全に問題がある場合を除いて，環境を変えず，今までの生活を続けられる様に支援していくことが必要で，訪問看護，デイケア，訪問介護，家族，地域住民との連携がますます必要となり，その要に訪問看護の役割があると考える。

		月	火	水	木	金	土	日
早朝	6:00							
	8:00							
午前	9:00	痴呆デイケア	訪問看護	痴呆デイケア	痴呆デイケア	訪問看護	痴呆デイケア	
	10:00							
	11:00							
午後	12:00							
	13:00							
	14:00							
	15:00							
	16:00							
	17:00		訪問介護			訪問介護		
夜間	18:00							
	19:00							

その他のサービス	1回／2〜3月の定期受診：次女 不定期の短時間の見守り訪問：三女 日曜日の内服管理：三女

(4) 老紳士の在宅ターミナルケアを振り返って

(医療法人) 新緑訪問看護ステーション長津田
杉田美佐子

はじめに

　訪問看護ステーションが始動して，早10年が過ぎ，私が訪問看護に関わり6年が経過した。以前，在宅介護支援センターの経験から自宅で自分らしく生活するには，医療の専門職が必須と感じ現在に至っている。なかでも，人生の最後を自宅で迎えたいと希望されるケースが多く，特に70歳以上の老人の場合，自宅が74％，病院が6.2％，分からないが16.6％となっている。(内閣総理大臣官房老人対策室「昭和57年　ついの看取りに関する調査」を参照)

　訪問看護ステーション開設当初から立地条件からか，末期がんの在宅看取りを多く経験させていただくチャンスがあり，さまざまな条件や環境，人的資源が必要なことを感じてきた。
介護保険制度開始に伴い，訪問看護利用の状況が変化し，かなり終末が迫ってから紹介されるケースが増加している。

　介護老人保健施設の介護支援専門員から依頼された，82歳の男性で，前立腺癌の全身骨転移でターミナル期のケースについて報告する。

１．事例の概要

　平成13年から前立腺癌，貧血で総合病院に入退院を繰り返していたが，平成14年4月から全身の疼痛，両下肢のしびれが強くなり再入院した。家族に余命3ヶ月と告知され，本人には，前立腺肥大と説明され尿閉，血尿によりバルンカテーテルの挿入，麻薬による疼痛コントロールを行っていたが，本人が「この病院にいたら殺される。僕をここから退院させなかったら，君と離婚する。」と妻に伝えて，急遽，退院となった。家族は，介護保険の申請と介護支援専門員を自宅の近くで選び，ベッドのみ用意して退院となる。

２．事例の背景

　①Aさん　　　82歳　男性
　②既往歴　　　発症不明　　高血圧症
　　　　　　　　平成9年　　心筋梗塞にて心臓バイパス手術
　③現病歴　　　平成13年，尿に血液が混入し通院先で検査にて前立腺癌を指摘され，化学療法のみで入退院しながら治療していたが，平成14年4月頃から貧血が強くなり，再入院し輸血。疼痛も強くなり歩行が困難となって骨転移が指摘される。
　　　　　　　　麻薬MSコンチン(10) 2T2×朝，夕服用，ボルタレンSP (25)を随時挿入にてコントロールしていたが，この時本人には骨転移の告知なく，妻に余命3ヶ月と説明があった。麻薬による，嘔吐や幻覚があり，本人と妻の不安が大きくなって同居している長男に相

談するが,「先生にお願いしておけば間違いない。」と言われた。しばらく，我慢していたが，食欲の減退と本人の強い希望があり家族と相談して妻が主体で介護するなら退院しても良いのではと結論が出され急遽退院が決まった。

③生活の自立度　　痴呆症状はなくコミュニケーション可，車椅子座位可，移乗全介助

排泄は尿バルンカテーテル，排便はおむつでいつも便意あり

更衣・清潔保持は全介助，食事摂取は自立

④生活暦　　薬剤師の免許がある。

大手の企業に就職し，トップを勤め退職後も系列会社の役員を80歳まで勤めていた。

口数が少なく，かなり頑固，プライドが高く，男気が強い。

妻は，夫に従順に従い尽くしているが，客観的に夫を見ているところもある。

現在の住居は，夫と購入した広い一戸建ての木造で，庭では趣味のゴルフができるほどの芝生がある。

3．事例紹介の時期

介護支援専門員より，退院3日前の平成14年7月19日，FAXと電話により連絡があり7月22日退院となる。入院先から連絡がなく，介護支援専門員からの情報で初回訪問し，その後，入院時サマリーの送付をお願いしたが届かなかった。

4．家族構成

妻78歳　長男55歳　長男の妻50歳　孫20歳，18歳と同居

結婚している長女50歳が時々訪問する。

5．支援体制

ウイークリープラン

		月	火	水	木	金	土	日
早朝	6:00							
	8:00							家族
午前	9:00							家族
	10:00	訪問介護	訪問介護	訪問介護	訪問介護	訪問介護	訪問介護	家族
	11:00							家族
	12:00							家族
午後	13:00	訪問看護	訪問看護	訪問看護	訪問看護	訪問看護	訪問看護	家族
	14:00							家族
	15:00							家族
	16:00							家族
	17:00					訪問入浴		家族
夜間	18:00							家族
	19:00							家族

長男夫婦と同居しているが，長男，長男の妻は就労しており高齢の妻が主体に介護している。

その他のサービス	長女が週1回不定期に訪問し半日ほど手伝う 買い物は，長男の妻，長女が担当する

6．事例の経過

7月22日退院後当日は，介護支援専門員が訪問し，退院当日から妻の介護力を考え訪問介護が導入され，おむつ交換1日2回，清潔援助を行う。

7月24日初回訪問，ベッドに臥床され声をかけると視線を向け，妻に返事をうながす。顔面蒼白，四肢冷感著明，腹水貯留により腹部膨満著明，皮膚乾燥著明，湿性肺音全野に聴取，会話時息切れ著明，両下肢浮腫著明，両下肢麻痺（本人痺れると話す），食欲なく数種類をほんの1口ほどずつしか摂取せず。バルンカテーテル20Fr挿入され血尿1日600〜700㎖程度，便意が持続しており「いつも便がしたい」と妻に訴えている。SpO_2, 98%。背部痛があるが，麻薬の使用を本人が拒否し排便の処理後ボルタレンSP（25）挿入する。

本人は，癌性疼痛であることを知らず，運動すれば治ると信じていた。妻は，癌であるが今すぐ死ぬようなことはないと考えられていた。しかし，病状は，全身衰弱が激しくかなり死期が近い状況のターミナル期である現実を妻に説明し，他の家族に相談するようすすめ，妻の希望と在宅生活が安定するまで毎日の訪問看護を決める。

疼痛コントロールは，ボルタレンSP1日2回挿入でコントロールしていたが，入浴を強く希望され，退院後7日目で訪問入浴を導入した。毎日，だんだん傾眠がちとなり，呼吸苦，腹水の貯留，疼痛の悪化が増強し，「早く死にたい」と口にするようになり，妻にも「僕は，もう長く生きられない」と話し，生きる気力を次第になくしてきた。しかし，入浴ができるという目標ができて自分の好きなビールを飲み，つまみにさしみを食べ，日曜日には，長男にアイスクリームを勧められてにこやかに食べ，自分なりに生きたいという表情が見られた。車椅子で庭に出ると涙を浮かべ喜ばれたが，庭に出ることは1回だけしか実行できず，楽しみは入浴だけになってしまった。

訪問開始後，6日目にバルントラブルにて以前からかかりつけの近医に往診をお願いし，バルン交換。膀胱洗浄毎日の指示があり実施した。疼痛もだんだん強くなって，しかめ顔となることが多くなり，MSコンチン（10）2T1日2回服用でコントロールしていたが，「僕をここで最後まで看て下さい。」と一言話され，妻の顔をながめ涙を流された。その後，8月26日頃から呼吸苦，紫斑の出現，血圧の低下，頻脈の出現により9月1日14時15分に自宅で妻に看取られ永眠される。

7．訪問看護のアセスメントと看護目標

①看護目標

苦痛緩和を行い，自分らしく生活し，家族と共に残された時間を思い残すことなく終末を迎えられる。

②アセスメント

1）症状コントロール

- 疼痛があるが自分では決して「痛い」と話さない。表情，言葉数により判断
  ペインスケール3〜4レベル
- 両下肢しびれ感あり，苦痛。麻痺を認めたくない気持ちが強く，もう一度歩きたいと考えている
- 腹水の貯留により，呼吸苦がある
- 血尿が続き，バルンカテーテルのトラブルが頻回にある
- 食欲がかなり低下している
- 直腸膀胱障害により，いつも，便意がある
- 口腔内に炎症がある

2）精神面

- 病状がなかなか軽快せず，「死」が近いのではないかと感じているが，口に出せない

- やっと自宅に帰ってきたが，妻に申し訳ないと考えている
- 病院への不信感が強く，二度と入院をしたくないと考えている

3）介護者の負担
- 妻が高齢で腰痛があり，日中は一人で介護することが多く介護負担が多い
- 家族の中心であった夫の衰弱している姿を見ると，妻は戸惑いがあり自分自身をどうしていいかわからない
- 気丈な性格のため，家族に妻の寂しさや不安が伝わらない
- 死が近づいているが打ち消したい
- 夫の希望を最後までかなえてあげたいと考えている
- 病院の不信感が強く入院はさせたくない

8．看護の実際

　介護支援専門員から依頼され，在宅導入まで事前の情報が少なく，訪問看護指示書と介護支援専門員の依頼情報のみで訪問が開始となった。本人，家族に面談するのも自宅に帰ってからであり，現在の病状を主治医から説明されてなく，「そんなに，家には居られない。すぐに病院に帰ってくる」と話されており，家族もすぐには「死」はないだろう。と思っていたが，初回訪問で終末の見取りの話をしなければならず，面談した妻や長男の妻はびっくりされ，「そんな話，先生はして下さらなかった。」「もっと早くつれて帰ればよかった。」と涙を流された。しかし，時間がないぶん，できるだけ後悔しないような介護ができるよう訪問看護が協力することを説明し，24時間いつでも相談できること，妻の自信がつくまで毎日の訪問を約束し，サービスを開始した。

　当面，本人の苦痛がなくなるよう援助することを伝え，座薬，麻薬の使用方法を説明し協力を得る。また，妻の介護軽減のため，訪問介護の毎日利用を行い，清潔援助，排泄介護，体位交換，更衣を中心にサービスの導入を行い，本人，妻の希望に沿うよう近医に連絡し，在宅見取りを希望していることを伝え協力していただくことになり，「家では死ねないのではないか」という不安を除き，入浴をしたいという希望を早い時期に同行訪問という形で身体的不安を軽減させ，毎週1回実現し，「もう少し生きられる。」という希望を持ちながら毎日を過ごせ，なかなか本人が口にできない言葉を感じ，妻が同席のときに，「とてもいいご夫婦ね。私も，お二人のように年をとりたいですね。でも，今まで，喧嘩や離婚なんて考えたことないですか。」妻「そうね，この人，単身赴任が多くて一緒にいても休みはゴルフだから，こんなにゆっくり二人でいる時間がなかったのよ。」「では，神様にこんな時間をいただいてありがとうと感謝しなくてはね。」このとき，Aさんは，妻に「ありがとう」と一言いい涙をうかべた。妻も，ほっとした表情が見られ，これを機会に家族に本人から注文が出始め，ビールを飲んだり，庭に出たい，夜は楽に眠りたい，長男にアイスクリームの注文をするなどの変化があり，次第に，家族全体に在宅見取りの気持ちが見られるようになり，孫や長男の妻も訪問中に顔がみられるようになった。この頃から，死にゆく状況と対処の方法を妻に話していき，連絡の方法や最後の始末の方法を話し，いよいよ，最後の日の前日，長男に，「あなたが，お母さんを守る。と一言いってあげなさい。それがAさんの一番心配しているところだから。今日しかありませんよ。」と話して肩をたたいた。その夜，二人で語れたようだった。

　そして次の日家族に看取られ永眠し，妻から「息をひきとりました」と連絡があり，主治医に連絡して確認をしていただき，家族と語りながら，Aさんのために妻が仕立てた着物をきていただき，死顔がおだやかであり眉間にしわのないことが生きることを十分満足した姿であると話し訪問を終了した。

　その後，2週間ほどしておくやみ訪問を行い，妻の満足した表情をうかがえた。

9．訪問看護の評価と課題

　介護保険制度後このような利用者が増加している。特に，病院との連携について介護支援専門員が中に入ることになり，直接連絡が取れる機会が少なくなり，情報が訪問看護に入るまで時間がかかり，退院前に病院訪問する機会が少なくなっている。

　この場合も病状を把握したのが初回訪問時であり，情報よりも病状が悪化しており，死期までの時間がないため初回から死の看取りについて話さなければならなかった。しかし，妻が以外にしっかりと受け止めスムーズに在宅介護が継続できたが，主導権のある人が終末を迎えると中々家族が納得できず最後まであきらめ切れないことが多い。この利用者のように，訪問介護や訪問入浴が導入できるケースも現状では少ない状況にある。

　今回，訪問介護，訪問入浴のスタッフは，他の利用者で連携があり状況を説明し協力を得た。現実には，縁の下の力持ちになれるケアスタッフが少ないことが課題だと考える。訪問看護スタッフは，3名で行い，毎日訪問の経過とスタッフの気持ちを聞きながら「支える看護，死の予測をする看護」を語りかけながらケアをすすめた。できることなら，一人の受け持ちが利用する側から考えると一番よいと思うが現状では提供できない。在宅ターミナルケアが提供できるスタッフは，ある程度の教育と経験が必要であり，訪問看護の経験や家族を看取った経験，家族観，心のゆとり，死生観が問題であり，同じ看護レベルが必要と考えられる。十分にケアが達成できたかは遺族の今後の生き方にかかると思われるが，妻の満足した表情を見ると，80％達成できたのではないかと評価する。

　不足部分は，スタッフの経験不足により修正が何回かあり，妻の不安，Aさんの苦痛が十分に取れたか，もう少し早い対応ができたのではという点である。

　今後の課題として，やはり，地域でどこでも在宅ターミナルケアが提供できる訪問看護ステーションがあることと訪問看護師一人ひとりの能力のレベルアップが必要であり，他の在宅ケアのスタッフとの協力や情報提供，指導が必要と考える。

　最後に，Aさんに心からご冥福をお祈り申し上げる。

参考文献

藤腹明子・小山敦代・荻田千榮：見取りの心得と作法　医学書院　1997年発行
川越博美：在宅ターミナルケアーのすすめ　日本看護協会出版　2002年発行
高宮有介：最新がん看護トピックス　症状マネージメントの技術　照林社　2000年発行

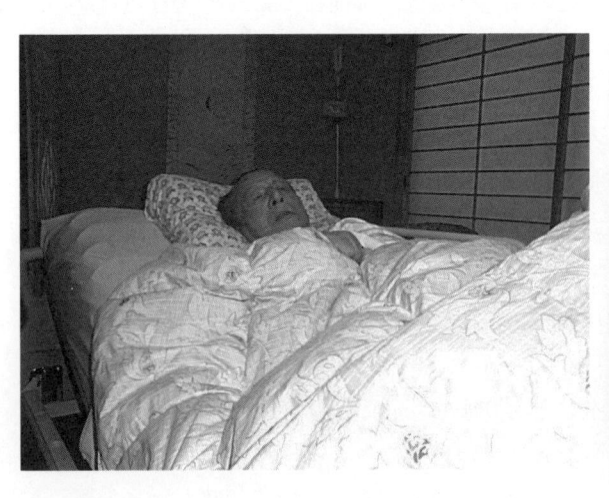

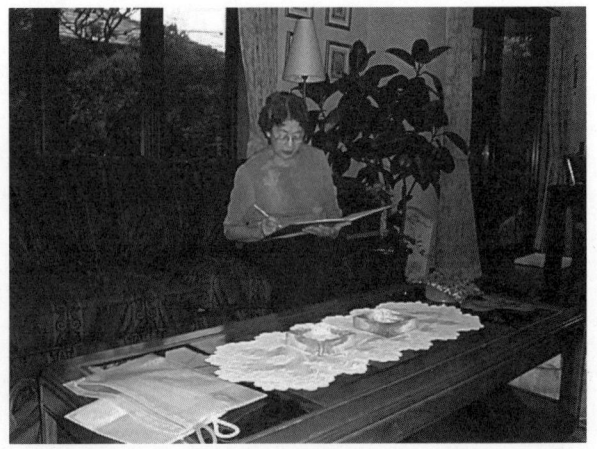

(5) クモ膜下出血後遺症からの人間性回復をささえた訪問看護
本人・家族の意思や希望に沿った働きかけの継続が心身両面の機能向上につながった事例

社団法人宮城県看護協会立泉かむり訪問看護ステーション
谷川禎子

1．事例の概要

クモ膜下出血を発症し急性水頭症を合併，ドレナージ，根治術施行されたが，遷延性意識障害を起こし，在宅医療開始時は右片麻痺，言語障害（発語なし），嚥下障害（胃瘻増設），発動性低下で寝たきり状態であった。在宅療養を訪問看護で支援して4年8か月を経た現在，状態が改善して不十分ではあるが言葉によるコミュニケーションが可能となり，食事は胃瘻を使用せず経口摂取，自分の意思で生活されるようになっている。

2．事例の背景

1）年齢　　70歳　女性（発症時66歳）
2）既往歴　　妊娠中毒症で入院あり
　　　　　　　高血圧を指摘されていたが放置，平成8年頃より頭痛をときどき自覚
　　現病歴　　平成9年3月，左目に複視が出現し眼科受診したが異常はなかったため脳神経内科でのCTによる検査を勧められていたが放置，同4月16日に意識障害を起こしてA病院に入院する。
　　　　　　　クモ膜下出血と診断され，急性水頭症を合併，ドレナージと根治術を施行されたが，遷延性意識障害を起こした。同9月30日にB病院に転院，胃瘻の増設とリハビリを行い，同12月26日に退院し在宅療養となる。
3）生活の自立度状況（平成14年8月現在）

項　目	自立度	具体的な介助や介護用具等の使用状況
移動	全介助	左下肢で支えれば立位保持が数秒可，車椅子使用
起居動作	全介助	左上下肢は自由に動かせるが，体位交換はしない
食事	一部介助	セッティングすれば左手でスプーン，フォークで摂取
排泄	全介助	おむつ使用，排泄直前に「アー」ということがある
入浴	全介助	シャワー浴，顔はタオルで拭くことができる
衣服の着脱	全介助	袖とおし，ボタンかけ，ズボンの引き上げ（左側のみ）可
整容	一部介助	髪をとかすことは不十分だができる
コミュニケーション	一部介助	言葉の数は限られているが，意思の疎通は十分可
意思の表出	一部介助	はっきりしている，納得しないと拒否する
服薬管理	全介助	用意されたものは促されずに飲める
日課・家事		タオル，靴下，ハンカチをたたむ

4）生活歴　　7人姉妹の長女，他人の面倒を良くみていた。結婚前は公務員で趣味のコーラスをしていたことがあった。結婚後は専業主婦で，人形作りや短歌の投稿などをしながら，しっかり家を守っていた。50歳を過ぎてから自転車の乗り方を覚えるなど積極的なところもあった。

4．事例紹介の時期
病院退院後の在宅療養導入時期から現在まで（平成10年1月21日〜平成14年8月31日）

5．家族構成
夫と二人暮らし，在宅療養開始時夫は民生委員及び知的障害施設長をしていたが，数ヶ月でやめた。最近，知的障害施設の理事を引き受けている。他県に息子夫婦と孫2人おり，年に数回帰省する。同市に本人の妹がいて時々訪問していたが現在病気療養中である。

6．支援体制
医療　　　　　　A病院（必要時通院），B病院（胃瘻の交換），C内科医院（月2回訪問診療）
訪問看護　　　　週2回
訪問介護　　　　週5回（在宅開始時週1回）
訪問入浴　　　　（在宅開始時週1回2年間利用後中止）
ショートステイ　介護者入院中のみ利用

7．事例の経過
　夫は病院から退院するとき，「これ以上は治らない，このまま寝たきりの状態だと言われ，一人では看られないから施設を勧められたが，妻は今までつつましやかな生活をして自分が忙しくて，一緒に出かけることもなかった。これまで妻が自分たちにしてくれたことを考えると，とても施設に入れるなんて考えられなかった。」と在宅へ踏みきった心情を語っている。また眼の症状が出現していた頃にしっかり支えてやれなかった自責の念も持たれていた。そのため，家事と介護を同時に担うことになったための心身にかかる負担は大きいが，何とか自分で頑張りたいと決意されていた。

　社会資源の利用はヘルパー週1回（夫外出時の見守り，掃除），入浴サービス月4回，訪問看護週2回（滞在2時間　医療保険）で在宅療養が開始された。

　平成10年1月，保健師からの紹介で訪問開始。当初，日常生活自立度は全て全介助，座位は保てるため車椅子に乗ることは可能だが寝たきりの状態。働きかけで微笑みがわずかに見られてもほとんど無表情，発語はなく，右上下肢全麻痺で他動時疼痛がある。食事は経管栄養のみ。そこで訪問看護師は残存機能を活用し，精神活動を活発にする働きかけと共に，介護方法についてアドバイスを行った。

　在宅療養3か月が経過する頃には快，不快の表情がはっきり見られ，麻痺している右上下肢の動かせる範囲（他動）も広がり，車椅子に移って，好きだったコーヒーを少量ながら飲めるようになった。

　在宅で6か月過ぎた頃には入浴サービスの他に，自宅の浴室でのシャワー浴から入浴まで行い，集中力は保てないが，寝衣のボタンかけと手の届く胸や腹部をこするようになり散歩にも出かけている。経口できる食品も種類が増えてきた。しかし血圧の変動と脈拍の変化があり，意欲の低下や疲労がみられ，経管栄養について主治医と調整，経口物の検討をし体力の向上を図った。

　9か月過ぎた頃，自発的行動（腰をあげる，ズボンをあげる，髪のみだれを直す，汗を拭く，左手で右手を洗う，さよならと手を振る等）や歩行器や車椅子を持って立ち，保持できるようになった。その

反面，自意識が向上し，介護拒否（車椅子移乗，入浴，更衣，オムツ交換等の拒否）がみられ，歯ぎしりや円形脱毛症が現れている。このときに「だけど」と発語による意思表示が始まっている。介護者の期待と本人の意思とのずれを考え，納得をしてからケアをすすめていくことでストレスの解消をめざした。

　以後1年間は本人の思いを夫に理解してもらうことと脳への刺激のため可能な作業を行っている。在宅1年6か月頃より，胃瘻からの注入を拒否し始め，瘻孔を手で塞いだり，途中で抜いたりすることがあり，単語ではあるが発語が日毎に多くなっていった。「御飯食べるから」と主張，経管栄養を中止した。

　2年目近くになり，入浴サービスの拒否，看護師のケア拒否もあり，介護されていることに負担を感じている。訪問中，有りのままを受け入れられるよう説得を続け，さらに本人の意思を尊重し，生きがいにつなげられる働きかけを行った。入浴サービスは中止し，改造された浴室（自宅）での入浴のみとなった。

　2年5か月，脳の萎縮により前頭部に挿入されていたプレートと脳との隙間が生じ，感染をおこしたため，1か月入院しプレートが除去された。

　2年9か月，夫が交通事故にあい骨折入院したため，ショートステイを利用，その後看護師とヘルパーと同時訪問でケアを共有することから始め，家事，介護にヘルパーを利用することができるようになり，現在では月2回，ヘルパーに介護を任せて1日ゆっくり外出できるようになっている。

8．訪問看護のアセスメントと看護目標，看護の実際

1）訪問看護の導入期（訪問開始時から在宅3か月）

アセスメント　　寝たきり状態でほとんどベッド上で過ごし，刺激が少ない。
　　　　　　　　右上下肢可動痛があり浮腫がある。左上下肢は自由に使える（器用だった）。
　　　　　　　　無表情だが話しかけると微笑みらしい変化がある。
　　　　　　　　介助で座位可。
　　　　　　　　唾液は飲み込み流涎はない。入院中ヨーグルトを食べたことがあるがモグモグできず，水は口から吐きだせない，自分から飲もうとしない。
　　　　　　　　頭蓋内シャント，胃瘻がある。
（介護の状況）　　夫は几帳面な性格であることに加えて，負い目を感じている。
　　　　　　　　介護は初めてであり介護方法は不十分だがケア力は期待できる。
　　　　　　　　これ以上良くならないと言われ希望が持てないでいる。
看護目標　　　　残存機能を活用し，身体機能を向上させる。
　　　　　　　　感情の表出ができる。ベッド外ですごす事ができる。食べる楽しみが得られる。
　　　　　　　　右上下肢の痛みを軽減し拘縮を防げる。
　　　　　　　　必要な介護が行え，介護者のケア力が向上できる。
　　　　　　　　介護者が孤立しないよう精神的支援ができる。
看護の実際　　　車椅子への移乗し，居間で過ごす。
　　　　　　　　話しかけを多くし，感情の表出を促し反応を見逃さないようにする。
　　　　　　　　音楽による刺激をしながらのケアをすすめる（コーラス，好きだった曲をためす）。
　　　　　　　　左手での作業を行う（折り紙，字を書く，本を見てページをめくる）。
　　　　　　　　口腔ケア（口内，舌の刺激，口中の水をはきだせるよう介助）。
　　　　　　　　嚥下訓練（飲み込める物を選定し，むせ込みの状況を見ながら進め，元気な頃近所の人とお茶飲みをしていたので，夫も交えて一緒にお茶の時間の雰囲気の中で進めるこ

とで飲みたい気持ちを引き出す）。

右上下肢の温罨法で痛みを和らげながら指圧，マッサージ，屈伸，回旋，清拭，洗髪，陰部洗浄，足，手浴による保清と皮膚刺激。

介護指導（口腔ケア，陰部洗浄，オムツ交換，経管栄養注入方法，消毒）。

介護者をねぎらうとともにニーズをひきだせるよう話をする。

2）訪問看護展開期（在宅4か月〜1年6か月）

アセスメント　血圧の変動，脈拍の変化が見られ，意欲の低下，疲労がある。

散歩，入浴，作業療法により体力の消耗が増加している。

経管栄養は摂取カロリー800Kカロリーが600Kカロリーに減量。

経口からの摂取量は少なく，摂取カロリーとしては補填にならない。

介護拒否（車椅子移乗，入浴，更衣，オムツ交換等の拒否）が目立ち歯ぎしり，円形脱毛症が現れている。

夫は反応が良くなっていることで期待が大きくなっている。

看護目標　栄養量を確保して体力を増強する。意欲の低下を防ぎ自立行動を増やす。

介護拒否の解消と本人の意思を尊重し，機能の維持，拡大をはかる。

夫に対して本人の思いを伝え，理解してもらう。

看護の実際　主治医に相談し，経管栄養1000Kカロリーに増量。

経口摂取量を増やせるよう内容の検討（介護食の試食等）。

吸収しやすいよう排泄のコントロールに注意する。

夫のやりたいケアとやってもらいたいことが異なることを説明し，入浴や訓練を無理に行わない。待つことを進める。

本人がやりたいこと進める（髪をとかす，入浴時の洗身，ボタンかけ，折り紙，散歩時洋服を選ぶ，ぬりえ，トランプ，タオルたたみ，パズル，カレンダー作成，キーボードを弾く）

発語訓練（顔面マッサージ，口のあけ方，発声する，シャボン玉を飛ばす）。

文字によるコミュニケーションの試行。

経口摂取をすすめながらコミュニケーションをとったりニーズの把握。

3）在宅療養受容期（在宅1年6か月〜2年4か月）

アセスメント　布団を押さえて経管栄養が注入できないことが2日間続いた

発語が多くなり「いいっていうのは，いいってことなの」という言葉で看護師のケアもまったく受け入れなくなった

話しは拒否しない。手を振る動作と言葉によりコミュニケーションがとれる。

納得するとケアを受け入れる。

看護目標　経口摂取のみで栄養量を確保する。

病気を受容し，存在での存在価値が感じられ，生活意欲を向上できる。

本人の納得のいくケアの提供。

看護の実際　主治医と相談をして，経口できるエンシュアリキッドに変更し，牛乳や咀嚼しやすく，本人の希望する食材を試行し，食による楽しみを感じてもらう。

その人の価値は何かを成し遂げたり，何かを行ったりしなくても，そこにいるだけでかけがえのないことであることを伝える。そのためには夫に協力してもらい本人の意思を優先した生活リズムを整える。

入浴については気長に説明をし，納得したとき，夫と協力して実施，話しかけや説得，説明を多くしていったので，発語数も増えていった。

4）在宅療養継続期（在宅2年5か月～現在）介護保険開始後ケアプラン作成

アセスメント　頭部の感染による入院，介護者の交通事故による突然の入院と心身の疲労の出現。

　　　　　　生活リズムが安定してきたので社会資源を活用できる時期にきている。

　　　　　　介護者の入院により介護できない状態が生じた。

　　　　　　退院後も骨折の後遺症で松葉杖が必要な状態が生じ，介護能力が低下した。

　　　　　　親族の援助は介護者が迷惑をかけたくないので，一時的で継続は困難。

　　　　　　療養生活期間が長くなり介護者も気晴らししたい気持ちを持ち始めた。

　　　　　　介護者は他人に介護を任せることに罪悪感を持っている。

看護目標　　社会資源を有効利用して，在宅療養を継続できる。

　　　　　　介護者の心身の負担を軽減できる。

　　　　　　生活リズムを崩さず機能低下を最小限にできる。

看護の実際　タイムリーに社会資源の導入をすすめる。

　　　　　　医療機関：看護連絡票による相互連絡により看護の継続に努める。

　　　　　　ショートステイ：関係職種との連携（電話，面談）を取り，安心して施設生活が送られるように情報の提供，入所中の面会。

　　　　　　ホームヘルパーの活用と連携：介護負担軽減のためヘルパーの活用をすすめ，この時期介護拒否があり，本人のサインを受け止められないと触らせないため，入浴時のケアに訪問看護師と同時訪問することから，直接，働きかけ方，ケアの共有，介護者も一緒にお茶を飲みながらコミュニケーションを図っていき，ヘルパーの利用を拡大できるよう調整，さらに，安心してレスパイトのため一日外出できるよう，初めは看護師とヘルパーで連携し，月一回外出できるようになった。現在では月2回に増えヘルパーのみでケアをしている。入浴日のお茶の時間は本人だけでなく介護者も談笑できる時間であり，どうすれば食べてもらえるか，食材や調理方法等ケアの検討も行っている。

9．訪問看護の評価と今後の課題

　本来人間が持っている可能性ははかりしれないことを教えてくれた事例である。生活の質が高いということは自分の意思で生活できること，納得した生活が送られることであると考える。看護師の働きかけから意思の表出，意思伝達の機能が向上し，自分の望む事を主張できるようになったが，その反面，介護者との価値観の相違があり，お互いにストレスを抱えている。

　今後は加齢や病状の変化が生活リズムに影響を及ぼすことが予測されるが，社会資源を活用し，療養者と介護者双方の納得のいく日常生活を支援したいと考えている。

※事例のケアプラン（在宅療養開始時）

		月	火	水	木	金	土	日
早朝	6:00							
	8:00		09:00-12:00				09:30-11:45	
午前	9:00		訪問介護				訪問看護	
	10:00							
	11:00							
午後	12:00				13:20-15:15			
	13:00				訪問看護			
	14:00							
	15:00							
	16:00							
	17:00							
夜間	18:00							
	19:00							

その他のサービス	入浴サービス　週1回

※事例のケアプラン（現在）

		月	火	水	木	金	土	日
早朝	6:00							
	8:00				09:30-12:30			
午前	9:00				訪問介護			
	10:00							
	11:00							
午後	12:00	13:30-16:00	13:00-14:30			13:00-14:30	13:30-16:00	
	13:00	訪問介護	訪問介護			訪問介護	訪問介護	
	14:00		訪問看護			訪問看護		
	15:00							
	16:00							
	17:00							
夜間	18:00							
	19:00							

火・金はヘルパーと看護師同時訪問，入浴介助

その他のサービス	月2回　木曜日（09:30-13:30, 14:30-16:30）訪問介護

(6) 24時間体制の訪問看護ステーションによる巡回型訪問事例

社会福祉法人水口町社会福祉協議会
堀井とよみ

1. 24時間在宅ケアへの取組の経緯

本訪問看護ステーションは，平成5年度策定の町老人保健福祉計画に盛り込まれた「いつでも，どこでも，誰でも安心して暮らせる町づくり」を実現する施設として，平成7年12月から，訪問看護師の3交代制による完全な24時間体制のステーションとして開設した。その後平成8年12月から，隣接する水口町社会福祉協議会のホームヘルパーも24時間ホームヘルパーステーションを開設し，双方が協働して，介護保険開始後も継続して巡回型訪問サービスを提供している。

訪問看護と訪問介護が協働して24時間サービス提供できる体制があることで，利用者は障害の有無や介護者の有無に関係なく，生活の場を選択できるようになり，本人の望まない施設入所が減少した。このような在宅ケアサービス提供体制を支えている訪問看護の役割について事例をとおして報告する。

2. 事例の概要

ねたきり状態で重度痴呆があり，経口摂取が不可能で経管栄養の処置が必要な事例にも関わらず，同居している介護者が知的障害者であるため指示された看護や介護が正確にできない。もしも，訪問看護等の公的サービスを導入していなければ，入院を余儀なくされた事例である。

3. 事例の背景

1) 年令　　90歳　　　女性
2) 既往歴　　平成3年心不全と診断され在宅療養，平成5年に急性心不全で入院
　　　　　　平成5年の入院中に痴呆症状が発現（中等度痴呆）
　　　　　　平成12年に誤嚥性肺炎を併発したため経管栄養（胃瘻造設）を開始
　　現病歴　　心不全
　　　　　　重度アルツハイマー型痴呆
3) 生活自立度　　ねたきり自立度　　C－2　　　痴呆自立度　　Ⅳ
　　　　　　要介護度　　5
4) 生活歴　　22歳で結婚し，夫の自営業を手伝っていたが74歳のときに夫が死亡し，その後は無職になった。

4. 事例の経過とサービス導入の時期

夫の死後5年経過後（平成3年）心不全により体調が悪くなったため自宅で療養していたが，平成6年にねたきり状態になり，水口町内に居住する長女宅で3ヶ月程度介護を受けていた。ところが長女の仕事の都合で介護が継続できなくなったため，再び自宅に戻り療養することになった。平成7年3月か

ら昼間のみ，巡回型訪問看護と訪問介護を導入した。

その後，平成7年12月から町の制度として24時間在宅ケアシステムが整備されたことにより，平成8年1月から夜間訪問を利用するようになった。

これらの詳細を表1に示した。

表1 療養の経過とサービス導入

年	平成3年以前	平成3年	平成4年	平成5年	平成6年	平成7年	平成8年	平成9年	平成10年	平成11年	平成12年	平成13年	平成14年
家族の状況	夫死亡	長男作業所通所	長男作業所通所	長男作業所通所	長女が自宅で介護を担当	長女が開業	長男作業所通所	長男作業所退所					
病状		心不全	心不全	急性心不全で入院 中等度痴呆	心不全 中等度痴呆	心不全 中等度痴呆	心不全 中等度痴呆	心不全 中等度痴呆	心不全 重度痴呆	心不全 重度痴呆	心不全 重度痴呆 誤嚥性肺炎で入院 胃瘻造設	心不全 重度痴呆 誤嚥性肺炎で入院 胃瘻造設	心不全 重度痴呆 誤嚥性肺炎で入院 胃瘻造設
寝たきり自立度				C-1	C-1	C-1	C-1	C-1	C-2	C-2	C-2	C-2	C-2
痴呆自立度				II-b	III-a	III-a	III-a	III-b	III-b	IV	IV	IV	IV
訪問看護・昼						1回/日	1回/日	1回/日	1回/日	1回/日	2回/日	2回/日	2回/日
訪問看護・夜							1回/日	1回/日					
訪問看護・深夜									1回/日	1回/日	1回/日	1回/日	1回/日
訪問介護・昼					2回/日	2回/日	2回/日	2回/日	2回/日	2回/日	2回/日	2回/日	
訪問入浴									1回/週	1回/週	1回/週	1回/週	1回/週
全身清拭					1回/週	1回/週	1回/週	1回/週	1回/週	1回/週	1回/週	1回/週	1回/週

5．家族構成

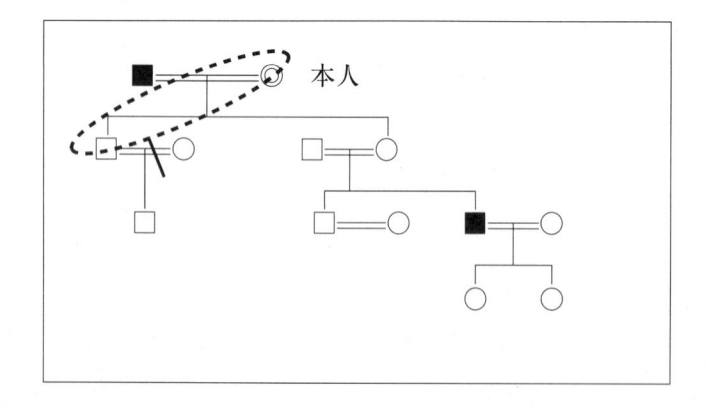

本人	90歳	
夫	死亡	
長男	62歳	同居 知的障害者
長女	65歳	別居 町内在住 自営業

6．支援体制

本事例は，生活全般に支援が必要なため，次のような支援体制を関係者が合意した。
一般状態の観察と栄養の確保を訪問看護で支援し，体位変換やおむつ交換等の介護部分を訪問介護で支援する。ただし，訪問の効率化と家族の経済的負担を軽減するため，訪問看護師による体位変換やおむ

つ交換も必要時実施することとした。

　知的障害者の長男には，可能な範囲で家事を分担してもらい，町内在住の長女も可能な範囲で家事と介護の支援を依頼した。

　長男の生活自立の支援については，家族指導として町保健センター保健師が担当することにした。

7．訪問看護のアセスメントと看護目標

　アセスメントの結果，出てきた問題とそれぞれ個々の看護目標を表2に示した。

表2　訪問看護のアセスメントとケアの目標

問題点	問題点の根拠	ケアの目標
同一体位のためADL低下の危険性と同一部位への継続した圧迫があるため褥瘡発生の危険性がある	自力での体位変換できない	訪問看護師とヘルパーが協力し，定期的な体位変換やリハビリにより心身機能の低下を防ぐ
自力で排泄行為ができない	尿意なく，常時失禁状態	ヘルパー介助により，時間的な排泄ケアを確保する
胃瘻に対する医学的管理ができない	主介護者が知的障害者で，管理能力がない	訪問看護師による医学的管理体制を確保する
感染や発熱の初期兆候を把握できない	主介護者が知的障害者で，発見能力がない	訪問看護師により感染の初期兆候を発見する
処方された薬の管理と服薬ができない	主介護者が知的障害者で，管理能力がない	訪問看護師により，服薬を確実にする
重度痴呆のため本人とコミュニケーションが取れない	重度痴呆のため話しの内容が理解できない	訪問看護師やヘルパーの話しかけにより刺激をあたえ，痴呆の悪化スピードの鈍化を図る
口腔内が不潔である	自力で含そできない	ヘルパーによる口腔内清拭を励行し，口腔内を清潔に保つ

　この事例の総合的な看護目標については，次のような優先順位で関係者全員が目標を共有した。
　①生命維持に必要な栄養と排泄ケアを確保する。
　②感染症や褥創予防ケアを確保し，初期兆候を確実に発見し悪化防止を図る
　③心身機能の低下防止と痴呆の悪化スピードの鈍化を図る
　④主介護者へ能力にあわせた介護方法を指導する

8．看護の実際と週間ケアプラン

　平成12年から実施してきた週間ケアプランと看護の実際を図1に示した。

9．訪問看護の評価と今後の課題

　今回報告した事例は，介護保険制度と町特別給付事業を有効に活用し，介護者（長男・長女）の望む在宅療養が継続できたことが最大の成果であると考える。

　また，訪問看護の導入により一般状態の観察や感染の初期兆候の発見が可能になり，感染を予防できたことが成果である。なお，主介護者の介護力を引き出せたことも成果の一つにあげられる。

　本事例から，次のような介護保険制度の課題が明らかになった。
　①24時間訪問体制の訪問看護は介護保険制度の利用上限額の枠内でのサービス提供が困難である。訪

図1 訪問看護の実際と週間ケアプラン

		月	火	水	木	金	土	日
早朝	6:00							
	7:00							
	8:00	訪問介護①	訪問介護①	訪問介護①	訪問介護①	訪問介護①	訪問介護①	介護者(長女)介護
午前	9:00							
	10:00	訪問看護①	訪問看護①	訪問看護①	訪問看護①	訪問看護①	訪問看護①	訪問看護①
	11:00							
午後	12:00							
	13:00	訪問看護②	訪問看護②	訪問看護②	訪問看護②	訪問看護②	訪問看護②	訪問看護②
	14:00							
	15:00							
	16:00	訪問介護② 全身清拭	訪問介護②	訪問介護②	訪問介護②	訪問介護②	訪問介護②	介護者(長女)介護
	17:00							
夜間	18:00							
	19:00							
	20:00	介護者(長女)介護	介護者(長女)介護	介護者(長女)介護	介護者(長女)介護	介護者(長女)介護	介護者(長女)介護	介護者(長女)介護
	21:00							
	22:00							
深夜	23:00							
	0:00	訪問看護④	訪問看護④	訪問看護④	訪問看護④	訪問看護④	訪問看護④	訪問看護④
	1:00							
	2:00							
	3:00							
	4:00							
	5:00							

訪問看護① ：10:00～10:30 一般状態観察，与薬，フランドルテープ貼付，体位変換，主介護者へ役割業務の指示
訪問看護② ：13:00～13:30 経管栄養終了，物品洗浄，四肢の運動，おむつ交換
訪問看護④ ： 0:30～ 1:00 経管栄養終了，物品洗浄，四肢の運動，おむつ交換体位変換，おむつ交換
訪問介護① ： 8:00～ 8:30 モーニングケア，体位変換，おむつ交換
訪問介護② ：16:00～16:30 体位変換，おむつ交換
　月曜日のみ ：16:00～17:00 体位変換，おむつ交換，全身清拭
その他のサービス　居宅療養管理指導 月１回　保健指導 月１回　町特別給付事業　介護保険給付限度超過分の90%
介護者(長女)介護：20:00～20:30 経管栄養開始，ナイトケア，体位変換，おむつ交換

表3 利用者負担等

	サービス種別	回数／月	介護報酬単価	必要額総額	保険等公費負担	利用者負担額
訪問看護	Ⅰ	60	425	255,000	229,500	25,500
訪問看護	Ⅰ 深夜	30	638	191,400	172,260	19,140
訪問介護	身体介護Ⅰ	48	210	100,800	90,720	10,080
	身体介護Ⅱ	4	402	16,080	14,472	1,608
訪問入浴介護		4	1,250	50,000	45,000	5,000
居宅療養管理指導		1	510	5,100	4,590	510
総合計				618,380	556,542	61,838
再掲	介護保険給付			356,830	321,147	35,683
再掲	町特別給付事業			261,550	235,395	26,155

問の必要な利用者に，利用上限額に制約されることなく必要時訪問看護が提供できるような柔軟な介護保険制度となることを期待している。

②ケアマネジャーについて，深夜や夜朝の巡回型訪問看護の必要性を認識し，訪問看護をマネジメントできるケアマネジャーの力量育成を早急に望むものであり，力量形成とともに，ケアマネジャーの身分が安定し，ケアマネジメントの質が保証されるような，ケアマネジャーへの支援策が必要である。

③保険者である市町村等には，介護保険制度だけでは必要なサービスが受けられない現状を把握し，市町村独自の上乗せ，横出しサービス整備への積極的な取り組みを期待する。

以上，24時間体制で訪問看護を実施するステーションからの報告を参考に，地域で必要な体制整備を進めて，住民（利用者）が安心して暮らせるまちづくりの一端をになうステーションが今後ますます増加することを願っている。

参考文献

村嶋幸代，堀井とよみ他：行政が支える24時間在宅ケア
       9頁—112頁　日本看護協会出版会　　1997年

村嶋幸代，堀井とよみ　：24時間ケアプラン
       17頁－32頁　119頁－121頁　へるす出版　　2000年

(7) 在宅介護者をささえる
～情報や知識は集めても「絵」に出来ない介護者へのアプローチ～

社会福祉法人東京白十字訪問看護ステーション
安孫子妙子(兼務介護支援専門員)

1. 事例の概要

　糖尿病・骨粗鬆症があり，骨折や腰痛で入退院を繰り返している。求職中の三男と2人暮らし。
　平成13年11月入院中転倒，左大腿骨骨折後食欲なくなり，IVH・経管栄養で対応の後，栄養剤が飲めるようになる。平成14年4月から一般病棟より療養型病棟に移るが施設環境に満足できず在宅療養に移行した。

2. 事例の背景

- 年齢　　　87歳　　　女性
- 既往歴　　平成元年　　　膀胱腫瘍（良性）：2年間薬液注入治療のため通院しその後放置する
　　　　　　　2年　　　　糖尿病：食事とインシュリン療法（内服から注射）
　　　　　　　8年12月　　第7頸椎圧迫骨折（骨粗鬆症）：約4ヶ月入院
　　　　　　　9年7月　　腰椎圧迫骨折（2ヶ所：コルセット着用）
　　　　　　　11年3月　　右大腿骨頸部骨折：ボルト固定し3ヶ月入院
　　　　　　発症時不明　　心不全
　　　　　　糖尿病・心不全は退院時特に投薬等なしで経過観察
- 現病歴　　平成13年11月　右手首骨折（ギブス固定のみ）入院，入院中に転倒し左大腿骨骨折
　　　　　　　　　　　　　（約1ヶ月牽引，全身状態悪く手術中止，保存的治療）
　　　　　　平成14年2月　内科病棟転床，4月に療養型病床に転床
- 生活自立度　中等度（柄澤式スケール）の痴呆があってもコミュニケーションはとれる。
　　　　　　施設に入所していることもあって，移動・排泄・更衣・入浴等は全介助。
　　　　　　食事は準備してもらい自力摂取，時には一部介助のこともある。
- 生活歴　　福島県に生まれ22歳で結婚，1女3男を出産。昭和50年より当地に移る。
　　　　　　夫は昭和60年に死去。その後三男と2人暮らし。平成元年までは，特に支障なく生活していた。平成8年12月の入院までは台所で調理もしていた。骨折等で入院を繰り返しているうちにうつ状態になった。平成8年長男宅で約半年生活したが，通院に時間がかかる・長男の妻に気兼ねする等があって自宅に戻る。
- 住宅状況　　5階建て分譲集合住宅の1階（エレベーターなし）
- 家族構成

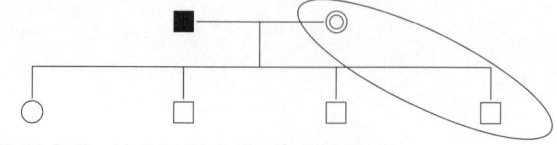

　　　　　　栃木県在住　神奈川県在住　京都府在住

3．事例の経過

H14／5／25　三男より「今のケアマネジャーを変えたい」との相談があり。
　　　　　　　前任者には三男及び当方より連絡し了解が得られた。本人は入院中。
　　5／27　三男と面接する。
　　5／29　入院している病院を訪問し本人と話す。看護師から本人の状態・日課等を聞く。
　　6／3　介護支援専門員として契約する。

＊3回の面接等で三男は知識や情報を頭に入れることは出来るが，それを現実としてとらえること（「絵」にすること）が上手に出来ないと感じた。以後そのことに重点をおいてかかわった。
Ⅰ期を6／4～7／1退院前指導・支援の時期とし，Ⅱ期を7／2～7／31在宅療養生活開始から継続への指導・支援の時期と設定した。
Ⅰ期及びⅡ期のアセスメントとケア目標及びケアマネジメントの実際は下記表の通りである。

Ⅰ期

アセスメント	ケア目標（解決策）	ケアマネジメントの実施（具体策）
1・本人の病状は安定しているが，施設環境に満足できない。 ・職員から，「満足する介護は在宅でしかできない。6月中に退院するように」と言われている。	1・在宅療養生活を「絵」にする。	1・本人・三男を始め，家族の要望を正しく組み入れる努力をし，週間計画表を作った（別表参照）。各事業所の役割を整理した。
2・三男は退院前指導を受けたが疑問点が残る（職員に聞くがばらばらな答えである）と言う。	2・再度退院前指導を計画する。 ・サービス担当者会議を開く。	2・会議の日時は三男と医師で決めてもらった。 －6／26　16:00～実施－ ・出席者は三男と相談して決めた（ケアマネ・医師・看護師・訪問看護師・三男・長女） ・サービス担当者会議を同日に開催。 －6／26　17:00～実施－ ・出席者は会議メンバーにサービス提供各事業所の担当者を加えた。
3・本人はうつ状態になる事あり。嘔吐等の身体症状が出ることもある。 ・三男は求職のため木曜日外出し帰宅が遅くなる。	3・心身のアセスメントを適切に行う。 ・自尊心と主体性を尊重し相手をじっくり受け止める。	3・デイサービス・ショートステイを組み合わせて利用する計画を立てた。 ・訪問看護サービスに「話し相手になる」項目を入れた。
4・食事摂取量が少なく栄養剤に頼っている。	4・規則的な日常生活を送るなど摂取量を増す助言をする。	4・面会時好物等持参するように助言した。
5・退院迄に居室の段差解消の工事を済ませたい。 ・玄関に行くまでに急で狭い階段があり（写真参照），昇降が困難。 ・三男は自分が探した福祉用具を購入したい。 ・三男は介護や福祉用具について，情報集めや考えることはできるが「絵」にできない。	5・退院がスムーズに進むように準備する。 ・介護保険制度を説明し，理解を得る。 ・介護用品を説明し，選択してもらう。 ・転倒骨折の防止を検討する。 ・介護負担が軽減できる方策を検討する	5・住宅改修・福祉用具貸与・福祉用具購入の手順や費用等を必要書類やパンフレットを参考に長所短所を説明し理解してもらった。 ・介護用品は可能な限り実物を見たり使ったりして選択を支援した。 ・階段昇降をスロープや階段昇降車（図参照）を使って検討した。 ・退院日迄に全て準備できるよう業者との連絡を密にした。
6・三男は介護方法に不安がある（特に移動について）	6・介護方法を検討・指導し，実際に行って方法を検討する。	6・端座位・車椅子乗車・ポータブルトイレ移動等の介助方法の指導・実施をした。

II期

アセスメント	ケア目標（解決策）	ケアマネジメントの実施（具体策）
1・糖尿病・心不全がある。時に嘔吐が見られる。	1・在宅療養が安定するように支援する。 ・かかりつけ医師を決める。 ・状態観察を細やかにし、悪化防止につとめるする。	1・訪問看護サービスでバイタルサインのチェック・血糖測定（自己測定器）を正確にする。 ・訪問診療をしてくれる医師を紹介、その中から三男が選択する（7月末決まる）。
2・中等度（柄澤式スケール）の痴呆が見られる。	2・介護する家族に痴呆への対応について助言し支援する。	2・訪問看護サービスで三男・長女に痴呆ケアの理解を得る。 ・デイサービス・ショートステイの担当者と連携を取り安全を確保する。
3・食事摂取量が少なく栄養剤に頼っている。	3・日常生活等環境もふくめて食事状態や摂取量をアセスメントし、助言する。	3・訪問看護サービスで献立・調理方法の工夫を指導・助言する（三男，時にはヘルパーも行う） ・デイサービス・ショートステイ時の摂取量を把握する。
4・三男は介護方法にわからないことがある。	4・家族の負担軽減をはかる。看護を提供して、三男に指導・助言する。	4・訪問看護サービスで訪問前に疑問点を電話で把握し、準備して指導する。 ・訪問リハビリテーションでリハビリ訓練の自主トレーニングのプログラムを作る。
5・階段昇降は背負って行っている。	5・階段昇降をスロープや階段昇降車を使って検討する。	5・情報を収集する。試しに使用してみる。

別表　週間計画表

		月	火	水	木	金	土	日
早朝	6:00					短期入所生活介護		
	8:00							
午前	9:00							
	10:00	訪問介護	訪問看護	訪問介護	通所介護（入浴付）		訪問介護	訪問介護
	11:00							
午後	12:00							
	13:00							
	14:00							
	15:00							
	16:00	訪問介護	訪問介護			訪問介護	訪問介護	訪問介護
	17:00				短期入所生活介護			
夜間	18:00							
	19:00							

その他のサービス	水曜日午後から木曜日午前までは長女介助

4．ケアプランの評価と今後の課題

①介護者の考えと行動傾向に配慮した指導・支援を行い，在宅療養に移行できた。

②介護者も介護支援専門員の対応を評価し，相談してくれるようになった。

③階段昇降については，続けて検討し，より安全で安楽な方法を見つける。

④今後，痴呆の介護で問題が出てくることが予想されるので，本人・家族のアセスメントを十分行って，早めに対応し，穏やかな日常生活ができるだけ長く過ごせるように支援する必要がある。

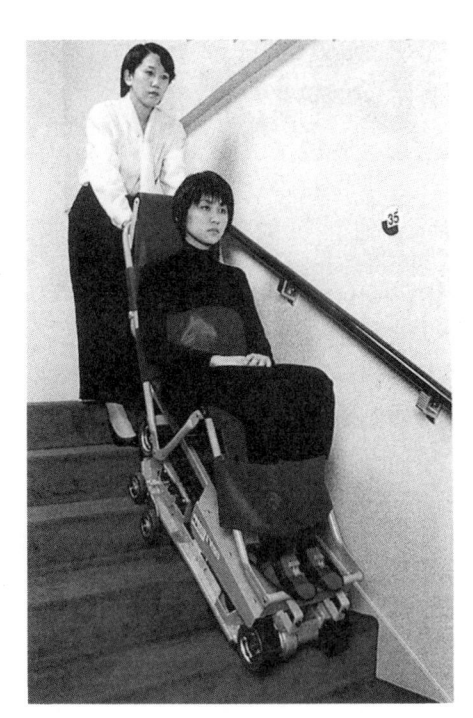

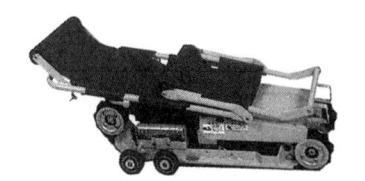

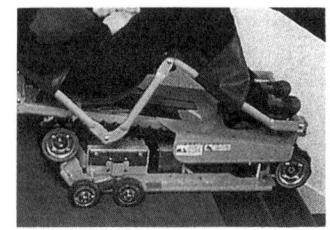

階段昇降車

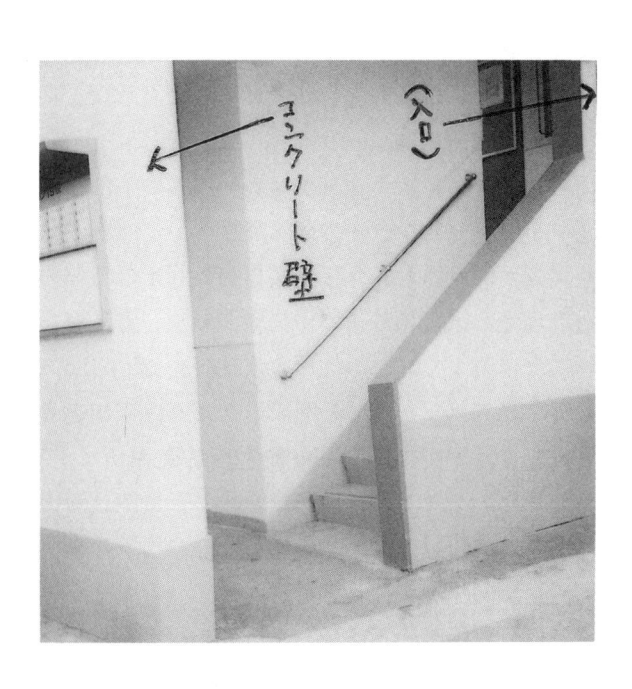

(1) 専門性を生かしたチームによる ケアマネジメント
～居宅介護支援事業所を併設して～

社会福祉法人慈生会
中野北ベタニア訪問看護ステーション
所長　冨田眞紀子

1) 居宅介護支援事業所併設の経緯

　平成11年10月，準備要介護認定開始にぎりぎり滑り込むように，当ステーションは「慈生会中野ケアプランセンター」という名称で居宅介護支援事業所を併設した。当法人は東京都中野区と清瀬市それぞれで病院や特別養護老人ホーム，乳児院や養護施設等の社会福祉施設を，そして，栃木県那須町で知的障害者更生施設を運営している。法人の介護保険対策会議で，居宅介護支援事業所は中野地区と清瀬地区それぞれに1ヶ所とする方針が決まり，中野地区は病院に併設されている当ステーションに併設されることとなった。

　介護保険開始から遅れて平成12年8月には「ベタニアヘルパーステーション」（指定訪問介護事業）が併設され，訪問看護と訪問介護，そして居宅介護支援事業の3つを一体的に管理運営することになる。

2) 事業開始当時の課題

　ケアプランセンターの介護支援専門員は，訪問看護ステーションの管理者及び訪問看護師の3名，そして特別養護老人ホームに併設されていた痴呆専門デイケアの指導員1名の合計4人が兼任で開始した。同じ法人内とはいえ縦割りであった医療と福祉が一つの事業を協働していく半ば実験的な組織であった。訪問看護ステーションは開設当初より地域と病院を繋ぐコネクターとしての役割を求められてきた経緯があり，今度は法人内のサービスの橋渡し役を期待された。

　当時の利用者約110名の内，二つの事業の利用者が約9割を占めた。内，訪問看護ステーションの利用者は約80名，ステーションの利用者の7割強であった。

①ケアプランセンターの理念策定へ

　事業が開始され，介護支援専門員同士の情報の共有を図ることを目的に週1回のミーティングを重ねた。理念の策定は最初の作業であった。意見交換を重ねていくうちに，互いの事業の理念に共通点が多いことに気づく。一つは「家族支援」。痴呆症のケアは家族支援がキーワードといっても過言ではない。一方，当ステーションも開設当初より，家族を単位としたケア「家族ケア」を理念に掲げて活動をしてきた。もう一つは「予防的なケア」。痴呆デイケアは痴呆症の周辺症状を緩和，予防する効果がある。また予防的なケアはステーションの質に関わる大切なケアでもある。在宅療養が継続できるようにアプローチの方法は違えど，共通した理念の下に事業を行ってきたことのわかち合いはケアプランセンター内の信頼関係を後押しした。この二つのキーワードに「ネットワークの構築」を加え理念を策定した。

②非兼任看護師の不安

当時の最も重大な失敗は介護支援専門員を兼任していない看護師への配慮不足であった。新しい事業を進めていくこと，組織の運営の方法で頭が一杯で，彼女たちの取り残されたような不安に気づいた時には時期遅しであった。何人かの看護師が退職した。この失敗から，介護保険には様々な立場のスタッフの総力で対応していく事，「チームケア」の重要性を心から学んだ。

③専任介護支援専門員を中核においたチームによるケアマネジメント体制へ

開設から2年目の夏に専任の介護支援専門員を採用した。民間の訪問介護事業所で主任ヘルパーを担ってきた介護福祉士。

共にインテーク面接を行い，利用者宅へ同行訪問を重ねていくうちに，専門性の違いに大きな驚きを感じる。当センターの介護支援専門員が苦手としていた独居の利用者の生活支援を担うヘルパーが次々と決まっていく。これまでの人脈もあったが，ヘルパーへの依頼の細やかさはまねできない。まさに目からうろこであった。反対に彼女が苦手としていた訪問看護等の医療系サービスについては，同じ事務所で働く訪問看護師の活動を通して，その内容を理解し，利用者に予防的に勧めるまでになった。また専任であることは公平，中立の立場を保ちやすく，専任が故に上手く調整が出来た事例を何例も経験した。

こうして，当ケアプランセンターではインテーク面接は専任介護支援専門員を中心に，兼任の管理者と主任看護師，指導員がアシストする。ケアプラン作成からモニタリングにかけては専門性を生かし，利用者に合わせた介護支援専門員が事務職員や併設している訪問看護や訪問介護の担当者の協力を得ながら担っていくという「チームによるケアマネジメント」の体制をとるようになった。

3）併設のメリット

前述のように当ケアプランセンターは多職種の介護支援専門員で活動をしている。当センターの特色はそれぞれの専門性を生かしつつ，かつチームでケアマネジメントを行っていく点である。利用者は状態が変化していく。最初は家事的な支援のみが必要な方も健康状態の変化により医療サービスが必要になる時期がある。反対に集中的に医療サービスが入ることによりお元気となり，デイサービスに通えるようになる場合もある。併設サービスとの連携の下に，利用者の状態を細やかにモニタリングしていくこと，そしてセンター内の介護支援専門員同士が知恵を出し合うことにより，タイムリーにケアプランを変更することができ，ニーズに添ったケアマネジメントが可能になるのではないかと考えている。

一方，ステーションにとっての併設のメリットは主として教育的意義が大きいと考える。専任の訪問看護師も介護支援専門員の活動を間近で見聞きし，ケアマネジメントに参画していくことにより，「生活全体を支えること」や「生きがい支援」「痴呆症の理解」等，利用者を幅広く理解し，支援していく必要性を学ぶ。また併設するヘルパーステーションを始め他のサービスの専門性を学び，協働していくことの重要性を学ぶ機会を得ることができる。

4）地域からみたケアプランセンター

さて，地域の中では当ケアプランセンターはどのような存在なのか。利用者層は家事支援が必要になった独居の高齢者から，痴呆症で毎日通所介護に通う利用者，そしてターミナルケアが必要な利用者まであらゆる利用者が同じ分布で存在する。利用者層の幅，そして需要の伸びから，地域から居宅介護支援事業所として認知されつつあると理解したい。

当センターを選択した理由は，入所を含めて法人内のサービスの利用を希望もしくは併設の病院に通院しているので連携が取りやすいのではということが主である。紹介経路としては併設病院のMSW，在宅介護支援センターやかかりつけ医からで，紹介理由は前記の通りである。

5) 今後の課題

　この約3年間の中で併設か単独事業所か，専任か兼任かの議論がなされてきたが，利用者の利益という視点での議論が充分であったか疑問に思うところがある。経済的な観点からいえば専任のみでは運営が困難なことも事実であるが，専任の利点を経験し，ケアマネジメントの重要性を鑑みれば，少なくともステーションの担当看護師がそのまま介護支援専門員を兼ねていくことは徐々に避けていく必要があると感じている。今後は業務量のバランスや苦情申し立てなど併設，兼任のデメリットをいかに解消していくかということと，併設だからこそ可能な点についてデータを整理し，事例を積み上げていくことが重要であると考える。

慈生会中野ケアプランセンター組織図

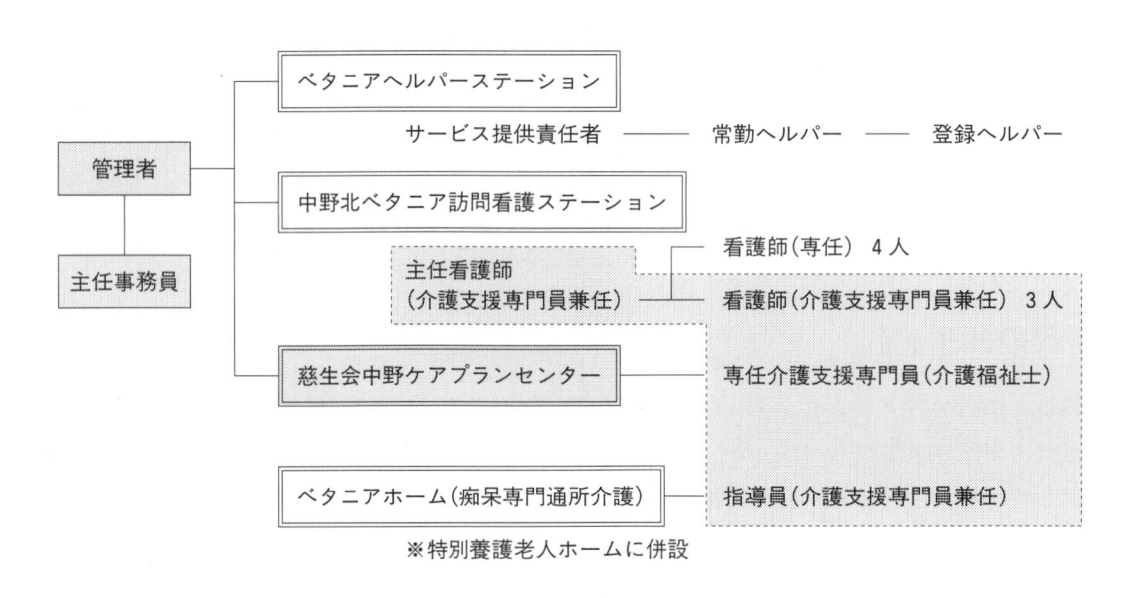

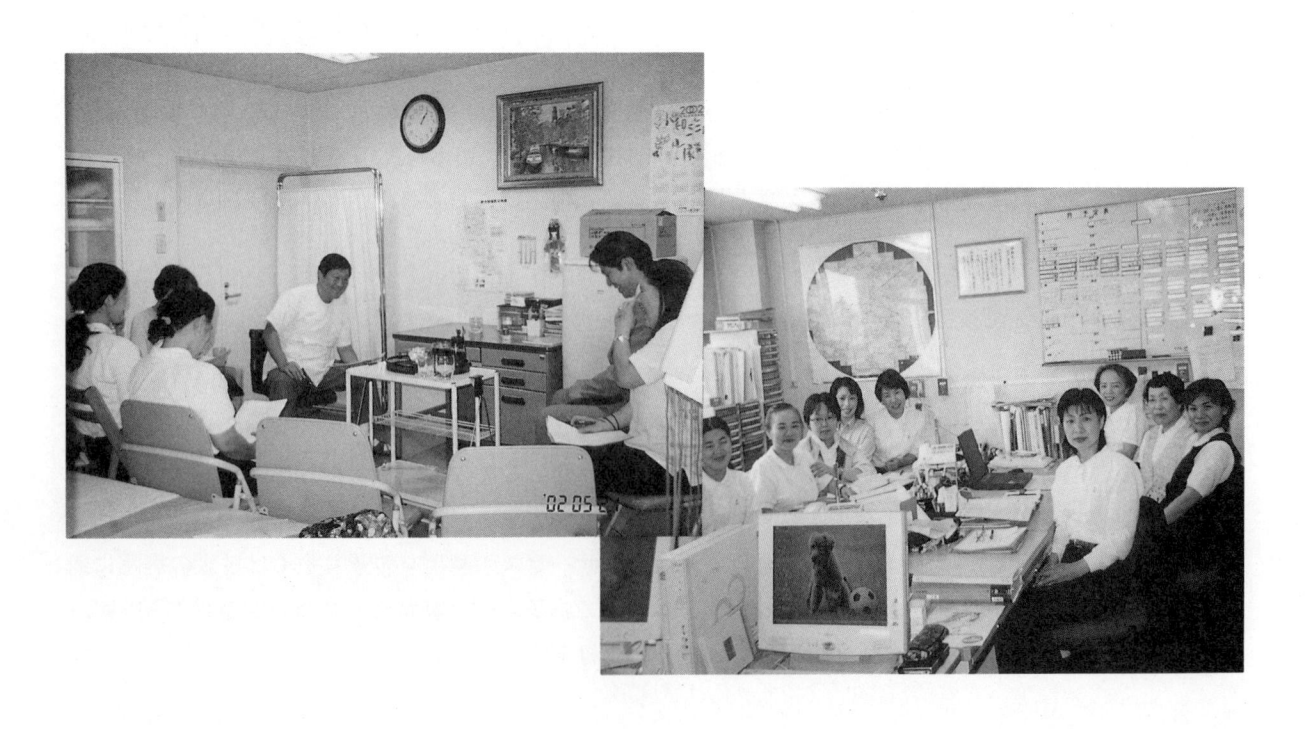

```
                ┌─ ベタニアヘルパーステーション
                │      サービス提供責任者 ── 常勤ヘルパー ── 登録ヘルパー
                │
  管理者 ───────┼─ 中野北ベタニア訪問看護ステーション
                │      ┌─────────────────┐      ┌── 看護師(専任) 4人
                │      │ 主任看護師       │──────┤
  主任事務員    │      │(介護支援専門員兼任)│      └── 看護師(介護支援専門員兼任) 3人
                │      └─────────────────┘
                ├─ 慈生会中野ケアプランセンター ── 専任介護支援専門員(介護福祉士)
                │
                └─ ベタニアホーム(痴呆専門通所介護) ── 指導員(介護支援専門員兼任)
                     ※特別養護老人ホームに併設
```

(2) 地域で生きることを支えるために
～訪問看護ステーションと配食センターを併設して～

有限会社多摩たんぽぽ訪問看護ステーション
所長　千葉信子

　多摩たんぽぽ訪問看護ステーションを開所して早くも2年半になる。この地にしっかり根をはり，地域に役立つ仕事をしたいと考え，3月に訪問看護，4月に居宅支援，5月に配食サービス，そして2001年3月に訪問介護を始めた。在宅生活を支援するためこの4つの事業は，当面私たちにできる最大限の目標としていた。もともと，私自身が食べることが好きな上ストレス発散方法がつたない料理であり，食に対する基本的な考えは，'食べることは生きること'である。今回は，訪問看護ステーションに併設してどうだったのかを振り返りながら報告したい。

1）併設のきっかけ

　訪問看護の準備期間中の2月頃，ひょんなことで栄養士学校を3月に卒業する予定の近隣に住む19歳のお嬢さんと知り合い，意気投合し採用することに始まる。4月から先ずは職員の福利厚生の意味合いで食事つくりを担当させた。お年寄りに本当に喜ばれる食事が提供できるとの判断から5月から作って配るという作業を開始した。友人のケアマネジャーが待っていました！とばかりに紹介してくれ，職員の食事つくりと共に力量に合わせて徐々に増やしていった。その頃の配食サービスの現状は，冷凍食品や事業団によるサービスはあったが栄養士による手作りで暖かい食事を安価で届けるという利用者本位のところはなかったので大変好評を頂いた。

2）併設にあたり行った工夫と課題

　担当者が学校での学びを発揮することと同時に，職員や利用者の評価を大切にすること，お届けする利用者の状況を把握することを指導した。その方がどんな状態で弁当を受け取り，どんな状態で食べられるのかを知らなければおいしいはずの弁当が凶器にもなるからである。例えば，箸やお茶を用意しなければ食べることができなかったり，弁当だけでは喉が通らず，窒息するかもしれない方もいる。ただ作って配るのなら訪問看護ステーションで併設する意味がないことを伝えた。つまり，多摩たんぽぽの配食サービスは，利用者の安否確認と異常があればすぐ報告し，安心して地域で生活できるように支援する役割を持つという義務を与えている。

3）併設のメリット

　先にあげた安否確認と，自社プラン作成の利用者にはすぐに対応できることがあげられる。幸いなことに，長く病院で管理栄養士をしたヘルパーの協力を得て，毎月のメニューをたて，栄養士を中心に作るという恵まれた人材のもとで特食をも作れることが可能なのである。生活習慣病が増える中での特食

やお粥や刻み等，在宅において治療食が食べられる意義は大きいものである。血糖値が下がった・ありがとう！という言葉に担当者は喜びを感じている。又，併用して良かったといえるもう一つに，食事をつくるというテーマを持ってヘルパーが練習できる機会として配食に関わらせたことである。特に若い男性ヘルパーは配食に関わりながらヘルパーになったこともあり，その後在宅で食事作りをする場合や結婚して家庭でも料理するのに，抵抗感がなくなって良かったと聞くにつけ，意義があったと思っている。

4）併設に対する地域の受け入れや利用者の確保

先に述べたように特食を提供している業者がないことから，三鷹市を中心に近隣の行政や居宅介護支援事業所からの紹介も多く，利用者のニーズに答えきれない状況にある。開始当初から依頼に対し，できるだけ対応してきたことから，広範囲に及ぶ配達を実施しており地の利の点で効率が悪いのが難点である。例えば，配達できる地域を限定し又，拠点にまとめておいて取りに来て頂くことが可能なら数を作ることは問題ではないように思われる。保健所の指導も頂けるように営業許可も得ている。大家さんの育てた芋やネギ等の新鮮野菜が弁当を盛り立ててくれることもあるが，何といっても大家さんの寛大な理解と協力は有難いことである。

5）運営内容と経済事情

お年寄りや病気で食事が自分で確保できない方に対して，毎日の食事がおいしくて安全で安価が何といっても不可欠な要件である。食材は，私の田舎の低農薬の米を安く仕入れ，病院で扱う業者や近くの八百屋と契約して利用している。その他，弁当の入れ物は，使い捨てのパックを使用している。単価の考え方は，私が庶民の一人として1回の弁当に費やせる金額を考慮して決めたもので，常食600円・特食700円である。職員はメニューとレシピ担当の栄養士1名，配食専門のパート2名（1名は臨時），料理専門は2名（1名は栄養士で配達も行う）の総勢5名であるが，そのスタッフの休みを保障するときは以前働いたヘルパーが業務を工面して補塡してくれている。家は，一軒家であるがヘルパーとは間仕切りになっている。いずれ，狭いことからヘルパーの事務所移転を考えている。配食数は，昼30食，夜50食であり，昼は1名で車で配達し，夜は2名で2台の車で配達している。

さて，経済事情であるが人件費相当分額が毎月赤字である。当初よりわかってはいることとはいえ真剣に悩み，廃止をも検討した。しかし，印鑑をもち玄関で弁当を待つ利用者のほっとした表情やありがとう！の言葉が脳裏に焼きつき，又頑張ってきた職員の生活を脅かすことでもあり，それはできなかった。不採算部門であっても，たんぽぽの特徴としての食の確保を続けることに重点をおいた。これも，併設での大きなメリットといえる。

6）併設での今後の課題

地域のケアマネージャの研修で，配食サービス事業を招き試食会を計画したことがある。8社が参加したが併設でのメリットを最大限生かして，おいしくて安全で安価の手作りのたんぽぽ弁当を紹介した若い責任者に大きな拍手が寄せられた。管轄の行政に，他の業者に委託しているようにたんぽぽも考慮してほしい旨交渉した経過があるが，有限会社は営利を目的としていることから今は難しいといわれてきた。市の委託が受けられれば，利用者は同じ弁当でも400円で済むのである。不採算部門であり，また併設で果たしている功績は大きいという複雑な事情もあるが，この先高齢者は更に出費がかさむことが想定され，思い切って利用者にとり有利な方法をとるために発展的な判断をする時期にきたのかもしれない。とはいっても，行政の委託を受けたとしても，全市ではなくもろもろの条件があることから全

員がその対象にはなりえないのである。利用している方の多くは，高齢の単身か又は高齢の2人所帯が多く，買い物はおろかバランスの良い食事を作ることは難しく，さりとて食事のたびにヘルパーを利用することもできない。高齢者は，医療費や介護保険料がアップすると食べ物を削ることが充分考えられることである。当然のこと健康が脅かされる恐れもある。介護保険で一定の基準に適応した業者に対して食事が提供できる制度ができて，利用者から一割負担のみ頂くだけで済むようであれば，介護保険料が高くなっても心の通った優しい制度といえるのではないだろうか。しかし，利用者の心と体の健康を祈りつつ，併設のメリットを生かしながらたんぽぽの配食サービスはこれからも続く。

7）終わりに

　20年前に私は癌で母を失った。料理好きな母が，貧困な生活の中でも創意工夫して食卓やおやつを作り楽しませてくれたことを思い出す。その母が，段々と弱り食欲がなく食べられなくなってきたのが悲しくて，大好きだったお寿司を口に運び，食べてもう一度元気になって欲しいと願った。40年近くも看護婦をしていながら，点滴よりも一口の栄養が大事だと思っている。だから，私は訪問看護をしていても，お年寄りと一緒に台所に立ち楽しい一品を作ることを今もやめられない。食べて生きることは人間の尊厳でもある。これからもお年寄りや病気をもつ人々が地域で安心して生きることを支援していきたい。

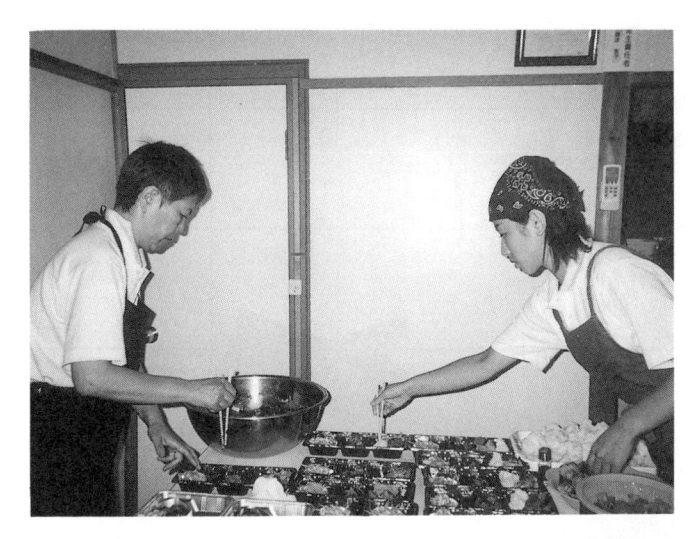

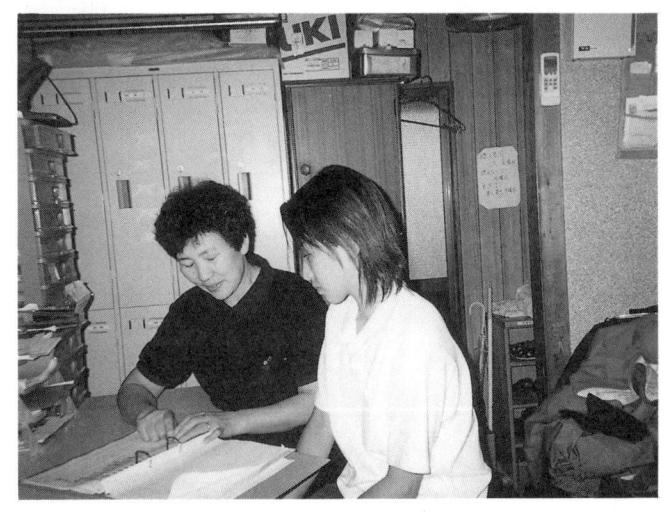

平成14年 9月前半 献立表 昼食

<一般食>治療食は多少異なります

日曜日	メニュー	主な材料	エネルギー(kcal) たんぱく質(g)
2日 (月)	御飯 塩焼き 炒め煮 揚げだし豆腐 中華風和え	白米 秋刀魚 鶏肉・牛蒡・人参・こんにゃく・椎茸・いんげん 豆腐 えのき・もやし・人参・さやえんどう	673kcal 26.4g
3日 (火)	御飯 鶏から揚げ 甘酢あん 卵とじ 金平煮 ゆかり和え	白米 鶏肉 高野豆腐・人参・三つ葉・卵 人参・ピーマン きゃべつ・きゅうり	531kcal 22.2g
4日 (水)	御飯 秋刀魚と凍り豆腐の揚げ煮 ひじきの梅肉和え 里芋と鶏肉の煮物 煮浸し	白米 秋刀魚・凍り豆腐・春菊 ひじき・きゅうり・人参・梅 里芋・鶏肉・いんげん ほうれん草・さつま揚げ	642kcal 28.5g
5日 (木)	御飯 豚肉の胡麻焼き 椎茸の詰煮 南瓜ベーコン煮 酢の物	白米 豚肉 むきえび・長いも 南瓜・ベーコン・玉ねぎ 大根・人参・糸こんにゃく・椎茸	577kcal 22.8g
6日 (金)	御飯 さわら胡麻だれ焼き 野菜炒め 南瓜サラダ きゅうりもやしの胡麻醤油	白米 鰆 きゃべつ・玉ねぎ・しめじ・むきえび・人参 南瓜・レーズン・きゅうり・ハム・玉ねぎ きゅうり・もやし・ねぎ	554kcal 22.9g
9日 (月)	御飯 焼売 卵焼き 伴三糸 辛し和え	白米 鶏挽き肉・玉ねぎ・ねぎ・椎茸・むきえび 卵・シーチキン きゅうり・春雨・ハム・きくらげ 小松菜・大豆	580kcal 21.2g
10日 (火)	御飯 ロールきゃべつ さつま芋サラダ 切り昆布炒め煮 かぶ梅肉和え	白米 きゃべつ・挽肉・玉ねぎ さつま芋・きゅうり・レーズン・人参 切り昆布・さつま揚げ かぶ・梅肉	551kcal 22.2g
11日 (水)	御飯 鮪の鍋照り スパゲティサラダ ぜんまい煮物 含め煮	白米 鮪・ねぎ・ピーマン スパゲティ・コーン・きゅうり・玉ねぎ・ハム ぜんまい・しらたき・人参・油揚げ・いんげん 凍り豆腐・人参・いんげん	572kcal 27.6g
12日 (木)	御飯 揚げ団子 里芋と油揚げの煮物 酢の物 卵とじ	御飯 豚挽き肉 里芋・油揚げ きゅうり・みかん缶 にら・人参	573kcal 24.2g
13日 (金)	御飯 酢豚 煮浸し 里芋含め磯かけ おろし合え	白米 豚肉・椎茸・ピーマン・人参 ちんげんさい・しめじ 里芋・のり 大根・きゅうり・みかん缶	583kcal 22.3g

9月15日は敬老の日です。13日にはお祝いのお弁当を考えました。益々皆様お元気で、たんぽぽのお弁当を宜しくお願いいたします！！

多摩たんぽぽ配食センター
0422－34－5011
090－2154－5323

平成14年　9月前半　献立表　　夕食

＜一般食＞治療食は多少異なります。

日 曜日	メニュー	主な材料	エネルギー(kcal) たんぱく質(g)
2日 (月)	御飯 豚肉のカレーソース煮 煮物 揚げ茄子甘味噌かけ 酢の物	白米 豚肉・玉ねぎ 揚げ・こんにゃく・おくら 茄子 り・えのき・わかめ・かまぼこ	537kcal 23.2g
3日 (火)	御飯 煮魚 田楽豆腐 マセドアンサラダ ナムル	白米 魚・ねぎ 焼き豆腐・こんにゃく・しし唐 じゃが芋・人参・ハム・きゅうり・コーン キャベツ・にら・もやし・ささみ	576kcal 25.9g
4日 (水)	御飯 香味焼き さつま芋旨煮 茄子味噌かけ きゅうりみょうが即席漬け	白米 豚肉 さつま芋・しいたけ ナス・しし唐・豚挽き肉 きゅうり・みょうが	543kcal 22.9g
5日 (木)	御飯 生姜焼き 炒り豆腐 炒めなます パインポテト	白米 めだい 豆腐・むきえび・しいたけ・人参 もやし・人参・油揚げ さつま芋・パイン缶	558kcal 25.3g
6日 (金)	御飯 チキンピカタ もやしのソテー わさび和え なす炒め煮	御飯 鶏肉 もやし・油揚げ・人参 小松菜・あさり なす・豚肉	533kcal 26.2g
9日 (月)	御飯 魚生姜焼き ビーフンソテー ポテトサラダ チンゲンサイとかまぼこ煮浸し風	白米 魚 ビーフン・人参・ピーマン・筍・椎茸・玉ねぎ・豚挽き肉 じゃが芋・卵・きゅうり・ハム・玉ねぎ ちんげんさい・かまぼこ	598kcal 23.7g
10日 (火)	御飯 かじき竜田揚げ 酢味噌和え 南瓜粉吹煮 辛し和え	白米 カジキ わけぎ・いか・わかめ 南瓜 ほうれん草・春菊	570kcal 24.7g
11日 (水)	御飯 鶏南蛮漬け 凍り豆腐含め煮 胡麻和え ピーマン炒り煮	白米 鶏肉・玉ねぎ・ピーマン 凍り豆腐・人参・昆布・いんげん もやし・にら ピーマン・シラス	582kcal 22.3g
12日 (木)	御飯 から揚げ 野菜炒め 含め煮 胡麻和え	白米 かれい キャベツ・コーン・ピーマン・ベ もどき・人参・椎茸 ・豆もやし	542kcal 23.5g
13日 (金)	赤飯 照り焼き にしん昆 煮含	・小豆 布　　卵 ・椎茸・里芋 つま芋	628kcal 28.7g

まだまだ暑い日が続きます。　…材を生かしたお弁当，定…　！

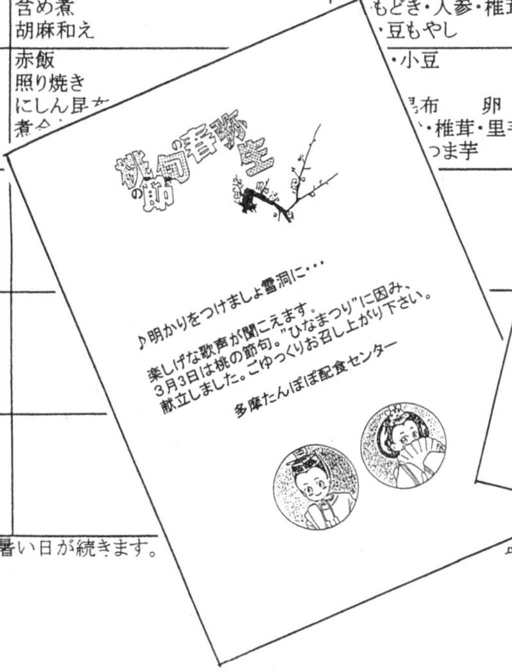

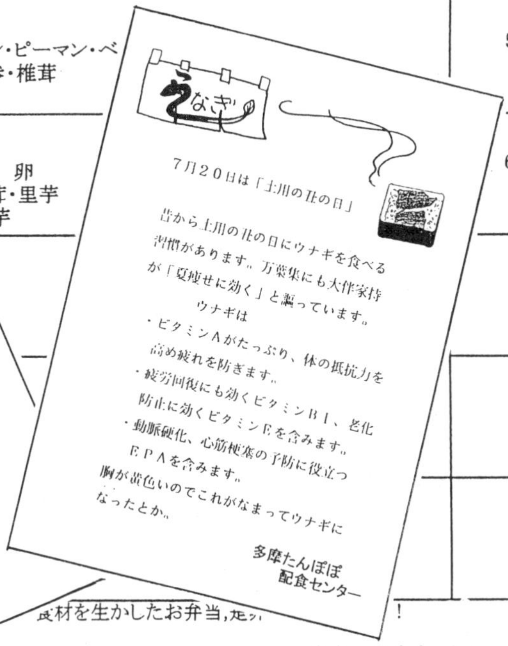

多摩たんぽぽ配食センター
0422－34－5011
090-2154-5323

(3) 訪問看護ステーションと併設サービス
～複数訪問看護ステーション開設，訪問介護及び在宅介護支援センターとの効果的な両立の例

社団法人山梨県看護協会立訪問看護ステーション本部
芦沢はる江

1) 訪問看護の開始

　山梨県看護協会では，昭和52年～53年に訪問看護の有効性と可能性を検討するため「在宅療養者実態調査」を実施した。その調査結果を基に知事に対し「訪問看護の制度化に対する要望書」を提出し，昭和55年度に山梨県の単独事業として市町村を実施主体とした「訪問看護」が実施されることになった。5年間で全市町村が実施することを目指して，初年度は一市一町がモデル事業として実施した。

　また，この事業に従事する訪問看護師の質・量の確保を図るためナースバンク事業を活用して認定講習会を開始し，修了者を市町村に斡旋することとした。

　さらに，行政の仲介による医師会との協議に基づき，主治医との連絡，訪問看護中の応急手当，訪問看護師研修への協力等に関わる協定書を取り交わした。

　昭和58年に老人保健法が制定され財源の確保ができたことを機に全県において訪問指導事業が実施されることになり，訪問看護と併せて実施することになった。

　平成4年老人保健法改正により老人訪問看護ステーション事業が開始されのに伴い県訪問看護制度のあり方について検討し提言した。

　当協会においては，県全域に訪問看護ステーションを整備する目標の基に開設準備に着手した。特に，山間辺地を有する地域においては行政のバックアップによる公共性をもったステーション機能を考えた。

　平成6年4月に貢川訪問看護ステーションを当看護協会立第一号（県内で二番目）として開設することができた。

　その後，平成12年4月の介護保険制度開始直前までに当協会が整備した介護関連サービス事業所の総数は，訪問看護ステーション8か所（居宅介護支事業所を併設），サテライト10か所，ホームヘルパーステーション2か所であり，在宅介護支援センターの運営受託2か所となっている。

2) 訪問看護ステーションにホームヘルパーステーションや在宅看護支援センターを併設することになったきっかけ・意義

　医療器具装着，がん末期の疼痛緩和ケアなど医療依存度の高い在宅療養者の増加，病院の入院期間短縮化，在宅療養希望者の増加と相俟って，在宅医療・ケア技術の進歩，在宅医療福祉のサービスメニューの増加等在宅療養の体制が整いつつあった。

　しかし，家族介護力の低い在宅療養者や医療依存度の高い在宅療養者が安して療養することができる

ようにするためには、24時間の療養管理・看護・介護のサポート体制や保健医療福祉のより綿密な連携体制が求められていた。

こうした状況下で、平成9年1月、厚生省が示した趣旨に沿って「在宅保健福祉サービス総合化モデル事業」の実施について市に対して働きかけを行い、同年12月から当協会が事業を委託され、荒川訪問看護ステーション、荒川在宅介護支援センター及び荒川ホームヘルパーステーションの三事業所を総合化し、「荒川在宅ケアセンター」としてこの事業に取り組むことになった。

在宅介護支援センターの調整機能、訪問看護ステーションやホームヘルパーステーションにおける看護・介護サービスを一体的に提供する「在宅ケアセンター」として24時間体制をとることとした。県内ではじめての試みであった。

次いで、平成12年4月の介護保険制度施行に先立ち、かねてから保健福祉の総合的実施を計画していた町が、在宅介護支援センターを核としたこのモデル事業の効果を知って当協会に事業の委託要請がされた。こうして、協会二つ目の在宅ケアセンターとして、ますほ訪問看護ステーションに在宅介護支援センター、ホームヘルパーステーションを併設し、介護支援事業の総合化と効果的実施を図ることになった。

3）訪問看護ステーションに在宅介護支援センター，ホームヘルパーステーションを併設するにあたっての工夫

①所内会議で課題について協議

各事業所の要員不足、財政的問題、台帳・記録用紙類の整備等について検討・協議し、相互支援体制をとることを確認しあった。

②ふれあい交流会（お花見会）の開催

開所後3か月経過した4月初旬に事業の紹介を兼ねて、満開の桜の花見会を催し気分転換を図るとともに利用者と職員、利用者同士の交流を図る機会を持った。

主催者が軽食を用意し、ボランティアによる理容サービス、看護職による健康チェックと相談等を行い、花見を楽しみながら保健医療福祉に関する情報が得られる企画は参加者から大変好評を得た。

③関係機関との連携

二例目については、すでに町社会福祉協議会に委託されていた在宅介護支援センターを当協会へ委託替えしたことによる調整が手間取り利用者の確保に苦労した。

幸い行政の支援を得て、在宅介護支援センターが地域活動に積極的に関わることができるようになった。行政が実施する地区懇談会などにも同行し、在宅ケアセンターにおける介護の支援体制を説明した。こうしたことをきっかけに少しずつ利用者の増加が図られているところである。

4）在宅介護支援センター等との併設のメリット

・看護・介護サービスを同時に提供する機会がしばしばあるが、訪問介護の従事者には経験することがなかった医療依存度の高い事例やターミナルケアが必要とされる事例などに接する機会、また、カンファレンスなどをとおして、相互にその対応方法等を学ぶ場となった。
・事業所が近接し、相互交流があることから連携をとりやすく、必要に応じて一緒に相談または訪問をすることができる。
・在宅介護支援センターに集まる情報を活用できる。
・介護保険制度未利用者に必要な手続きを支援し、サービス情報を提供することができる。

5) 併設に対する地域の受け入れ，利用者の確保

・事前準備として地域の関係機関との協議を十分に行うことにより関係者の合意を得ることが，協力態勢の確立や円滑な受け入れにつながっている。
・在宅介護支援センターを中心に，地域の保健福祉の行事等に積極的に参加して，地域の方々とのふれあい交流の機会を大事にすることが，新規申し込みの増加など利用者確保にも良い影響として現れている。

6) 複数事業所の集中管理

　訪問看護ステーションの開設当初から，不慣れな経営管理に対して経営診断の専門職を依頼し，毎月の運営状況の分析とそれに基づく経営安定化の方策を検討し，雇用体制や給与規則などの整備を行った。
　訪問看護ステーション開設を順次進めて，平成9年度中には5か所となるのを機会に管理事務の集中化を検討した。
　当協会は，あらゆる地域の在宅寝たきり者や療養者等に訪問看護を提供するために県下全域に訪問看護ステーションを設置する構想を持ち，その目標に向かって努力してきたが，山間辺地を抱える地域等では採算を度外視しなければならない状況が予想された。
　人事や経理の一括管理により，地域差を是正し平準化できることを期待して集中管理方式を採用することにした。
　それにより，市町村事業の委託を受ける際にも，一つの市と複数事業所がそれぞれに契約を交わすような不合理な事態を避けることができた。
　また，非常勤職員が多く煩雑な給与事務を各事業所の非常勤事務職員（現在は常勤）が行うことにも困難性があったので，集中して専門的に行うことが効果的と判断した。実際に，人事や経理について円滑な執行ができているのは，この方式の効果といえよう。
　協会立訪問看護ステーションにおける看護の質向上と相互支援体制づくりを進めるため，毎月定例で「訪問看護ステーション所長会」を開催し，運営上の情報交換の機会として効果的に機能している。
　平成14年度には，協会立訪問看護ステーションの訪問看護師一人が，創傷・オストミー・失禁(WOC)認定看護師に認定された。看護協会として会員に広く活用されるよう図るとともに，現在，協会立各ステーションからの相談や同行訪問，学習会の講師などを担当して，相互の質向上に一定の役割を果たすよう努めているところである。
　また，別の訪問看護ステーションにおいては，助産師を配置し母子の保健事業の受託に対応し医療保険適用の訪問を行う等この分野への活動拡大について研究的な試行を実施中である。

7) 今後の課題

・利用者数の増加に伴い従事者数も増えており多忙になっている。当初に考えた「保健医療福祉サービスを総合的効果的に提供するための併設」の理念が十分に機能するために，連絡会議等により各事業所間の連携の絆をより強くし，従事者同士の協働について意識啓発を図るとともに相談や話し合いに時間を割くことができる体制を整える必要がある。
・当初から予想されたとおり，山間辺地をエリアとした訪問看護ステーションの収益率は低く，今後もこの傾向は続くものと思われる。現在は市町村の協力を得て対応策がとられているが，これがいつまで継続できるかについて，将来的な保障はないので何らかの対策が必要である。
・山間辺地をエリアとしている地域においては，収益性の問題のほかに訪問看護従事者の確保困難の問

題があり，この解消を図ることが課題となっている。
・介護保険制度における山間辺地等の問題は，保険者である町村やその住民に介護サービス費用の15％増など過大な負担がかかることになっているが，国として何らかの支援対策を講ずる必要性を提言していきたい。
・少子化対策としての子育て支援にも訪問看護ステーション機能を活用できるように制度的な検討がされることを期待している。

　訪問看護制度10周年にあたり，山梨県看護協会の取り組みの一端を紹介させていただいた。さまざまな困難を乗り越えながら先進的に取り組んできた諸先輩の足跡を辿り確認することにより，今後の方向を考えるよい機会となった。

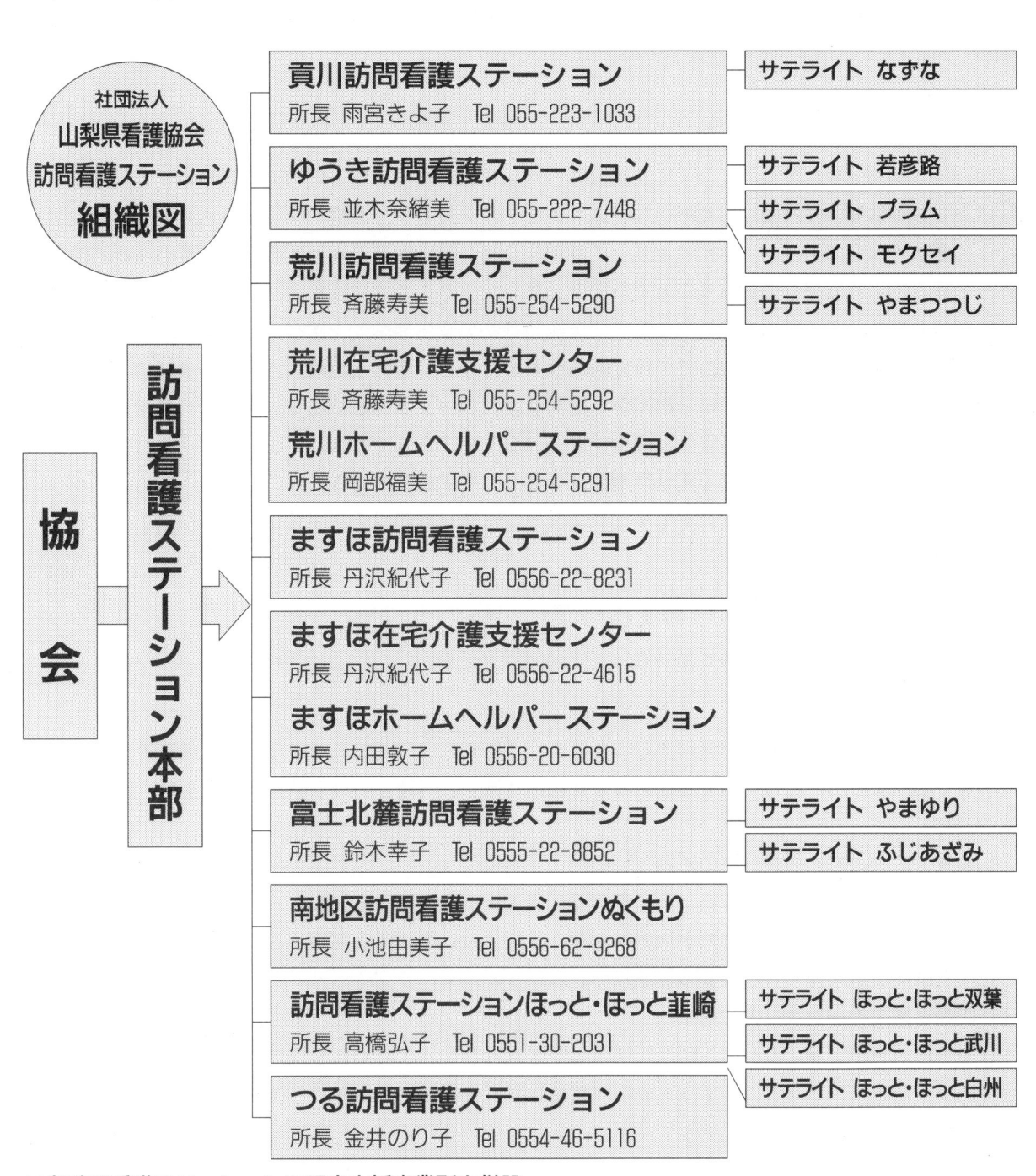

社団法人 山梨県看護協会 訪問看護ステーション 組織図

協会 → 訪問看護ステーション本部

- 貢川訪問看護ステーション　所長 雨宮きよ子　Tel 055-223-1033
  - サテライト なずな
- ゆうき訪問看護ステーション　所長 並木奈緒美　Tel 055-222-7448
  - サテライト 若彦路
  - サテライト プラム
  - サテライト モクセイ
- 荒川訪問看護ステーション　所長 斉藤寿美　Tel 055-254-5290
  - サテライト やまつつじ
- 荒川在宅介護支援センター　所長 斉藤寿美　Tel 055-254-5292
- 荒川ホームヘルパーステーション　所長 岡部福美　Tel 055-254-5291
- ますほ訪問看護ステーション　所長 丹沢紀代子　Tel 0556-22-8231
- ますほ在宅介護支援センター　所長 丹沢紀代子　Tel 0556-22-4615
- ますほホームヘルパーステーション　所長 内田敦子　Tel 0556-20-6030
- 富士北麓訪問看護ステーション　所長 鈴木幸子　Tel 0555-22-8852
  - サテライト やまゆり
  - サテライト ふじあざみ
- 南地区訪問看護ステーションぬくもり　所長 小池由美子　Tel 0556-62-9268
- 訪問看護ステーションほっと・ほっと韮崎　所長 高橋弘子　Tel 0551-30-2031
  - サテライト ほっと・ほっと双葉
  - サテライト ほっと・ほっと武川
  - サテライト ほっと・ほっと白州
- つる訪問看護ステーション　所長 金井のり子　Tel 0554-46-5116

※各訪問看護ステーションに居宅支援事業所を併設

(4) 養護学校に通学する，医療行為が必要な児童への学習支援

社団法人宮城県看護協会訪問看護ステーション室
室長　橋本一子

1）背景

　1979年（昭和54年）から，これまで訪問教育の対象であった障害児も健常児と同様に学校に通学して学習ができる制度になった。宮城県の場合においても，医療行為を必要とする子供たちの就学状況はほとんどが訪問教育であった。学校に通学して学習する場合は，保護者が付き添い，必要とされる医療行為を保護者の手で実施してもらうことを原則としていた。そこで平成9年度から，宮城県では独自に単年度の補助事業（保護者への補助）として「要医療行為児童生徒学習支援事業」を実施した。この事業では，保護者が自分の子供に対して学校で医療行為を行なってもらうために，自己の責任において事前に主治医の承認を受け，校長に申し出てから訪問看護ステーションと契約し，看護師の技術提供（訪問看護ステーションからの訪問看護師の派遣）を受けるものである。なお，平成14年度からは直接訪問看護ステーションと宮城県の契約で宮城県の委託事業として実施している。

　この「要医療行為児童生徒学習支援事業」における宮城県看護協会訪問看護ステーションの関わりについて説明する。

2）要医療行為児童生徒学習支援事業について

（鳴海宏司著「宮城県の要医療行為児童生徒学習支援事業について」，療養の窓，抜粋）

1）目的

　この事業は，訪問看護制度を利用することにより，特殊教育諸学校に通学する経管栄養等の医療的な行為を必要とする子ども達に対する保護者の負担を軽減し，学校における教育の普及奨励を図ることを目的としている。

2）事業の対象となる医療行為の範囲

　この事業の対象となる医療行為は，経管栄養，痰の吸引，導尿，気管カニューレの管理その他の医療行為をいい，対象となる子どもの主治医により，学校において訪問看護師がこのような医療行為を行うことに支障がないと認められたものとされている。

3）訪問看護ステーションの利用

①訪問看護ステーションの利用時間は，保護者が医療行為を行うために学校に滞在しなければならない時間を基礎とし，訪問看護ステーションの利用時間区分に従い，保護者と校長が協議して決めることになっている。

②保護者が訪問看護ステーションを利用した場合の経費については，県が別に定めるところにより，そ

の一部を助成することになっている。

3）いままでの実績

H9年度〜H13年度までの利用状況の推移（宮城県看護協会のステーションから派遣した分）

年度	対象児童生徒数	派遣回数	関わったステーションの数
9年度	5人	196回	2ステーション
10年度	9人	925回	2ステーション
11年度	11人	1551回	3ステーション
12年度	17人	1538回	4ステーション

表1にて，Aステーションにおける実施状況を示す。

4）「要医療行為児童生徒学習支援事業」に訪問看護ステーションが関わる意義として

現在，訪問看護ステーションのサービスは在宅療養者に絞られているが，医療を必要としながらも医療の仕組みの狭間で医療を受けられないでいる分野の人々が存在しており，訪問看護ステーションは，その機能を拡大し医療保険や介護保険が適用されない場の訪問看護活動を行うことで，広く地域に貢献できるステーションをめざす必要がある。現行の学校保健法等の枠の中で医療行為を受けられないが為に保護者の負担が大きかったり，安全な学校生活が送れないでいる児童生徒がいるが，このような対象者に対して訪問看護ステーションの訪問看護師が医師の指示のもとに学校へ訪問し医療行為を実施することは，学校という教育の場で医療が展開できることとなり，児童生徒のQOLの向上はもちろんのこと，訪問看護ステーションの更なる機能拡大になるものと考える。

平成9年度からスタートした要医療行為通学児童生徒学習支援事業への訪問看護師派遣であるが，今まで医療が介入できなかった学校という分野に看護師が入った意義は大きいものがあると思われる。先ず，これまで医療が介入し得なかった「教育」の場における訪問看護ステーションの看護師の新たな役割，つまり医療を軸足にした訪問看護ステーションの看護師の機能が付加され整理された事である。その役割として，①養護学校に通学する児童生徒の心身の状態を総合的に判断しながら，適切な医療行為を安全・安楽に実施する事。②児童生徒のそれぞれの健康段階を把握し，その段階がさらに引き上げられるように予測的・予防的に関わる事。③どのような障害をもっていてもそれぞれに成長発達を続けている児童生徒の発育・発達を促すために，もてる能力を充分に発揮させる事。④保護者の介護負担の軽減をはかる事及び，適切な介護指導・介護支援で保護者に安心感を持ってもらう事。⑤学校の教師が安心して授業に取り組めるように支援し，教育の効果に寄与する事。⑥主治医，保護者，教師など関連するメンバーの連絡・調整役となりそれぞれの役割が効果的に発揮されるようにすることが考えられる。この役割はとりもなおさず訪問看護ステーションの今後の機能拡大の方向のひとつとして捉えてよいものと考える。さらに，この事業を県の補助事業に止めず保険適用の事業に発展させていき，多くの児童生徒が安心して学習できる環境が確保される事を願うところである。

表1 Aステーションにおける対象児童生徒のケアの概要

項目 生徒	学年	性別	病名	訪問回数（曜日）	契約時間	開始年月日	ケア内容	NS配置	タイムスケジュール
ア	小5	男	痙直型アテトーゼ症候型全汎てんかん	2回／週（火・水）	4	H9.8.27	吸引・排痰ケア 経管栄養 体位交換（必要時）	1	9:30 観察／10:00 吸引／12:00 経管栄養／13:30 吸引
イ	高1	男	痙性四肢マヒ 精神運動遅滞 てんかん	2回／週（火・水）	4	H9.8.27	吸入吸引 経管栄養 体位変換	1	10:00 観察／11:00 吸引／12:00 吸引 経管栄養／13:00 吸引
ウ	小4	女	痙性四肢マヒ 発達遅滞 浸出性中耳炎	2回／週（火・水）	4	H10.4.21	吸引 水分補給（口腔ネラトン法）	0.5	9:30 バイタルチェック／10:00 観察 水分補給／12:00 バイタルチェック 残胃量 経管栄養 内服注入／13:00 吸引
エ	小6	女	脳炎後遺症	2回／週（火・水）	4	H10.4.21	吸引・排痰ケア 摂食指導 経管栄養	1	10:00 吸引 観察 水分補給／11:00 バイタルチェック 担任との打合せ／12:00 吸引 摂食 経口腔ケア／12:30 昼食確認／13:00 吸引
オ	小3	女	精神運動遅滞 視覚障害 痙性四肢マヒ 症候型全汎てんかん	2回／週（火・水）	4	H11.4.13	経管栄養 吸引 体位変換	0.5	9:30 バイタルチェック／10:00 観察 水分補給／11:00 吸引／12:00 経管栄養／13:30 吸引
カ	小2	男	痙性四肢マヒ 精神運動発達遅滞 摂食障害 てんかん	2回／週（火・水）	4	H12.4.12	吸引 口腔ネラトン法でのミルク注入 摂食指導	0.5	9:30 観察 水分補給／12:00 バイタルチェック 口腔マッサージ 摂食 経管栄養

(5) 24時間訪問看護と訪問介護事業所及び介護老人福祉施設との連携

社団法人埼玉県看護協会

1）埼玉県看護協会立訪問看護ステーションの開設の経緯と背景要因

　平成3年に老人保健法を一部改正し，訪問看護制度が創設されたが，埼玉県看護協会は全国的にも早い平成4年10月に，秩父を山村型，与野を都市型モデルとして，2か所の訪問看護ステーションをスタートさせた。さらに，平成6年に川口，平成7年に鳩ヶ谷，平成10年に県南（川口），平成11年に与野第2，平成12年に吹上と，あわせて7つの訪問看護ステーションを開設している。

　開設に当たっては，埼玉県を始め各開設地の郡，市長の方々の物心面にわたりご指導，ご支援を賜った。また，埼玉県医師会長を始め，郡市の医師会長を中心に医師会のご理解とご協力を賜った。開設資金については，日本看護協会より借入金，郡市の地元からの助成金と埼玉県看護協会の出資金で賄った。特に，川口市では総合計画の中に痴呆性老人相談の必要性が明記され，同時に相談業務が委託された。

　制度がスターとしてすぐに訪問看護ステーションを開設することができた要因としては，以下の点があげられる。

　まず，昭和63年3月に社団法人埼玉県看護協会第一支部（秩父地域）に地域看護実施委員会が発足しており，当時の支部長，保健所保健婦課長の方々が中心となり，地域の市町村のご支援もあって，秩父地域に先駆的な訪問看護が開始されたことである。

　2つ目としては，昭和63年に熊谷市が厚生省より訪問看護等在宅ケア総合推進モデル事業の実施都市に選ばれ，その活動を担う訪問看護師を養成するため，埼玉県看護協会が訪問看護師養成講習会を開始し，これ以来，埼玉県看護協会独自の計画で訪問看護師養成講習会を実施してきた。

　3つ目には，昭和50年代から先駆的な病院と地域の継続看護を実践するための研究会や教育機関における地域との協同的な訪問看護実習が展開されており，訪問看護活動を実践するための環境が醸成されており，加えて，日本看護協会訪問看護開発室のご指導が行き届いたこともあって，訪問看護ステーションを開設しようという気運が盛りあがった。

　4つ目は，訪問看護ステーションの管理者・経営者としての素質が備わった人材にも恵まれた。

　開設当初は，初めてのことで，利用者の確保や経営面で課題は多かったが，4年目を迎えた時には，収益が増え，経営が好転し，訪問看護ステーションの運営が軌道にのってきた。特に嬉しいことは，利用者を通して医師から訪問看護の業務を理解し評価され，医師と看護師の相互信頼のもとに，協調して利用者を看護していく関係が築かれてきたこと，地域の人々から訪問看護について大変信頼を得るようになったことなどである。

　「鳥もかよわぬあの山こえて」と秩父音頭の一節にあるように高い山，深い谷，雪も氷も，ものとも

せず，30～40キロの山道を走り，人も訪れることの少ない山の中でひたすら看護師を待っている利用者を，ミニカーで訪問するため，訪問看護師が山中で事故を起こさないかと心配する所長をよそに，利用者の喜ぶ顔が嬉しく使命感をもって生き生きと訪問を続ける毎日だった。

2）ケアマネジメントと24時間対応型訪問看護モデル事業の実施

　平成8年度には「地域における保健・医療・福祉の連携とケアマネジメントの実際・モデル事業（24時間対応型訪問看護）」の委託を受けた。このモデル事業は与野訪問看護ステーションにおいて実施する事とし，企画は看護協会の理事，与野訪問看護ステーション所長他3名が担当し，埼玉県立衛生短期大学（現在の埼玉県立大学）野川教授にコーディネーターとして協力を頂いた。このモデル事業実施に当たっては与野市長，与野市医師会長を始め多数の関係者の方々にご支援を頂いた。

　その結果，利用者及び家族，かかりつけ医を始めとする多くの関係者から高い評価を得た。特に，コンピュータを駆使してのアセスメントに基づくケアプランの作成と24時間体制の訪問看護の展開で，利用者の予想外の回復・改善と家族の安心感および介護負担の改善により，利用者と家族から大変喜ばれ，その成果は大きかった。

　平成9年度も引き続き，日本看護協会から平成8年度に実施したモデル事業で得られた成果を更に発展させる事を課題とするモデル事業継続の委託を受け，下記について行った。

　①要介護者，家族，介護環境を枠組みとしたケアマネジメントの方法及びケアマネジャーの役割の実践　②看護と介護活動の協働体制強化のために活動拠点を同一化する必要上から訪問看護ステーションにヘルパーを確保して滞在巡回型サービスを適切に組み合わせてのケアマネジメントの実践　③与野市医師会との連携による緊急対応システム，救急対応入院病床（市民床）の連携強化，及び与野市の24時間介護サービスとの連携方法を検討，実施してその効果の明確化

　この結果，24時間対応在宅ケアマネジメントの方法が多くの保健，医療，福祉の関係者等に理解され，ケアマネジャーの専任制やリアルタイムでの情報交換や連携を効果的にするための訪問看護と介護活動の拠点の統合の意義，訪問看護ステーションの機能の強化を目的とした，多様な機能を具備した複合施設化による併設サービスとの協働等，その在り方が明らかになり，今後のケアマネジメント機関としての訪問看護ステーションの方向性と活動の目標が明確になった意義は大きいと考える。

3）在宅ケアの拠点の確保―社会福祉法人「吹上苑えがりて」（特別養護老人ホーム）の運営

　平成9年9月，埼玉地域看護研修センター講堂で臨時総会が開かれ，特別養護老人ホーム（社会福祉法人彩吹会）の運営を引き継ぐことを賛成多数で決定した。

　臨時総会の開会に先立って埼玉県福祉部当該課長は，「介護保険が実施されることを考えると看護について豊富な知識・技術・経験を持っているクリーンな経営者に引き継がれることを希望する」と述べ，また，新井会長は「21世紀の高齢社会に向けて，特別養護老人ホーム，ショートステイ，デイサービス，在宅介護支援センター，これらに訪問看護ステーションおよびヘルパーステーションを加え，看護の視点でケアし，お年よりに安らぎと生きる喜びを提供する施設として全国にさきがけ，モデル施設として吹上苑を経営していきたい」と提案理由を説明した。

　会員からは，「なぜ汚職事件をおこした彩福祉グループの施設を引き受けるのか」という意見のかたわら，「埼玉県看護協会が時代を先取りする有意義な事業の運営に参画することに賛成する」という力強い協力の声があり，地域に根ざした在宅ケアの拠点として平成9年10月より彩吹会の運営を引き継ぐことになった。

4）「吹上苑」に併設の2つ目の看護協会研修センター（埼玉高齢者介護研修センター）の設立と吹上訪問看護ステーションの活動の変化

　わが国は，21世紀初頭には国民の4人に1人が65才以上の超高齢社会を迎えることになり，高齢者介護の役割がますます重要となり，痴呆性老人や寝たきり老人などの要支援，要介護高齢者を地域ぐるみで支援，介護していくため，ホームヘルパー，ケアコーディネーターなどの福祉，看護職が地域住民に対し，実習を通して研修を行い，介護を支える人材の確保と資質の向上を図っていくことは，急務となっている。

　当協会が運営している埼玉地域看護研修センターの収容能力は増加する会員（約11,000人）の研修と埼玉県からの受託研修で限界に達しており，加えて，ヘルパー研修の委託を受けることが難しい状況にあった。そこで，特別養護老人ホーム（吹上苑）に隣接する土地に「埼玉高齢者介護研修センター」を埼玉県と財団法人埼玉県市町村振興協会（市町村の出資による財団法人）等の支援を受けながら建設し，「吹上苑」での実習を通して研修の充実を図り，高齢者介護サービスの向上に寄与することを考え「埼玉高齢者介護研修センター」を建設することとなった。

　なお，当センターの機能は図1のとおりで，使用目的は以下のように多様である。

①家庭介護研修　　　　②ヘルパー養成研修　　　③介護福祉基礎講座
④看護・福祉職現任教育　⑤介護支援専門員現任教育　⑥訪問看護師養成研修
⑦災害時対応機能　　　⑧看護・福祉職の継続教育　⑨訪問看護ステーション
⑩ヘルパーステーション

　看護職の継続教育の研修施設としても「埼玉地域看護研修センター」と連携しながら運営し，連携を図っている。

　現在は，そのセンター内に埼玉県看護協会吹上訪問看護ステーションが併設されている。当ステーションは，介護保険開始直前の平成12年1月に看護職2.5名でスタートし，当初はアパートを借りて，最低限の設備で出発した。当ステーションは訪問看護単体でスタートしたため，社会福祉協議会と同敷地

図1　埼玉高齢者介護研修センターの機能

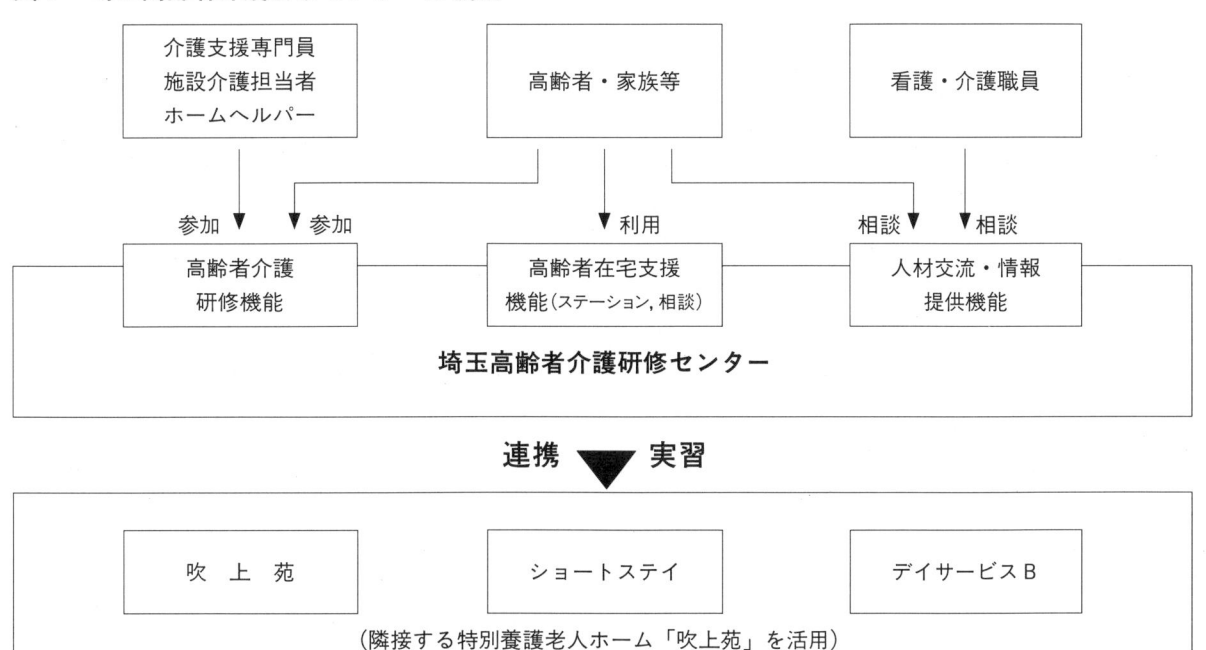

内にある埼玉県看護協会立の吹上苑内の在宅介護支援センターとの2か所からの訪問看護の依頼が多い。その後、平成13年5月、埼玉県高齢者介護研修センター（看護協会立）が完成し、その一角に訪問看護ステーションと訪問介護ステーションのスペースが作られた。現在、当センターで行われている訪問看護師養成講習・1級、2級ヘルパー養成講習などの実習の受け入れ、看護学生の実習の受け入れ、介護技術の指導等教育に力を入れている。吹上町内においては、在宅に関わる多職種・多業種によるケースカンファレンスや在宅福祉研究会等が定期的に開かれ、縦・横の関係が維持されている。

5）併設サービス事業所である県南訪問看護ステーション（在宅介護支援センター，訪問介護事業所）の開設による協働と24時間電話相談による継続的な支援の効果

次に、埼玉県看護協会立の7つの訪問看護ステーションの中から、併設サービスを開設し、24時間電話相談による継続的な支援を行っている県南訪問看護ステーションの活動をと併設の効果や今後の課題を述べる。

平成10年3月、川口訪問看護ステーションに続く「川口市における第二のステーション」として県南訪問看護ステーションを川口市芝地区に設立、同じ活動拠点に同年10月に在宅介護支援センターが設立され、24時間の電話相談と訪問看護ステーションによる継続的な支援を開始した。利用者の利便性をかんがみ、JR蕨駅に近接した好立地に建つビルの5階（訪問看護ステーション）6階（在宅介護支援センター）のフロアを借り受け拠点とした。この芝地区は川口市の総人口46万9千人のうち実に8万人を占める人口密集地区であり、高齢化率11％、市場としての将来性はきわめて高いと見込んだ。

平成11年9月、介護保険制度開始に向け、訪問看護ステーション・在宅介護支援センター共に介護支援事業所の指定を受ける。また、前述の平成8年のモデル事業「地域における保健・医療・福祉の連携とケアマネジメントの実際～24時間対応型訪問看護」の調査結果に基づいて、訪問看護と訪問介護の協力体制強化を図るべく、活動拠点を同じくするヘルパーステーションの開設を行なうこととなり、平成12年4月の介護保険制度開始と同時に事業を開始した。

表1 事業概要

事　業	開設年月日	利用者数	延べ訪問数	職　員　数
訪　問　看　護	平成10年3月	132名	733回／月	看護師14名 理学療法士1名
訪　問　介　護	平成12年4月	89名	915回／月	介護福祉士3名 1級ヘルパー4名 2級ヘルパー16名
居宅介護支援	平成11年9月	135名		介護支援専門員専任2名 介護支援専門員兼任5名 事務2名（3事業所兼務）

介護支援専門員兼任者は訪問看護師との兼務。　　　　　　　　　　　　　　　　（平成14年8月現在）

1）当事業所の変遷と事業の特徴

開設当初から行なってきた当事業所の在宅ケア事業は、平成12年介護保険制度の実施により介護保険利用者75名、医療保険利用者12名の計99名であったが、現在は、表1のように132名に増加した。在宅療養の利用者は要介護度3～要介護度5の重度者およびADLはCランクが5割（以上訪問看護の場合）を占め、利用者は、日々の体調の変化が大きく入退院を繰り返す状態の方や容態が重くなり終末期を迎

える方などが増加している。

　後方に医療機関を持たない看護協会立独立型ステーションとして開設後2年目にして介護保険が導入され，システムが複雑化したことによる利用者確保への影響に大きな不安を持った。加えて，川口市内には訪問看護ステーションが17か所もあり，市場原理の真っ只中でこの訪問看護ステーションが生き残り，存続・発展していくためにどうすればよいか，明確なビジョンの確立は急務であった。そこで当事業所は以下のようなケアビジョンを案出した。

　第1に，利用者のニーズに沿った良質のサービスを提供する。第2に，顧客のニーズに仕事を適応させる。第3に，顧客に選ばれる事業者になる。第4に，24時間365日展開による在宅ターミナルケアを可能にする。第5に，健康で明るい地域コミュニケーション作りへ貢献する。

　このようなケアビジョンのもと，訪問看護依頼を受けた場合どのような利用者でも（早朝のインスリン注射や土日祭日の訪問など）対応し，スタッフ一同固いチームワークのもと率先して仕事を行ないかつ連携・協力する，という職場環境が出来上がっていった。
利用者から選ばれる在宅サービス機関となるように心掛けたのは，電話での応対，接遇，職場での挨拶などで，基本中の基本ともいえる「人への応対」に明るさ，優しさを行き渡らせることであり，利用者を常に尊重する心のこもった接遇を常に意識するよう指導を徹底してきた。

　専門職として訪問看護は報酬が高く，それに見合ったプロの看護職としての力量向上のために研修・教育事業は欠かさず，毎週定期的に念入りな看護ケースカンファレンスを実施し，毎朝のミーティングにも情報交換を綿密に行い，学会・研修会への参加も積極的に取り組んできた。また，ユニフォームも，専門職にふさわしいものへと清潔感あるユニフォームを誂え，着用し，その他利用者確保のためわかりやすくデザインされたパンフレットを作成し，病院の婦長会等にも積極的に参加し，広報活動を取り入れた結果，訪問件数が平成12年度は月間500～600件，平成13年度は600～700，平成14年度は700台を順調にキープしている。

　したがって，ケアプラン作成件数の増加に伴う専任のケアマネジャーの業務多忙から，事務部門の強化を図り，迅速・正確を期して電算業務に精通した専任の事務職2名を配置し，かつ，迅速な情報伝達の要となる電話の整備や専用の携帯電話を配備し，緊急訪問など時間を問わず対応できる体制が整った。

2）併設サービス事業所のメリットおよび今後の課題

　第1には，4つの事業を同一の拠点で展開しているため，お互いの仕事の様子を詳細に把握することができ，また共通の利用者の情報交換・カンファレンス等をリアルタイムに行なうことができる。またケアプラン・サービス間の情報フィードバックも時間的なロスがなく，また情報も詳細に渡って正確に伝達が可能である。

　第2には，介護保険開始と共に訪問看護ステーションのサービス利用者のほとんどからケアマネジメントの要望・依頼があり，なおかつ，訪問看護ステーション職員より「ケアプラン作成と訪問看護サービス提供の兼務は難しい」という意見も出たことから，ほとんどの利用者を在宅介護支援センターの専任者（介護支援専門員）で受け持つこととし，現在では135ケースのケアプランを作成，毎月の新規依頼も平均9ケース程度の割合で増加している。

　第3には，ケアプラン作成135件のうち，併設の訪問看護ステーションの利用者は47名，訪問介護は36名，看護と介護両方のサービスを受けている利用者は33名となっている。介護職と訪問看護師が連携体制をとることにより，高齢者の日常生活への援助から在宅ターミナルケアに至るまで，利用者や家族の多様なニーズに沿った対応ができ，かつ同じ場所で同じ人に対して異なる役割で働くことで，多面的な情報・視点を共有し双方向的に利用することができる。このメリットは非常に大きく，複雑で難しいケースに対しても柔軟できめ細かい対応が可能である。

今後の課題としては，第1には，この連携を展開するためには，まず利用者のニーズに対応できる優秀な人材の確保が必須条件であり，特に早朝・夜間に働いてもらえる人材の確保が大きな柱となる。24時間365日サービス可能という大きな枠と，その枠内での質的な充実，どちらの鍵を握るのも人材である。ここには「利用者満足のサービス提供にはサービス提供者自身の満足が必要不可欠」であるとの前提から，給与・待遇面での充実も欠かせないものであることを強調しておきたい。

　第2には，訪問看護事業はマーケット規模も大きく，高齢化社会が叫ばれて久しい社会背景の中で，将来性は非常に高い。しかしながら，ここ都市近郊型の川口市における事例をみる限り，訪問看護の述べ利用が月平均807人，これに対して訪問介護の延べ利用者数が平均して1か月1,700人にも上る。利用者が1か月に平均して利用する訪問看護の回数が6回，対して訪問介護が12回という数字が示すように，訪問介護の需用が訪問看護のそれを大きく上回っている。したがって，ホームヘルパーと訪問看護など，連動するサービス同士の「連携・連帯」の発想はもはや不可欠であり，「併設」というメリットは他のデメリットを補って余りあるものであると確信する。

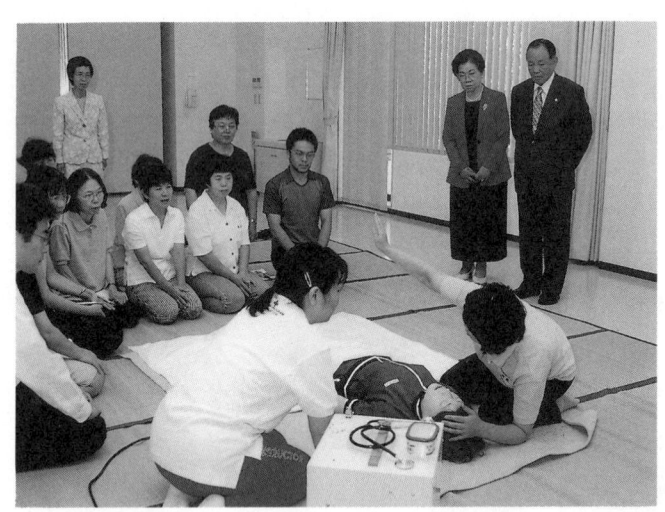

埼玉高齢者介護研修センターにて心肺蘇生法の実習（埼玉県知事視察）

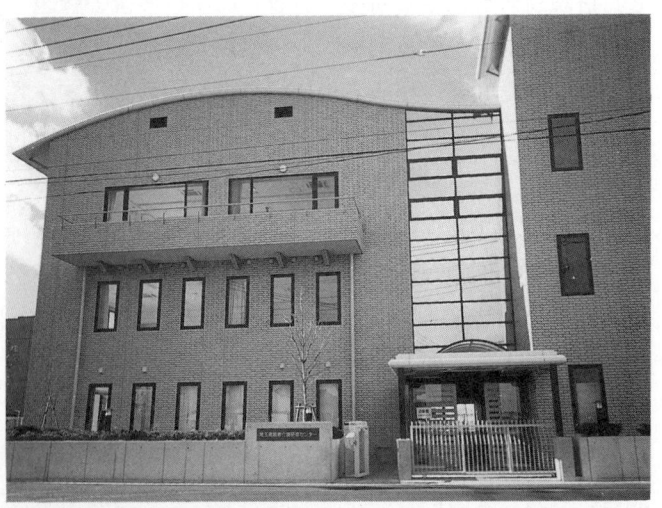

埼玉高齢者介護研修センター

第4章

訪問看護の質向上への取り組み
―大学と臨床の協働―

本章では，(財) 日本訪問看護振興財団による「平成13年度　第7回訪問看護・在宅ケア研究助成事業」のなかから，特に臨床現場と研究機関である大学との協働により取り組まれた研究をとりあげ，今後の訪問看護の質を向上させる実践方法として紹介する

1. 訪問看護の質向上への取り組み
―訪問看護ステーションからのアプローチ―

名古屋市高齢者療養サービス事業団　在宅療養部訪問看護課長
近藤あゆ子

（1）名古屋市高齢者療養サービス事業団の特徴と機能

　名古屋市高齢者療養サービス事業団（以下事業団とする）は，名古屋市における高齢者等の在宅療養基盤整備を図り，保健・医療・福祉サービス水準の向上に寄与することを目的に平成8年1月より業務を開始した。設置母体は当市と名古屋市医師会，愛知県看護協会をはじめとした医療系4団体で構成され，第3セクター方式で運営されている。市内17ヵ所に訪問看護ステーション（以下STと略す）と居宅介護支援事業所を併設して高齢者・障害者のケアマネジメントも実施している。

　本事業団に働く看護職員は約330名で，その平均年齢は42歳である。約7割がケアマネジャーの資格を取得し，訪問看護師と兼務している。平成13年度の事業実績は，訪問看護件数が延べ148,142件，ケアプラン作成件数が延べ31,149件であった。看護形態は受け持ち制をとっており，原則，看護師1人で居宅訪問し，医師の指示書のもとに病状や療養状況を判断し継続的看護ケアを提供している。しかし，非常勤職員が全体の8割を占め，採用時に臨床経験3年以上を条件としているが，潜在看護師からの入職も多いため，個人個人の看護能力を高めるための体系的実践的な職員教育は本事業団における重要な課題である。

　私は名古屋市保健所の保健師であったが，平成10年4月より事業団に出向し，T区STの管理者として訪問看護に従事し，平成13年4月からは本部在宅療養部で訪問看護の統括業務に携わっている。介護保険制度の導入が一段落した平成12年10月頃，偶然にも当事業団松浦在宅療養部長と認定WOC看護師である前川厚子先生のエッセイが「同窓会だより（名古屋大学医学部附属看護学校）」に隣り合わせで紹介された。それが縁で前川先生を事業団の臨地指導者に迎えることになり，訪問看護師のストーマケア，褥瘡管理など皮膚・創傷ケア能力の向上をめざした同行訪問によるコンサルテーション事業を開始した。（詳細は平成13年度日本看護協会地域看護学会に報告）当初はT，K区の2STでのモデル実施であったが，ST管理者同士の実践報告により，他の区にも波及効果が現れるようになった。

（2）実践経過をまとめる中から動き出した共同研究システム

　T区STにおける前川先生とのコンサルテーション事業の中で，訪問看護師の共同研究意欲は高くなっていった。一例では「褥瘡ケアに関わった肺がんの頚髄転移の事例」にリハビリのため座わらせる援助を行った。頚部はカラー固定されており，車椅子移乗が最初の困難課題であった。まず，居室に移動用リフトを導入した。しかし，頚部固定がうまくいかず，福祉用具専門のOTに相談した。アドバイスによりフルタイプのスリングシートを選定し，移乗が安全に行えるようになった。そして車椅子にテーブルを設置したところ受け持ち利用者は絵を描くようになった。何か1つ工夫することにより驚くほどの変化が見えることを体験したのである。

　その他の事例でも，褥瘡好発部位やハイリスク部位にはルーティンに体圧測定を行い，全身評価を加え，除圧クッション，介護イス等を導入し，坐ることを個々に援助することで受け持ち利用者や家族に笑顔を呼び戻したり，客観的なQOL向上を把握した事例が5件みられた。それは，訪問看護師のやる

気に火を付けたと考えられた。

　つまり，最初は「褥瘡予防」からの発想であったが，「坐る」ことにターゲットをおいたリハビリ看護へと発展していったのである。その過程では，同行訪問により現場で家族介護者と一緒になって測定器を用いてデータを示しながらアセスメントし，在宅ケア方法を助言いただける前川先生の存在は大きかった。特にセロ（簡易体圧測定器）を取り入れて，体圧を確認するという判断作業は，褥瘡ケアの初心者や家族介護者にとっては特筆すべきであった。それまでは褥瘡といえば，「エアマットを導入すれば，それで良し」として終止符をうち，除圧できているかどうかを病態に合わせて確認し，エアマットレスを処方するという視点がなかった。実際にエアマット使用時の体圧を測定したら，仙骨部で80mmHgあり，除圧ケアの不足に驚いたこともあった。また介護者に体圧という「ハードデータ」を示すことにより，適切なエアマットの選択と介護保険による導入，体型にあった車椅子の導入などがスムーズに行えるようになった。

　このように，受け持ち利用者のQOLがあがっていくのを目の当たりにして，ST全体でこの坐らせるための援助に取り組んで行こうという気運が高まった。「体圧が分散された座位でなければ意味がない」という共通認識のもと在宅での座位姿勢の実態を把握するため，調査実施となった。セロでは部分的な体圧しか測れないと思案していたところ，前川先生が迅速にパラマウントベッドに連絡をとり，コンピューターで解析できるBIG-MAT®を手配し，座面体圧とともに背面体圧も同時に圧分布がでる画面をみた時は一同感激した。そしてつくづく体圧分散と座位姿勢は関連が深いことを実感し，本調査ではSTの訪問看護師全員参加で受け持ち利用者のアンケート調査とともにデジタルカメラによる座位姿勢撮影を行った。複数の看護師による写真判定で，今まで一人の訪問看護師の観察・判断のレベルがSTのなかで共有化され，複数の眼で指摘をうけることで向上し，標準化した判定基準を打ち出すことができた。

（３）訪問看護ステーションの質向上への影響

　当事業団ではコンサルテーション事業，座位の実態調査を通じてセロ，デジタルカメラなど科学的に評価するための器材の有効性を痛感し，モデルSTだけではなく17STにそれらを全配備した。特に褥瘡ケアにおいては，訪問看護師が自信を持って客観的にデータを示すことができるようになり，主治医からSTに褥瘡ケアの依頼がくる様になったり看護ケアへの信頼にもつながった。内科の主治医が褥瘡創部のデブリメント，ポケット切開の必要性を認識し，皮膚科，外科医に依頼するシステムができるなど地域の医療連携にも結びついている。平成13年度の「座位姿勢の調査」においても受け持ち利用者のアルブミン等血液データの提供をT区医師会に協力頂き，良い連携体制を育む結果となった。

（４）受け持ち利用者の座位姿勢実態調査研究の成果

　在宅における受け持ち利用者の座位姿勢の実態がわかったことは，もっとこまやかに適切な座位姿勢がとれるように援助すべきであるという新たなケア方法の確立が課題として抽出された。判定に関しての様々な文献の提供は大学側の前川先生よりなされ，１つ１つを科学的に分析すべきことをST現場は学び，身を持ってエビデンスの証明方法を叩き込むことができた。また看護技術の提供とともに体型にあった車椅子，除圧クッションを導入するなど福祉用具の知識の必要性が個々の看護師で自覚され，住環境福祉コーデイネーターの資格をとった看護師も数人現れた。訪問看護師がケアマネジャーも兼任しており，住環境を整備するケアマネジメント力にもさらに磨きがかかった。

（５）現場と大学・研究機関の共同研究の意義

　大学教授の直接指導とのことで最初は同行訪問をする現場の訪問看護師は緊張していた。しかし，前

川先生のざっくばらんな人柄と訪問先で繰り広げられるストーマケアへの造詣の深さ，看護ケアを創造していく過程で妥協を許さない姿勢は現場訪問看護師の模範となり好影響を与えた。利用者からも質の高い看護の提供が大変喜ばれ，再来を待ち受ける姿が見られた。現場が研究の着眼点を見つけ，それに対し大学側が方法論の提示，助言を行い，実践活動を共同作業ですすめ，お互いの視点を入れながら点検し，新たな実践理論を作りあげていくことは重要である。そうすることで，現場に生かせる技術が生まれ「生きた看護の学問」となっていくものと思う。まさに「看護は実践の科学」なのだから，この循環を尊重したい。

次に，大学側との実践的，学際的交流をきっかけとして名古屋地区に「ハイテク在宅看護研究会」を平成13年10月より発足させた。この研究会は医療依存度の高い，IVH，人工呼吸器などの利用者の在宅療養を支援するために，訪問看護の質を高めることを目的として生涯教育を目標に掲げている。看看連携，マネジメント促進，ハイテク技術の習得，在宅ケアにおける医療処置プロトコールづくりなどをメインテーマに事務局幹事は，2つの看護系大学と3STで引き受け，大学とST，病院の良い交流，刺激の場をつくりあげている。

(6) 今後の課題

さて，座位の研究は13年度の実態調査に引き続き，14年度は次の段階の実践編で，看護師ひとり一人が2事例受け持ち，移乗，福祉用具，除圧クッションなどを導入していかに適切な座位姿勢をとらせるかのケア方法論，技術論を先行研究を学びながら模索していくとともに，前川先生と同じ講座の門田助手が介護者側からみた「ねたきり高齢者座位保持にかかる介護者の介護負担」を文部科学研究テーマとして2つの研究を継続している。これらの研究が，在宅リハビリの第1の課題であるまず座らせることの達成に少しでも寄与できたらと考えている。

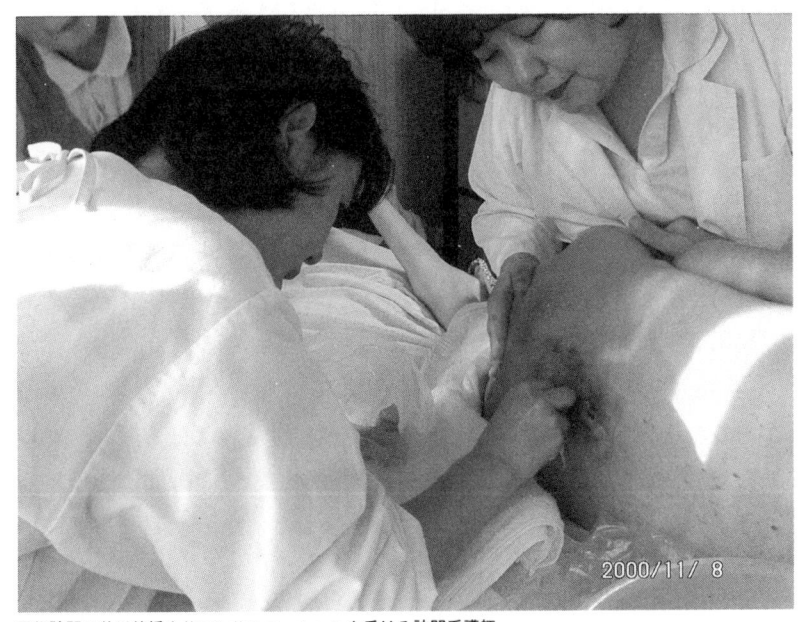

同行訪問で前川教授よりコンサルテーションを受ける訪問看護師

2. 名大医学部保健学科看護学専攻と名古屋市高齢者療養サービス事業団訪問看護ステーションとの学際的連携

名古屋大学医学部・医学系研究科教授（保健学科看護学専攻）
前川厚子

（1）名古屋大学医学部保健学科と看護系教官の使命

　名古屋大学医学部保健学科は看護学，検査技術科学，放射線技術科学，理学療法学，作業療法学の五専攻と修士課程で成り立ち，中部圏最大の規模を誇る。看護学専攻は看護師，助産師と保健師の養成機関として教育理念と規模を拡大した。特に今日的要素として「高齢者・障害者に対する在宅療養支援の強化」は平成11年に着任し，在宅看護学とがん看護学を担当する筆者に与えられた責務となった。

　つまり，大学教官は教育・研究活動を通じて優れた医療関係者の育成と継続教育に貢献すること，さらに地域保健医療行政や実践活動に間接的な責任をもつ使命を託されているのである。そのため身近に人間味にあふれ，財源が豊かで，より創造性に富むケアを構築できるフィールドを持つことが不可欠と考えられる。平成12年10月に地域・在宅看護学講座の講座長・榊原教授を通じた事業団からの兼務依頼は，私にとって願ってもない話として記憶に新しい。

　大学からは，本業に差し支えのない範囲で「ストーマ・瘻孔・胃瘻ケア」「褥瘡管理」「糖尿病性潰瘍」などの複合的課題をもつケースの同行訪問と看護職キャリア開発への参与が許可された。そして「ハイテク在宅看護研究会」への組織的バックアップを得た。また，数件の研究グラントを獲得し在宅看護学発展への基盤作りをしている。

　私自身は臨床と地域を縦横に往来し，「開業ET／WOCナース」として働いた20年弱のビジネス経験と大学院修了というキャリアに基づき，事業団の評議員と臨地教育者としての新しい役割を引き受けることになったのである。これは変化を続ける在宅医療ケアシステムと情報社会の中で，新規の看護実践をデザインすることにほかならない。

（2）新たな看護援助技術の獲得，そして看護ビジネス感覚の育成と強化

　平成13年度事業団の「訪問看護ステーション利用者調査（9月の利用者で出生日の末尾奇数者）」報告では，名古屋市16区，17ステーションで調査実施対象者が1,008名（男性40.8％）であり全市の利用者平均年齢は76.4（0～103）歳であった。この中でT区，H区，N区は平均年齢80歳を超え，一人暮らしは全市で15.5％，介護保険利用者は73.1％，「要介護5」が25.8％であった。

　医療処置項目は17ST平均67.8％の実施率で，吸引95％，気管カニューレ管理71％，胃瘻管理67％，褥瘡処置41％，中心静脈栄養管理37％，消化管ストーマ管理25％であった。一般的な身体ケア（安楽，栄養，排泄，清潔保持など）に加え，利用者個々に応じた看護独自のケアが提供されていたことが示された。

　このデータは基礎教育では学び得なかった「医療ニーズの高い超高齢者・障害者への在宅援助」という新たな学習課題を突きつけるものである。従って，訪問看護師現任教育では対象者の特性と医療処置概要を理解し，健康診査，安全な器材取扱い，健康逸脱・緊急時の対応，医師との連絡，記録などについて具体的・体系的技術として身に付け，その場に応じて展開できるものにしていかなければならない。同行訪問はリフレクティブ・シンキング（考察的／内省的思考）を培い，利用者と介護者，受持医の話

し合いを促進し，最良の看護を実践するために重要な役割を果たしている。

　さて，伝統的看護は看護師がビジネス感覚を持つことを避けて通ってきたが，今日のステーション経営は，これを正面に見据えたセンスアップが不可欠である。管理者は起業家として自分自身とスタッフの健康管理に心配りし，採算性に加えオリジナル商品としての「ケアの質」保証をし，継続的に買ってもらえる優良ビジネスとして成長させ，人材教育投資を計画することが重要である。この意味で，私は1市民としても訪問看護の行く手を見通し，積極的な発言をしていきたい。

FAX送信票　　　　　　　　　平成14年○月○日（月）PM

　　　　　　　　　　　　　　　　　　名古屋大学　医学部　保健学科
〈あて先〉名古屋市高齢者療養サービス事業団　　地域在宅看護学講座　　前川　厚子
○○ステーション

いつもお世話になります。訪問看護実施記録をお送りいたしましたので，よろしくご確認ください。

訪問看護　　14年○月○日（月）14時～15時50分　実施分
医師の同席　有り・なし　　Dr.診断は不要
主介護者の同席　有り・なし　　娘勤務中で代理人ヘルパー（2名途中交代あり）
利用者　　○○　○○様　男・女　90歳
ハイテクケア　ストーマ〔消化管・尿路〕，褥瘡（一）度，胃瘻，DM足病変，
　　　　　　　　その他（尿失禁状態，オムツ使用，便はコロストミー）

問題状況
・17年前79歳 colostomy 造設，セルフケアが出来ず全面介助。（娘・ヘルパー）
・ストーマバッグは，バリケアクローズを使用。
・22ミリのストーマに対し36ミリ程の皮膚保護剤穴をしているため，便付着によるスキントラブル慢性障害が発生。
・ストーマ1.5cm突出あり。

対策，計画
・石鹸と湯の清拭（ウェットティッシュで拭くだけであった）
　皮膚トラブル時，プレミウムパウダー散布。
・バルブの選択肢→便の量が多いとき
　クローズ（小型：350ml）から，ドレーナブルに変更するとよい。
・穴あけは25mm程度に小さくする。（あまり小さいと貼りにくいので若干ゆとりをもたせる）

その他
・ストーマの機能は良好。
・ストーマの位置や形状もOK。
・現在，褥瘡リスクは高くない。
　痛みや不快の症状多少あり。
　栄養状況保持できている。
　便は，ストーマバッグで管理できている。
　旧肛門は閉鎖しており，粘液も出ない。
　オムツの中の湿潤は見られなかった。

以上です。よろしくお願い申し上げます。
　　　　　　　　　前川（自筆署名）

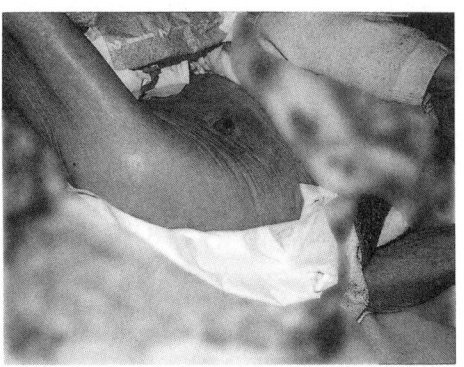

○○様　ストーマ機能良好　有形便
皮膚1ヶ所　発赤11°方向　穴あけ32→25φ　Pパウダー使用

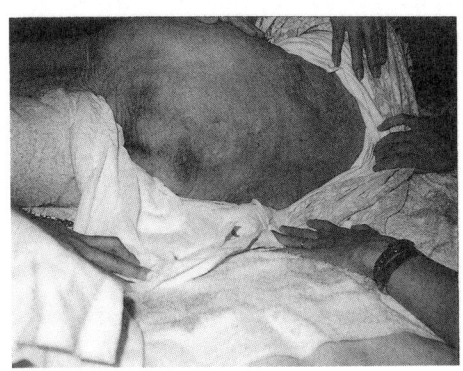

○○様　ストーマ管理
褥瘡リスク少ない　コロストミーの機能良好
バルブ穴あけは25mmでよい

訪問看護実施記録（ファックスで情報交換）

3. 訪問看護ステーション利用者の座位姿勢保持の実態について
―平成13年度第7回訪問看護・在宅ケア研究助成事業報告書から―

研 究 者　近藤あゆ子（名古屋市高齢者療養サービス事業団訪問看護課長）
共同研究者　松井茂登子（名古屋市千種区訪問看護ステーション管理者）
　　　　　　北澤　昭子（　　　　同　　　　主　任）
　　　　　　松本恵美子（名古屋市高齢者療養サービス事業団介護支援課長）
　　　　　　松浦　稲子（名古屋市高齢者療養サービス事業団在宅療養部長）
　　　　　　前川　厚子（名古屋大学医学部保健学科地域在宅看護学教授）

研究要旨

T区訪問看護ステーション利用者の座位保持の実態を本人の背景，健康関連的要因，介護力，住環境に着目し，訪問調査を実施した。座位姿勢判定のために一次調査として6例の体圧測定を行い姿勢と体圧の関係を明らかにした。デジタルカメラを用いて姿勢の判定を行い，一日の動作スケジュールを把握することで座位の実態を知ることができた。その中から座位保持ケアに向けての現状と課題を分析した。

A．研究目的

1．研究の背景

訪問リハビリの課題は，「まず座らせること」と言われている。座位は離床の第1歩であり，作業をしたり食事動作の自立などADLとQOLの向上につながる。しかし，体圧が分散されない座り方は（体幹の傾斜，仙骨すわりなど）かえって褥瘡の原因となったり，患者本人に苦痛を感じさせる。長時間の「座らせきり」は身体拘束の一種とされ，近年ケアの改善という点から注目を浴びている。

実際の訪問の場面でも「寝かせきり」，「座らせきり」の利用者の姿を目にする。老老介護，昼間独居などの実情から介護力低下の問題も考えられるが，最近また増えてきたのが介護保険下で電動ベッドレンタルの普及によるギャッチアップ姿勢の問題である。これは坐骨結節にしっかり体重が乗る本来の安定した座位姿勢と異なる。つまり仙骨部に圧が加わり，ずれが発生するなど褥瘡の原因となってくる。リハビリ的意義を考えるなら体圧が分散された苦痛を感じない適切な座位をとらなければ意味がない。在宅で看護職の提供するケアがリハビリ的意味を持ちうるために，訪問看護師自身がまず自分の受け持ち利用者の実態を把握しリハビリ的意識を持つことが重要と考えた。今回の調査は個々の看護師が自ら受け持ち利用者に対して実施し，座位保持ケア方法を考える前提で現状と課題を分析した。

2．研究目的

1）座位姿勢と体圧分布の関連を調べ，座位評価指標を考案する。
2）在宅での座位保持の実態を基本情報・介護・福祉住環境と座ることの意識から分析する。
3）座位能力（座位姿勢，時間），を調査する。
以上を通じて座位保持ケアへの示唆を得る。

B．研究方法

1．座位姿勢評価指標を，姿勢と体圧分布から検討（H13.8月実施）

座位をどう評価すべきか初期段階から研究グループ内で議論となったため，一次調査として同意が得られた6名に対して訪問調査を実施した。デジタルカメラで愛用している椅子での座位姿勢の撮影と体圧測定シート（ニッタ（株）　面分布測定システムBIG－MAT）を用いて体圧分布を測定した。
体圧分布と姿勢や体格の関連性を調べ，座位姿勢評価指標を検討した。

2．利用者の基礎資料（基本情報・介護・福祉住環境）を作成（H13.9～11月実施）

利用者，介護者の同意を得て訪問看護師が，利用者の基本情報（疾病・身体的特徴・介護度・日常生活自立度・痴呆度），介護者状況，福祉住環境調査票を作成し状態分析のための基礎資料とした。また主治医との連携により，総コレステロール，アルブミン等血液データを入手し栄養状態を把握した。座位保持を（できる・自分の手で支えてできる・支えてもらえばできる・できない）の層別に分けて分析した統計ソフトはSTATISTICAを用いた。

3．座位実態の調査分析（H13.9～11月）

訪問看護師が訪問時に聴き取り及び観察により座位能力のアンケート調査を実施した。項目は，座ることへの意識の有無・ブレーデンスケールの測定，座位のスケジュール（1日）の把握であった。
座位が取れる利用者に対して座位姿勢を客観的に判定するために全介助以外デジタルカメラで普段の座位姿勢（正・側面・背部後方の3方向から）を撮影し研究グループにより評価分析した。

C．研究結果

1．座位姿勢評価指標を，姿勢と体圧分布から検討

1) 第一次調査実施結果分析
姿勢と体圧分布の関連性を同意が得られた6名に対して実施した。
　対象　：男性2名，女性4名　年齢65～92歳　日常生活自立度J2～B2
　介護度　要支援～要介護3度

〈結果〉　対象者の6名は自立座位が可能で愛用椅子を持っていた。3名には円背がみられた。坐骨結節部，仙骨部は体圧65mmHg以上であった。不安定な座位姿勢では仙骨部に体圧が集中した。
　　　　ひざ・足底が90度肢位で，骨盤が立っている体位の場合体圧は分散されていた。
　　　　円背ありでは，座位姿勢が安定していても背骨突出部の体圧は60mmHg以上であった。
　　　　円背により座面体圧集中部は前方にみられた。
〈考察〉　姿勢は，ひざ・足底90度肢位で骨盤の立っている体位がもっとも体圧が分散されていた。これより，体圧と姿勢との関連が明らかになり，体圧を推計するには姿勢を判定することが重要と考えられ正しく判定するためには正・側に加えて後方からの撮影が必要と考えられた（肩の傾きが判定しやすい。）
　次に円背など骨突出が圧分布に影響してくるため姿勢とともに身体的特徴を捉える必要がある。以上のまとめより実態調査に項目として円背，脊柱側湾など身体的特徴を増やした。
　姿勢判定を①仙骨すわり，②骨盤傾斜，③肩の傾き　④ひざ・足底90度位を加えた。
　（資料参照）

2．利用者の背景と座位保持との関連分析

今回の調査は，利用者150名の中から病状が安定した慢性期疾患者134名を抽出した。その中で協力の得られた125名　男性49名女性76名　を対象に調査分析した。

平均年齢80.3歳±10.9歳（41歳～99歳）

表1　介護度・日常生活自立度・痴呆度内訳　n=125

医療保険	14名	J1	6名	支障なし	44名
要支援	2	J2	6	境界	15
介護1	8	A1	20	軽症痴呆	29
介護2	20	A2	20	中等症痴呆	17
介護3	19	B1	22	重症痴呆	20
介護4	26	B2	24		
介護5	36	C1	11		
		C2	16		

1）疾病・麻痺・骨折の既往と座位保持の関連分析

座位保持①できる　②手で支えるとできる　③支えてもらうとできる　④できない4群に区分しADL合計点，介護負担度（Zarit）合計点　ブレーデンスケール得点を以下の項目と検定を用い分析した。

疾患を7分類とした		
①脳血管疾患（クモ膜下も含む）	52名	(41.6)
②循環器系（高血圧・心疾患）	10	(8.0)
③癌（胃・大腸・膀胱・頚髄転移）	10	(8.0)
④糖尿病	5	(3.2)
⑤難病・慢性関節リウマチ・頚髄損傷	28	(22.4)
⑥骨折（腰椎，大腿頚部）	5	(3.2)
⑦その他	14	(11.2)　ns

（不明　1）

麻痺の有無		
麻痺あり	51名	(40.8)
なし	74	(59.2)

骨折既往の有無		
骨折の既往あり	35名	(28.0)
なし	90	(72.0)
		ns

疾患と骨折に関しては座位保持，ADLの合計得点，ブレーデンスケール，介護負担度に有意差は認められなかった。麻痺の有無については座位保持，ADLの合計，ブレーデンスケール，介護負担度いずれにも有意差がみられ，麻痺が有るケースは座位保持ケアへの介入時留意項目として挙げられた。

2）身体的特徴と座位との関連

身体的特徴として円背あり61人（48.8%），腰部屈曲26人（21.0%），脊柱彎曲12人（9.6%），内反5人（4%），外反4人（3.2%），尖足6人（4.8%）であった。特に円背ありが高率であり円背について座位保持との関連，円背と性・年齢の関係を分析した。座位保持に関しては，円背との関連は，見られなかった。性では，男性19名（38.8%）より女性42名（55.3%）のほうが円背群が多かった。年齢においては80歳代から男女とも円背ありが高率となっているが性・年齢ともχ^2検定で有意差はみとめられなかった。(p=.071)

表2　円背と性・年齢の相関（％）　　　　　　　　　　　　　　　　　　　　　　n＝125　　ns

	男		女		計
	円背あり	円背なし	円背あり	円背なし	
69歳以下	5名 (33.3)	10名 (66.7)	1名 (25.0)	3名 (75.0)	19
70～79歳	4 (30.8)	9 (69.2)	11 (45.8)	13 (54.2)	37
80～89歳	7 (46.7)	8 (53.3)	13 (50.0)	13 (50.0)	41
90～99歳	3 (50.0)	3 (50.0)	17 (77.3)	5 (22.7)	28
計	19 (38.8)	49 (61.2)	42 (55.3)	34 (44.7)	125

3）座位保持とADLとの関連

　座位保持（1できる　2手で支えるとできる　3支えてもらうとできる　4できない）と以下のADL得点と比較検討してみた。

表3　座位保持段階別各ADL自立の割合（％）

座位保持 ADL自立 の人数	できる 65名	手で支えれ ばできる 24名	支えてもら えばできる 22名	できない 14名
A移乗	25 (38.5)	3 (12.5)	0 (0.0)	0 (0.0)
B嚥下	53 (81.5)	15 (62.5)	9 (41.0)	5 (35.7)
C尿意	32 (49.2)	5 (21.0)	1 (4.5)	1 (7.1)
D便意	53 (81.5)	4 (16.7)	9 (41.0)	3 (21.4)
E食事	48 (73.8)	14 (58.3)	4 (18.2)	3 (21.4)
F口腔	38 (58.5)	10 (41.7)	1 (4.5)	2 (14.3)
G洗顔	36 (55.4)	7 (29.2)	1 (4.5)	2 (14.3)
H整髪	38 (58.5)	7 (29.2)	1 (4.5)	3 (21.4)
Iボタン	35 (53.8)	6 (25.0)	0 (0.0)	2 (14.3)
J上衣	28 (43.1)	8 (33.3)	0 (0.0)	1 (7.1)
Kズボン	30 (46.2)	5 (21.0)	0 (0.0)	1 (7.1)
L靴下	28 (43.1)	5 (21.0)	0 (0.0)	1 (7.1)

P<.01　χ^2検定　　n＝125

　自分で座位ができるひとは，移乗～靴下の項目で以下の手で支えればできる～できないに比べ　各項目ともできる比率が高かった。また座位保持とは直接関連なさそうな尿意，便意の自立者が多いことがわかり座位保持の効用が理解できた。

4）ブレーデンスケールと血液データとの関連

　総コレステロール68例，総蛋白69例，ヘモグロビン68例，アルブミン51例と主治医より情報提供がありブレーデンスケールの得点との関連を調べた。

表4　血液データーの分布

項　目	ケース数	平均値（標準偏差）	最小値	最大値
総コレステロール	68名	182.6 (SD42.6)	92	319
総蛋白	69	6.6 (0.6)	5.1	7.7
ヘモグロビン	68	12.0 (1.6)	7.4	16.5
アルブミン	51	3.6 (0.5)	2.8	4.6

正常16名　要観察17名　要医療者36名　　　計69名

要医療者が36名と52%であった。アルブミンの実施が他の項目に比べ少なかったが褥瘡とも関連のある栄養状態を知る大切な検査項目と考える。

ブレーデンスーケル得点との関連をみると総蛋白とアルブミンに$P<.05$で有意差がみられた。

表5　ブレーデンスケールの分布と座位保持状況　　　　n＝125

ブレーデンスケール　得点	できる	手で支えればできる	支えてもらえばできる	できない
8～16	2名	3名	14名	12名
17～24	63	21	8	2

$P<.01$

ブレーデンスケールを在宅における褥瘡のカットオフポイント16以下と17以上で2群に分けて関連をみると明らかに17以上のスコア群が座位の割合が63名（96.9%）と高く、座位のできることが明らかになった。褥瘡の危険度をみるスコアであるが、座位保持ケアの指標にも活用できることがわかった。

5）介護者状況

表6　介護者　　　　n＝116

性　別	男21名　　　　　女96名
年　齢	平均　64.5±13.1歳（32～93歳） 　64歳以下　　50名 　65歳以上　　56 　不明　　　　9
同　居	同居あり　　116名 なし（独居）　9名

介護者状況

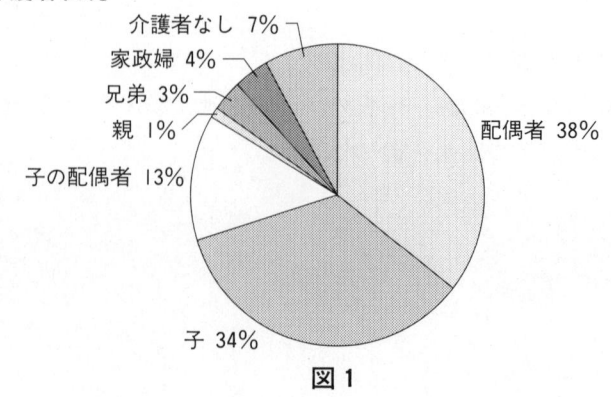

- 配偶者 38%
- 子 34%
- 子の配偶者 13%
- 親 1%
- 兄弟 3%
- 家政婦 4%
- 介護者なし 7%

図1

座位保持状況と介護者の性，年齢，健康・腰痛の有無　介護負担度（Zarit）との分析

介護者の性，年齢（65歳以上と未満の2項目に分類）
座位保持と個々の介護者の健康，腰痛の有無，介護負担度では介護者65歳以下の群に介護者が不健康で腰痛ありの場合座位保持自立の割合が低かった。p＜.05

65歳以上の介護者において介護者の健康，腰痛の有無，介護負担度と座位保持との関連性はみられなかった。

全体を通して介護知識・介護受容・介護状況が良好な群に46名（67.7％）と座位保持の自立者が多く見られた。p＜.01

本人および介護者の座る意識と座位保持との関連

〈本人〉n＝121の回答
座る意欲があると回答した例82名（70.1％），時々ある8名（6.4％）　あまりない12名（9.6％）ない19名（15.2％）でかなり座ることへの意識は高いと感じた。

〈介護者〉n＝109の回答
座る意欲があると回答した例83名（70.9％）で時々ある12名（9.6％）あまりない7名（5.6％）ない1名であった。

本人・介護者の個々の意欲と座位保持能力との関連性の有意差はみられなかったが，本人・家族とも座る意欲がある事例46名は座位が自立しておりp＜.01と有意差がみとめられた。

また逆に本人・家族とも座る意欲がない事例は7名で内訳は座位ができる1名，支えてもらえばできる2名，できないが4名とできない事例が半数を占めた。

座ることの意味については自由に記載してもらったが，「座ることはリハビリになる。起きて生活したい。気分がよくなり視野が広がる。栄養がスムーズに入る。寝たきり防止など」肯定的意見と少数ながら重症なので座らせても意味がないなど様々な意見が聴かれた。

6) 住環境・福祉用具の導入状況

寝室の広さは6畳の以上の割合が全体の104名（84.6％）であった。床は畳69名（56.1％）ともっとも多くじゅうたん23名（18.7％），フローリング30名（24.4％）であった。

表7　座る場所と座位保持の関連　　　　　　　　　　　　　　　　n＝123

座位保持	できる	手で支えればできる	支えてもらえばできる	できない
寝室	20名	12名	9名	3名
居間	33	11	7	2
食堂	4	6	5	1
書斎			3	
その他			1	

P＜.01　　　　　　　　　　　　　　　　　　　　　　　　　　　重複回答あり

寝室と居間で座っているが多いことがわかった。座位ができる者は居間で座っている率が高い。

住宅改修有りは71名（57.7％）で，トイレ，浴室，廊下の改装が多くみられたが座位保持との関連は認められなかった。

福祉用具の導入は，多い順に電動ベッド94名（75.2％），車椅子77名（61.6％），入浴イス，手すり28名（22.4％）がめだった。

車椅子使用者77名のなかで除圧マットを使っているものは28人（36.4％）と低率であった。

車椅子を使用している人と座位保持との関連はp＜.01で使用している人は座位保持率が高いという結果が得られた。

7）1日の動作スケジュール

一日の動作スケジュールを介護者からの聴き取りで把握した。

表8　一日の動作別平均時間　　　　　　n＝121

	ケース数	平均時間
仰臥位	121名	935分
ベッド上ギャッチup	22	338
端座位	37	121
車椅子	34	385
イス	61	362
床座	21	327
立位	39	49
歩行	55	78

上記の表はそれぞれの動作をケース実121例を動作ごとに延べ数で表している。一日　24時間1440分で動作の大まかな内訳をみて見ると仰臥位が，均時間とケース数が一番多いのは睡眠時間を体位に含まれているからである。個々の事例をみるならば一日中ベッド上仰臥位のみで過ごしている者8名，仰臥位＋ギャッチアップのみ9名，仰臥位＋ギャッチアップ＋端座位4名，と21名／121名（17.5％）がベッド上のみで生活していた。車椅子に座っている者では平均385分と長時間に渡っていた。またイスに座っている者の特徴として車椅子と異なり移乗動作が自立していることが多く当然のことながら，立位，歩行の動作が伴うパターンであった。それぞれの時間は，立位49分，歩行77分と一日で締める割合が低く，屋内でトイレ，食事の時など最小限度にしか動いてないことがわかった。

床座の場合も326分で起きて過ごしている時間帯が多いが，車椅子の者と違い自分で移乗等可能なので体圧も適度に分散され「座らせきり」による身体拘束の問題は生じないと考える。

8）趣味との座位保持との関連

趣味があると回答した利用者は，125名中97名（77.6％）であった。趣味がある場合p＜.05と座位との関連は見受けられた。その内訳は，複数回答でテレビ73名，ラジオ10名，読書12名，買い物10名，散歩13名，書道3名，囲碁将棋3名，宗教3名と圧倒的にテレビであった。各項目と座位との関連はなかった。

3．座位姿勢の調査分析

座位姿勢基礎調査に基づき「座位保持ができないと回答した利用者」14名を除き同意を得られたもの97名／111名に普段よくとっている座位姿勢の写真撮影を行い，研究グループにより姿勢判定をした。

1）座位姿勢と疾病7分類・麻痺・骨折の有無での関連性

座位姿勢と疾病7分類・麻痺・骨折の有無での関連性を検定したがどの項目ともχ^2検定による有意

差は認められなかった。

表9　座位姿勢内訳（％）　　　　　n＝97

姿勢	ケース数
問題なし	32名 (33.0)
問題あり	56 (57.7)
座位困難	9 (9.3)
計	97 (100)

基本的に座れる者を対象としていたが姿勢に問題あり・座位困難のものが65名（67％）あり座れていても姿勢に問題あり＝体圧分散がされていない座り方をしていることがわかった。

2）座位姿勢問題ありの内訳

表10　問題ありの項目　　　　　　　　　　　　　　　　　　　　　　　　　　　　　　n＝65

仙骨すわり	骨盤傾斜	肩左傾き	肩右傾き	前屈	後屈	膝＞90°	足首＞90°
17名	24	31	22	16	4	19	27

重複あり

問題ありの項目としては肩の左傾きが31人（47.7％）と一番多かった。仙骨座り〜足首までの項目と疾患7分類・麻痺・骨折既往の有無との関連をみたところ仙骨すわりと骨折の既往の関連がみられた。p＜.01

表11　骨突出ありの部位と頻度　　　　n＝30

仙骨突出	背骨突出	腰椎突出
10	12	8

仙骨突出は，るいそうの事例に，背骨突出は，極度の円背に事例にみられ全体の25％であった。

3）座っているものと座位姿勢の関連

表12　座っているものと座位姿勢の関係（％）　　　　　　　　　　　　　　　　　　　n＝97

	割り座	正座	座椅子	背もたれなし椅子	背もたれあり椅子	車椅子	端座位	ベッド上ギャッチup
問題なし	2 (100)	9 (100)	1 (50)		13 (34.2)	3 (13.0)	3 (17.6)	
問題あり		1 (10)	1 (50)	1 (100)	25 (65.8)	16 (69.6)	11 (64.7)	
座位困難						4 (17.4)	3 (17.6)	4 (100)
計	2 (2.1)	10 (10.3)	2 (2.1)	1 (1.0)	38 (39.2)	23 (23.7)	17 (17.5)	4 (4.1)

（再掲）　背もたれあり椅子の種類　38個
　　　　　食卓いす　　　　　　17
　　　　　ソファー　　　　　　7
　　　　　安楽椅子　　　　　　7
　　　　　籐のいす　　　　　　4
　　　　　ロッキングチエア　　1
　　　　　事務用椅子　　　　　2

背もたれ椅子に座っているものが38名（39.2％），車椅子23名（23.7％）と合わせて62.9％であった。背もたれ椅子に座っているものは上記再掲より既製の椅子のなかで自分にあった椅子を見つけてきており，いすにクッション，座布団を置いてそれぞれ創意工夫して座っている実態が明らかになったが，座姿勢が問題ありのものが25名（65.8％）と高率であった。

車椅子座位も姿勢問題あり16名（69.7％）で座面高が高かったり下肢がフットレストに乗ってなかったり既製の車椅子が体にあっておらず，体幹がゆがみ骨盤傾斜・仙骨すわりになっている例が多くみられた。また端座位は座位訓練の初期に導入される座位姿勢であるが姿勢に問題ありが14名（82.3％）であった。

「よくとる座位姿勢」にギャッチアップをあげた例が4名ありギャッチアップ座位の引き起こす問題としてずり落ち，圧迫があげられており利用者及び介護者に問題が多い座位姿勢であることを認識してもらう必要がある。

4）背もたれ椅子・車椅子利用者の日常生活自立度

一番多く利用されている背もたれ椅子・車椅子の利用者分布をみてみると背もたれ椅子はＪ1～Ｂ1にかけて利用分布があり，車椅子はＢ1～Ｃ1と背もたれ椅子に比べ自立度が低くなっていた。

表13 日常生活自立度との関係

	背もたれあり椅子	車椅子
Ｊ1	4名	
Ｊ2	4	1
Ａ1	11	1
Ａ2	8	2
Ｂ1	10	5
Ｂ2	1	9
Ｃ1		4
	38	23

D. 考察

在宅での座位保持ケアを計画する上で，体圧を測定したり座位姿勢をデジタルカメラで撮影する調査から入った。基本的なことを研究者全員が合意して進めることができた。

調査を担当した看護師も受け持ちケースを客観的に評価することで普段の関わりでは気づくことがなかった，「座位姿勢のこと」「座っている時間のこと」「福祉用具の導入状況」など細部にわたって知ることができた。今回の調査は利用者150名中病状が安定した125名に絞り込みまた担当看護師が調査をしたので，座る意義などの意識調査はかなり模範的回答となっている傾向がみられる。座位保持ができる例も65名と高くブレーデンスケール得点は平均18と安定したケースと考えられる調査となった。本研究で明らかになったのは以下の点である。

1）座位姿勢と骨突出，体圧に着目したケアが重要

姿勢とくに体幹の傾き，足底が地についてないと体圧分散がうまくいかない，ひざ・足関節90度肢位

で，骨盤が立っている体位の場合体圧は分散されていた。

　円背・るいそうなどで骨突出がみられる場合とくに突出部位において体圧が高い値をしめす。

　姿勢を正しく判定することにより体圧分散状況が推測できる。円背者が（48.8％）存在し高齢者の座位保持ケアを考えるのであれば<u>円背とシーテイングの問題を明らかにすることが予防的ケア立案で不可欠条件と考えられる。</u>

2）座位姿勢とADLの関係性の確認が大切である

　座位姿勢に影響があると考えられる移乗から靴下の自立までの項目（介護保険の認定調査基準）を検討した結果自立した座位がとれている65名はすべての項目において他の座位不安定な事例に比べ自立している割合が高い。直接結びつくとは思われないADL尿意，便意，嚥下の自立度も高い結果であり，座位保持への意義付けを確認すること座位保持ケアへの動機づけになるとおもわれた。

3）適切な座位姿勢が保持できる用具の導入，活用が不可欠

　座位保持は出来ていてもそのうちの7割弱は姿勢に問題ある事例であった。座っているものはイスと車椅子が一番多く姿勢に問題ありの事例は，座っているものと体型があってないため姿勢に問題が生じている。車椅子に関しては従来利用者の体型に合わせてと言うより，介護者側にたって取り扱いし易い，軽い，コンパクト，場所を取らないなどを重視して選んでいた経緯が考えられる。車椅子はモジュール型も普及してきており本人の体型にあわせ調節可能であったり，テイルト機能がついたり，シーテイング機能，クッション製を重視したりと進化してきている。

　椅子のほうは，まだ介護用に開発されたものが少なく既製の食卓椅子，ソファーにクッション，座布団を敷き個々の工夫で座っている。日常生活自立度と座位との関係をみると車椅子座位の事例はB1～C1ランクで　椅子座位はJ1～B1と2層性があり座るバリエーションを保障する意味で座ることを主目的とした「介護椅子」の開発が望まれる。介護椅子のもうひとつの概念として座位保持能力の低い（一日中仰臥位，ギャッチアップのみの）事例がより安定して座れる道具としてである。この場合移乗方法も問題となるが，寝たきり起こしの意味で介護者に負担を掛けないようリフト等の活用も考慮しなければならない。

　除圧マットは使用の頻度が低く，今後適切な体圧分散のためにも導入が必要である。また，通常車椅子など福祉用具を導入は，介護保険下においてケアマネジャーが実施している。当事業団の場合訪問看護師がケアマネジャーを兼ねているため迅速に対応は可能であるが，ケアマネジャーが専任の場合ケアマネジャーが導入に際してシーテイングの視点をもつことが重要なポイントとなってくる。

　端座位に関しても座位の第一歩であり適切な姿勢で座れるための支援が必要である。

4）介護者の介護力維持のハイリスクは腰痛

　65歳以下の介護者において介護者の健康と腰痛と座位保持の関係が見られた。介護者の内訳からみても配偶者の割合が高くため65歳以下の重症の利用者を介護しており介護負担の大変さが伺われた。

　在宅において座位保持ケアの方法はまだ確立されていない。今回の調査でも一日中仰臥位，ギャッチアップのみの事例が17名があった。ADLの段階に応じて少しでも寝たきり状態から起こして座位を獲得し離床させていくためのリハビリ的手法が必要な場合とある程度座位保持が出来る段階では適切な座位姿勢保持のため体型にあった福祉用具を導入するなどその段階に応じたアプローチが必要である。その前提として訪問看護師だけではなく在宅にかかわる主治医をはじめとしてケアマネジャー・ホームへ

ルパーなど関係者全員が座位の意義を共有し在宅における座位保持ケアのコンセプトと実践を作りあげる必要性がある。

E. 結論

1) T訪問看護ステーション利用者の座位保持の実態を明らかにするために病状の安定した125名に対して訪問調査を実施した。一次調査として6名の座位の座・背面の体圧分散状況を調べ座位姿勢の評価指標とした膝, 足関節90°骨盤が立っている体位の場合が, もっとも体圧が分散された姿勢であった。姿勢は安定していても円背, るいそうなどで骨突出がある場合その部分に圧が集中するので, それらの身体的特徴を踏まえた個別ケアが必要ある。
2) 座位保持の能力と疾患・麻痺・骨折の関連性を要因分析したが麻痺の有無のみ座位保持能力との関連性が認められた。座位ができるものが関連のADL移乗〜靴下の自立までの項目で自立している割合が高く座位保持ケアの裏づけを得た。
3) 座位ができる〜支えられてできる事例に姿勢判定のためデジタルカメラで写真撮影をおこなったが, 97名中65名が座位姿勢に問題ありであった。とくに背もたれ椅子, 車椅子に座っているものの中に姿勢に問題ありが多くみられた。正しく座るため体型にあった車椅子, 椅子, 除圧クッションの導入が図られるべきである。
4) 在宅における座位保持ケアは確立されていないがベッド上から離れない低ADLの状態の者を起こすこと, 介護者に負担をかけない移乗方法を導入すること, 座っている者にたいしては適切な姿勢で座れるように援助することが重要である。

謝辞

本研究をまとめるにあたりご協力いただきましたT区医師会の諸先生方, パラマウントベッド　デザイン部吉田　満様, 西村　章様に深く感謝いたします。

【参考文献】
1) 編集代表市川列洌他著：ケアマネジメントのための福祉用具アセスメントマニュアル, 中央法規, 1998
2) ロリィA. クーパー著　監訳者田中　理・大鍋寿一：車いすのヒューマンデザイン, 医学書院, 2000
3) 内田恵美子・島内　節：日本版　成人・高齢者用　アセスメントとケアプラン, (財)日本訪問看護振興財団, (日本看護協会出版会), 2001
4) 窪田　静・河添竜志郎：寝たきり起こしそのメカニズムとモノ選び, 訪問看護と介護, Vol.4, No1, 医学書院, 1999
5) 木佐俊郎・徳田佳生：Seatingのプラクティカルガイド評価と処方のポイント：JOURNAL OF CLINICAL REHABILITAION, Vol.8, 1992, 12
6) 宮地良樹・真田弘美編著：よくわかって役に立つ褥瘡のすべて, 永井書店, 2001
7) 大浦武彦著：褥瘡予防・治療ガイド, 照林社, 2001

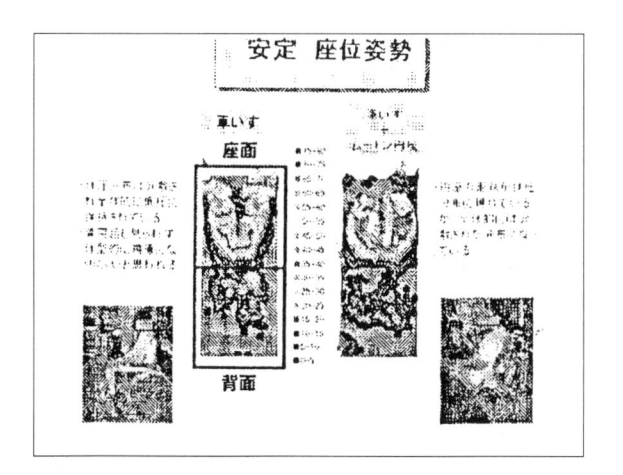

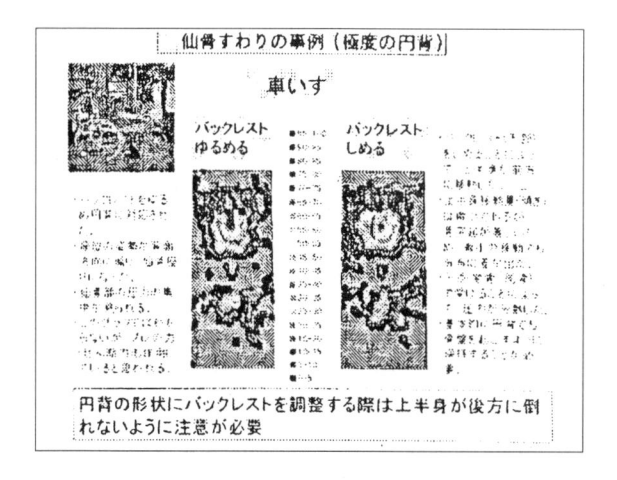

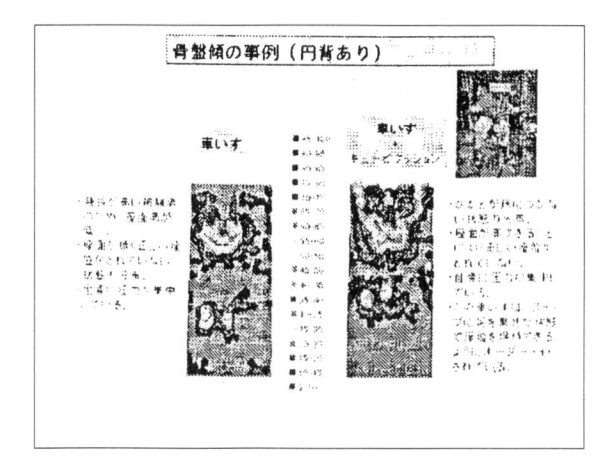

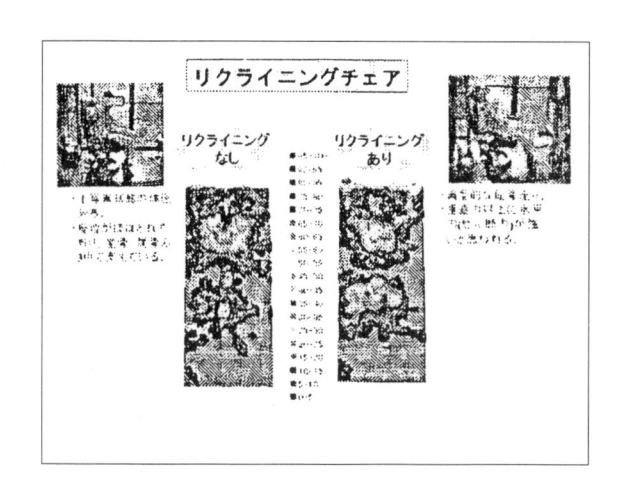

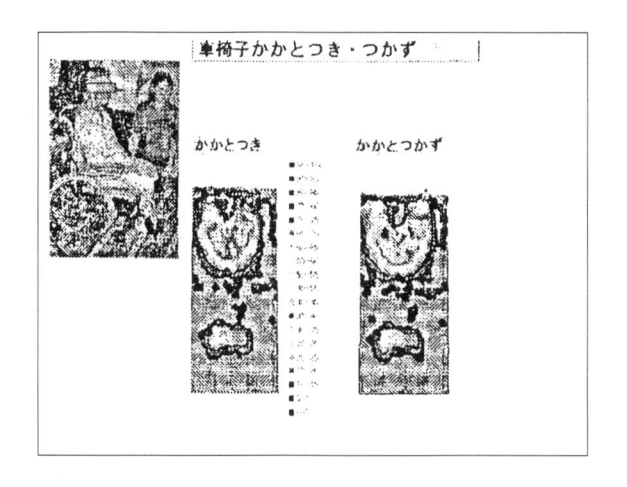

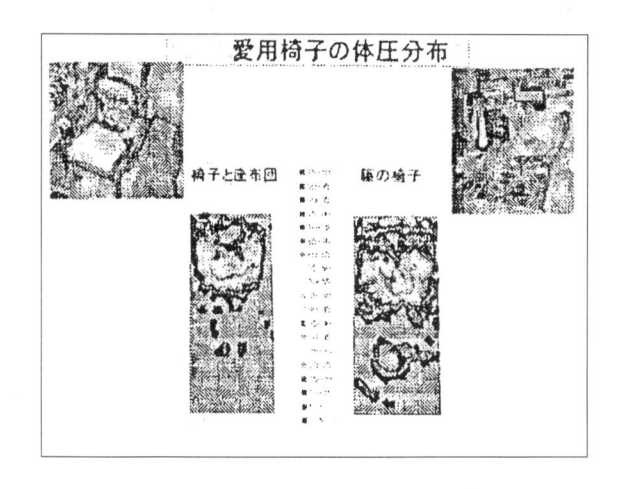

【資料】

第 5 章

在宅ケアに従事する看護職の役割・課題・今後の展望

在宅ケアに従事する看護職の役割・課題・今後の展望

日本訪問看護振興財団　訪問看護等在宅ケア検討委員会からの提言
(平成14年3月)

（1）介護保険制度実施後の在宅ケアにおける看護職の役割

　2000年の介護保険制度の導入に伴い，地域の保健医療福祉サービスの整備が急速に進んできた。看護職は今まで以上に地域での活動範囲が広がっており，訪問看護ステーションはもとより，グループホームを設置したり，居宅介護支援事業所，通所や入所サービスなど種々の在宅ケアに従事している。

　介護予防・生活支援事業への保健師等のかかわりや基幹型在宅介護支援センターのケアマネジメントリーダーを看護職が担うことも重要である。

　サービスの導入は，在宅ケアを利用する人の人権及び意思決定が尊重され，利用者の選択と契約のもとに行われる。

　利用者のもつ様々なニーズを満たすためには，訪問看護，訪問介護事業所，介護老人保健施設や市町村などが一体となってサービスを提供することが重要である。介護保険制度では介護支援専門員と呼ばれるケアマネジャーの約半数は看護職である。看護や介護・医療に関する知識と福祉サービス等の知識及び調整力を十分持って，利用者の意思を尊重し，自立支援が図られるようにケアマネジメントを行い，総合的に生活を支援しなければならない。

（2）訪問看護ステーションの役割

　訪問看護ステーションは，在宅ケアを担う中核となるサービスである。

　訪問看護については未だ看護職間でも十分理解されていない実態がある。利用者はなおさら，看護サービスと介護サービスの使い分けについて不明確で，家族ができる医療処置はヘルパーにもできると判断されたり，訪問看護を利用するのは病気か寝たきりなったときと認識されている場合が多い。また，サービス利用料の多寡や要介護度別支給限度額の範囲でサービスを選択される場合もある。訪問看護師が率先して，ケアマネジャー等関係者に訪問看護を説明し実践してPRする必要がある。

　訪問看護ステーションは5,300カ所とその数は増えてきたが，未設置市町村が約半数あると言われる。ただし，山間僻地に看護協会立訪問看護ステーションがサテライトステーションを開設して訪問看護サービスを行い利用者に歓迎されているところもある。どこでも必要なときに必要な看護サービスが利用できるように整備される必要がある。

　訪問看護ステーションの平均的従事者数は6人（常勤換算4.5人）と規模が小さく，看護職の定着率が低い訪問看護ステーションもある。地域でのサービスの継続には後継者の確保が欠かせない。訪問看護ステーション間の支え合いも重要である。

　訪問看護ステーションの運営には，経営判断とビジネスチャンスを生かすセンスが必要である。地域の他のサービスとの密な連携が重要である。

（3）訪問看護の教育（在宅看護論）

　1）看護師養成教育において

「在宅看護論」は，教育機関によって，独自の理論や技術体系に基づき教育されている。また，教員の取り組み方も様々でばらつきが生じている。実習先である訪問看護ステーションの受け入れ態勢も小規模事業所ゆえ不十分な場合が多い。今後は適切な実習の場が提供できるように，人的，経済的支援を充実させ，実習生が在宅ケア及び訪問看護の理解が深められるように努める必要がある。

2) 現任研修

訪問看護に必要な技能として，アセスメント力及び判断力，在宅医療に係る看護処置，ターミナルケアや痴呆ケアなど療養生活支援技術，経営管理などを強化する必要がある。

今後，訪問看護ステーションが医療ニーズに応えるためには，①安全にできるプロトコールのような仕組みを作ること，②各領域に必要な技術等の研修を修了した者には業務拡大を図ること，③認定訪問看護師のような制度を設け，参加しやすいシステムで運用して，受講者に認定資格を付与することなどにより，一定の資格をもった看護職は一定の医療行為ができるようにするとともに，技術の経済的評価を伴うようにすることなどが挙げられる。

なお，訪問看護師養成研修会はナースセンター事業の一環として組まれているが，社会のニーズに則して研修制度を見直す必要がある。

(4) 訪問看護の利用者と看護内容

要支援の状態から臥床期まですべてが訪問看護の利用者となりうる。薬や食事・運動などの自己管理ができない利用者には要介護度が悪化しないように予防的看護が重要である。今後は在院日数の短縮化が進み，特に医療ニーズの高い利用者へと拡大する。養護学校や軽費老人ホーム等にも訪問看護を必要とする利用者が存在する。

看護職は機動力をもって利用者の訪問看護ニーズに対応することが重要である。

個々の訪問看護ステーションで，サービス内容の重点化を図り，特徴をもたすことも必要である。利用者負担に見合った，専門性の高い看護サービスが提供されなければならない。

(5) 医療機関と訪問看護ステーションの連携

訪問看護の依頼元としては今後，病院が多くなろう。訪問看護の必要な利用者には，退院前から病院と訪問看護ステーションの連携が求められる。病院では，患者の退院に向けて総合的なサービス調整を行う退院調整看護師を配置したり，外来看護師の役割も在宅看護の視点から見直されている。在宅から入院となる場合も継続看護の視点から必要な連携を図ることが，利用者本位のサービスであり在宅療養の支援につながる。

(6) 訪問看護の質向上

サービスの質評価については，自ら質を評価し改善を図ること，利用者の評価を受けること，第三者の評価を受けることなどがある。看護サービスについては，アウトカム（成果）評価等を試みて質の改善を図ることが重要である。

(7) 組織力の強化・活用

訪問看護ステーションや医療機関などで訪問看護が実施されている。最近は営利法人立の訪問看護ステーションを経営する看護師も増えてきた。訪問看護サービスの質・量ともに拡大を図り，管理者もスタッフもゆとりを持って事業に携われるように，(財)日本訪問看護振興財団，(社)全国訪問看護事業

協会および（社）日本看護協会，都道府県看護協会等の組織力を活用して，訪問看護従事者を確保し，支援する必要がある。

※

　日本訪問看護振興財団では，訪問看護等在宅ケア検討委員会を平成13年6月から12月にかけて5回開催し，訪問看護等在宅ケアの現状と課題について情報交換した。
　掲載した内容は，当財団事務局でとりまとめた要旨である。

委員（五十音順）

岩崎　　榮（日本医科大学　常務理事）
川村　佐和子（東京都立保健科学大学保健科学部看護学科看護学　教授）
季羽　倭文子（ホスピスケア研究会　代表）
小松　　洋子（社団法人奈良県看護協会　専務理事）
島内　　節（東京医科歯科大学医学部保健衛生学科地域看護学　教授）
城　　慶子（社団法人熊本県看護協会　会長）
榛葉　　由枝（社団法人静岡県看護協会　会長）
中島　紀恵子（北海道医療大学看護福祉学部　教授）
平林　勝政（国学院大学法学部　教授）
堀井　とよみ（水口町保健介護課長）
山田　雅子（セコメディック病院看護部　部長）
横田　喜久恵（新宿訪問看護ステーション）
〈事務局委員〉
吉原　健二（財団法人日本訪問看護振興財団　理事長）
南　　裕子（　　　　同上　　　　　　副理事長）
山崎　摩耶（　　　　同上　　　　　　常務理事）
村松　宣孝（　　　　同上　　　　　　事務局長）
佐藤　美穂子（　　　　同上　　　　　　事務局次長）
田久保恵津子（　　　　同上　　　　　　推進部課長）
馬場先　淳子（おもて参道訪問看護ステーション　所長）

第 6 章

コラム―ちょっと一息

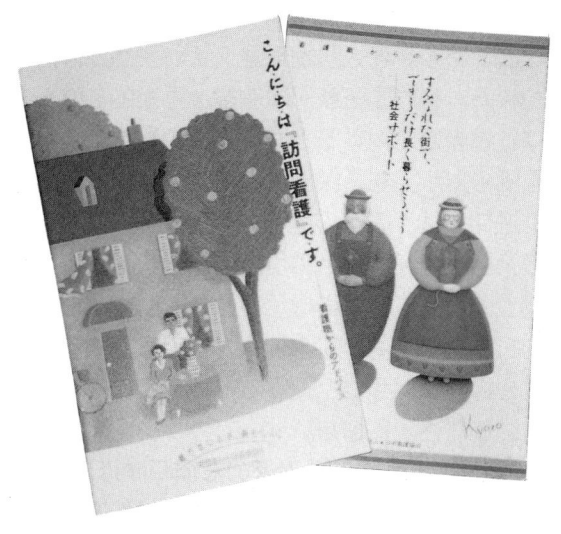

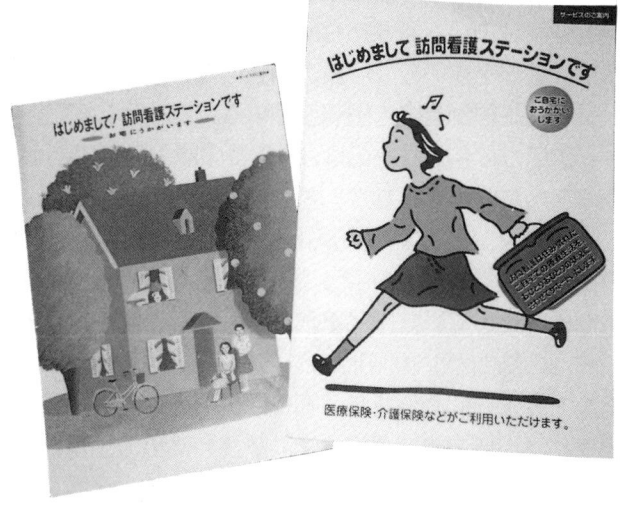

1992年4月から老人訪問看護制度がスタートした。はじめのうち，看護師たちは「訪問看護ステーション」を立ち上げて，どんな人が訪問看護を頼むのか，果たして知らない医師から指示書が出してもらえるのか，自分たちの給与が払えるほど収入はあるのかと，とまどうことばかりだった。

　患者から直接お金などもらったことのない看護師にとって，訪問看護をしてその利用料250円をいただき，領収書を切るなど本当に看護に携わって以来初めての体験だった。さらに，療養費の請求事務，事業の収支予測を立ててささやかながら事業を経営し会計処理を行うなど，本当に生まれて初めての経験だったのである。

　そして，訪問看護を行って2ヶ月後，1ヶ月間一生懸命働いた対価として，支払基金から銀行に振り込まれた訪問看護療養費の記帳数字を見て「みんなでがんばった，汗と協力の賜物。何物にも代え難いうれしいもの…」と感激した。

　それから10年経過した。訪問看護ステーションは5000カ所を超えて，地域でしっかりと根っこをはってきたように思う。訪問看護ステーションのネットワークもできて各地で交流会や研修会も盛んである。下手な講師は相手にされない。みんな自信に満ちた「社長さん」の顔，顔，顔。

　でも，最近はちょっぴり疲れ顔，笑顔もどことなく弱々しい。

　これから訪問看護ステーションはもっともっと必要だし，訪問看護の専門的リサーチもまだ始まったばかり。在宅は可能性をいっぱい秘めている宝庫でもある。訪問看護ステーションは独立した事業所として看護師が経営管理をするという未知の楽しみもある。

　訪問看護師が，「仕事がおもしろい，楽しい，やりがいがある」と元気に飛び回れるように，コラムでは訪問看護ステーション創設時のエピソードや訪問看護ステーションの課外活動？，利用者への心のこもったプレゼントなどを紹介したい。

（佐藤美穂子）

コラム①

「老人訪問看護制度創設時の想いで」

全国社会保険協会連合会　副理事長　伊藤雅治

　平成元年6月老人保健課長を拝命し，老人訪問看護制度の創設に係わった。訪問看護は当時関心のある医療機関が採算を度外視して行っていたが，平成3年の老人保健法の改正によって制度化され，医療提供体制の中で明確に位置づけられた。このときの法改正は老人訪問看護の制度化を含め4本の柱があった。具体的には①一部負担金の引き上げ，②介護に着目して，老人保健施設療養費や看護・介護体制の整った老人病院の入院医療費等を対象として公費負担割合を3割から5割への引き上げ，③初老期痴呆については，65歳未満であっても，老人保健施設を利用できるようにする，それに④老人訪問看護制度の創設であった。

　法改正に先立ち，昭和63年10月老人保健制度の問題点とそれに対する対応策につき検討するため，老人保健審議会の審議が開始された。審議会での議論と平行して老人保健福祉部内で制度改正の内容についての検討が進められた。一部負担金の引き上げには衆議院議員選挙を控えて強い反対が予想されたことから，部内検討で制度改正の推進力となる風鈴が何かないかという岡光部長からの宿題が出され，その答えのひとつが訪問看護制度であった。部内での議論は，看護婦が単独で訪問し，そこに診療報酬の財源を流す仕組みは，日本医師会が簡単に認めるわけがないということになり，私が村瀬副会長に打診することになった。結果は予想外に前向きで，同副会長は，ヨーロッパの高齢者の在宅処遇の仕組みについて一緒に勉強に行かないかと提案があり，急遽西ドイツとフランスに出かけることとなった。わが国の老人訪問看護ステーションの原型となったのは，この視察で訪問した西ドイツのSozialstationである。

　老人保健法改正案は平成3年9月可決成立した。制度の検討過程で忘れられないのは，「医師の指示」をめぐり日本看護協会と日本医師会の板ばさみになったことである。老人訪問看護ステーションは，医師以外の職種が管理者の事業所に医療保険の財源が支払われる，わが国医療保険制度上画期的な性格を持つものであった。日本医師会は制度化の大前提が「訪問する看護婦に対するかかりつけの医師の指示」であった。これに対して，日本看護協会の有田会長は「医師の指示」を「医師の依頼」に変更すべきと主張されたが，既に内閣法制局の審査終了後であったため法文上は「医師の指示」でご了解をいただいた。しかしながら，有田会長から保助看法によれば，看護業務には，療養上の世話と診療の補助行為があり，診療の補助行為に医師の指示は当然としても，療養上の世話に医師の指示が必要とは認められないと強硬な申し入れがあり，調整は難航した。深夜の課内打ち合わせで，新木技官から老人訪問看護指示書に破線を引いて，診療の補助行為と療養上の世話を区分したらどうかと提案があり，この案を有田会長と日本医師会の吉田清彦理事双方に提示してご了解をいただき決着した。

　そのほかに苦労したのは，療養費の額の設定であった。当時病院からの訪問看護の診療報酬点数は380点であった。しかしながら看護婦2.5人を配置して独立した事業所として採算が取れるレベルは，シュミレーションの結果8,000円程度となり，診療報酬点数と整合性を保ちながらステーションとして採算の取れる療養費をどのように設定するかがかなり難題であった。この問題を解決してくれたのが，大蔵省から出向していた山名事務官で，訪問看護療養費を基本療養費と管理療養費に分けて，トータルとして一回の訪問が8,000円にかなり近い額を設定することが出来た。また制度化にあたり，訪問看護係の新設を要求し認められた。初代係長の人材を矢野看護課長にお願いしたところ推薦されてきたのが中川泉さん（現新潟県立看護大学助教授）で私の出身校，新潟県の高田高校の後輩であった。

1992年3月9日　読売新聞（一面）
「老人訪問看護制度がスタートします」　政府公報

政府広報

老人訪問看護制度がスタートします

● 在宅で寝たきりのお年寄りの方が住み慣れた家庭や地域社会で療養できるように、四月から「老人訪問看護制度」がスタートします。
● この制度は、新たに各地に設置される「老人訪問看護ステーション」から、看護婦などが寝たきりのお年寄りの家庭を訪問して看護サービスを提供するものです。
● 訪問看護サービスの内容、手続き、利用料などについては、各都道府県の老人医療主管部局までお問い合わせ下さい。

（厚生省）

1991年10月29日　読売新聞「論点」

老人訪問看護制に十分な人と資金を

―― 南　裕子（日本看護協会副会長）

先の国会で老人保健法の一部を改正する法律が可決された。この改正により老人訪問看護制度が創設されることになり、現在厚生省はその実現に向けて急ピッチで準備を進めている。

この制度では、疾病や負傷等により、寝たきりの状態で家庭で療養している老人とその家族が、在宅のまま、近所の訪問看護ステーションにいる保健婦や看護婦等の専門的なケアが受けられるようになるというものである。

過去の訪問看護のモデル事業の報告をみると、寝たきりの老人が自分で運動できるようになったり、家族あってほしい。このような制度のよく発達しているデンマークでは、老人が必要と思った時には、いつでも訪問看護婦を呼ぶことができることになっている。このように、高齢化社会にとってこの老人訪問看護制度は画期的なものである。

しかし、この度の新しい看護制度では、主治医が必要と認めたものに限られてケアが行えるようにしなくては、制度の目的が生きてこないであろう。もちろん、主治医との密接な連携は大切である。しかし、もたえられるだけの看護婦の数を確保しなくてはならない。

ところでこの事業が、成功するかどうかは、訪問看護療養費がどれだけ支払われるかにかかっているといっても過言ではない。すでに存在する病院などからの看護婦が一定数、専従に存在する病院などからの必要がある。今までの看護婦の訪問看護には一件三千八百円が支払われているが、これでは到底事業を維持することはできないであろう。約三倍の収入がなければ、必要数の職員を雇うことができないであろう。

在宅医療を推進し、「寝たきりゼロ作戦」を成功させるために、この訪問看護ステーションに対して、実質的で強力なバックアップが行われることを期待するものである。

（聖路加看護大学教授）

資料：（社）日本看護協会　会長　南　裕子　提供

「協会ニュース」 1992年2月15日

第303号　（昭和42年11月22日 第三種郵便物認可）　協会ニュース　1992年2月15日　(4)

訪問看護ステーション

●「おじいちゃん気分はどう？」（広島県御調町で）＝中国新聞社提供

早速退院が進んでいる。家族の負担は大きい。「患者さんが退院後順調に過ごしているか」、家族のしっかりしたサポートがもっと心配されるのに、と心を悩ますことが多いようやく訪問看護ステーションが制度化され、地域に。厚生省は、全国に五千カ所を目指すという。市町村の訪問指導と病院などの訪問看護、これらを補強する形で新しい制度が伸びることが、ポイント。看護協会が窓口になる道も開かれた。現実化へのシナリオを描ってみよう。開設の情報や相談は、本部訪問看護課開発室へどうぞ－

老人訪問看護制度ってどんなもの

実力発揮のチャンス
本部は、資金貸付け等で支援

老人保健法の一部を改正して老人訪問看護制度が今年4月1日、いよいよスタートする。高齢社会に向かうわが国の、これからの在宅看護の一翼として創設された。

この制度で、都道府県看護協会も、訪問看護ステーション事業者となれることになった。診療報酬以外にも療養費を支払うことは、従来の保険医療制度にはなかった画期的なことである。看護協会と同時スタートを目指し、この人気を大切にしたい。この事業が地域の人々の「バックアップ」本部は、市町村や保健所などの運営が欠かせない。また、地域住民の健康問題全般の担当者とステーション開設支援のため、ステーション開設を進めているもの情報提供が期待されている。

と同時スタートを目指し、本部は、支部問題協議会で検討・開催地域医療モデル事業などの展開や地域活動の実績を生かした開設支援計画である。ほかに、研究・啓発事業の成果を生かした新たな支部の訪問看護、訪問看護婦などの研修や地域医療活動の実績を生かした開設計画である。ほかに、開設を築くことが可能に、ひとりの自覚ある参加になった。

「開設」への始動を期待している。

（常任理事・嶋森好子）

訪問1回に計7490円
利用料 療養費

●老人訪問看護制度の医療機関、地域の医師会、自治体、社会福祉法人、公的な医療機関、地域の医師会、市町村などで、一定の基準を満たすことにより都道府県知事の指定を受けた法人が、「老人訪問看護ステーション」を設置して、訪問看護サービスにあたる。

●サービスの対象者
寝たきり状態にある老人(六十五歳以上)で、かかりつけの医師が必要と認めた人。寝たきりに準ずる状態にある者も、四十才以上の人で、脳血管疾患や初老期痴呆などで来たきりに近い状態にあるか、家族等の介護で来ている人、その他これに準ずる者として厚生省令で定める者。

●サービスの内容
かかりつけの医師の指示に基づいて、保健・福祉提供者との連携のもと、療養上の世話及び診療の補助を行う。

●サービスの料金
老人保健制度を利用する。医療費から訪問看護療養費が支払われ、市町村の老人保健医療特別会計から「老人訪問看護療養費」が支給される。基本利用料は一回二千四百五十円。これは二つに分かれており、月の訪問回数によって変わってくる。月四回訪問の場合は、一回につき七千四百七十円。このうち千四百五十円が利用料。一ヵ月の訪問看護療養費は四万七千二百四十円。限度は一ヵ月二万四千五百円から一万円の五段階。

（参考・老人保健制度）
〈入院医療費〉
I型 55,368 (月額)
Ⅱ型 43,862 〃
准看護料 38,446 〃
〈入院医療事務管理加算〉
I型 (新設) 6,321
Ⅱ型 5,376
老人訪問看護制度に伴って、都道府県や市町村の支援補助金を計上するところもある。オフィス改造や備品の購入、あるいは行政の一室を提供するか？

●事業者
絶対必要数（六十五歳以上）で介護者が不可とされる老人の中には、寝たきりだから来たきりに近い状態になる人も、かかりつけの医師があって、連絡手段が行き届けば、かなり在宅ケアが可能になる人も、車椅子の生活・白内障・洗顔・●房・床屋の意識・●体の床屋・カテーテルなどの管理・●食事介助・リハビリテーション・●会話・●残存機能維持－保健・看護内容はこうに分かれており、以下のとおり。

制度のしくみと看護協会の役割

```
┌─────────────────┐
│ 都道府県看護協会        │
│ △ステーション開設・運営・支援・相談  │
│ △訪問看護婦養成講習会、登録、供給  │
└─────────────────┘
        ↓
┌─────────┐  訪問看護  ┌──────────┐   老人訪問看護  ┌─────────┐
│在宅の寝たきり │←────→│ 老人訪問看護   │←──療養費───→│市町村     │
│老人等     │  利用料250円 │ ステーション   │  月7240円   │〈老人保健制度〉 │
│        │ ←サービスの申込み─│          │ （月4回の場合）│        │
│        │        │          │  訪問看護指示料│        │
└─────────┘        └──────────┘ ←───────→└─────────┘
        ↑                  ↑ 指示  報告
        │  訪問診察           ↓
        └───────→┌──────────┐
              │ かかりつけの   │
              │ 医師       │
              └──────────┘
```

資料：(社)日本看護協会　広報部　提供

コラム ②

「スタッフも一緒に楽しむレクリエーション」

訪問看護ステーション・コスモス（広島市）

　当ステーションは，理学療法士を含む17名のスタッフで約200名の利用者を抱える病院併設型のステーションです。5年前から，病院前緑地帯にある桜の木の下で外出の機会の少ない利用者さんとお花見会を開くようになりました。土曜日の午後を利用しスタッフはほぼ全員，利用者は約20名の参加です。
　ボランティア芸人に合わせて落語会になったり，フルート演奏会になったりします。今年は看護師達が創作舞踊を披露し大きな拍手を頂きました。一時間余りのお茶とお菓子だけの会ですが楽しんで頂けているようです。
　この夏には野球好きの利用者さん5名と一緒に野球観戦（今年で3回目）に行きましたし，秋には芝居見物に行くのを楽しみにしている方もおられます。スタッフも一緒になって楽しむのが長続きの秘訣かもしれません。

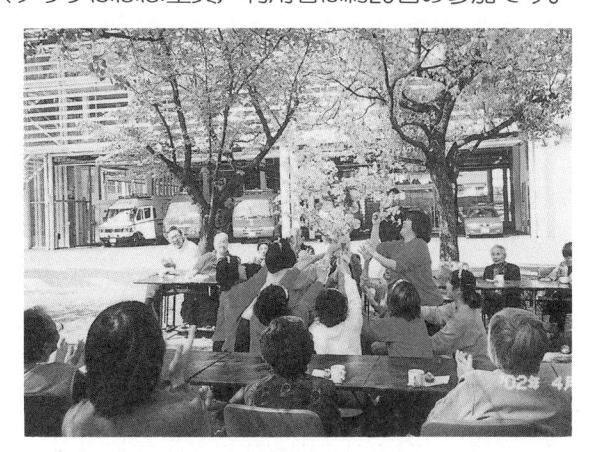

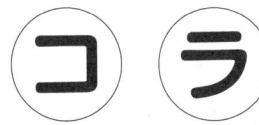

コラム ③

「お誕生日プレゼント」

さつき台訪問看護ステーション（袖ケ浦市）

　医療法人さつき台訪問看護ステーションでは，スタッフ10人，利用者様約80人のステーションです。当ステーションではお誕生日に利用者様のみなさまにスタッフが選んだプレゼントをお届けしています。
　利用者には精神疾患の患者様が多いのですが，このプレゼントは「もらったコップをみて担当の訪問看護師さんを思い出すので，薬ののみ忘れがなくなったよ」といった意外な効果を与えています。
　スタッフが100円ショップに行きそれぞれの利用者様を思いながらプレゼントを選び，お誕生日カードをつけてお届けしています。私たちが思いがけなかった効果のあるお誕生日プレゼント，これからも続けていこうと考えています。

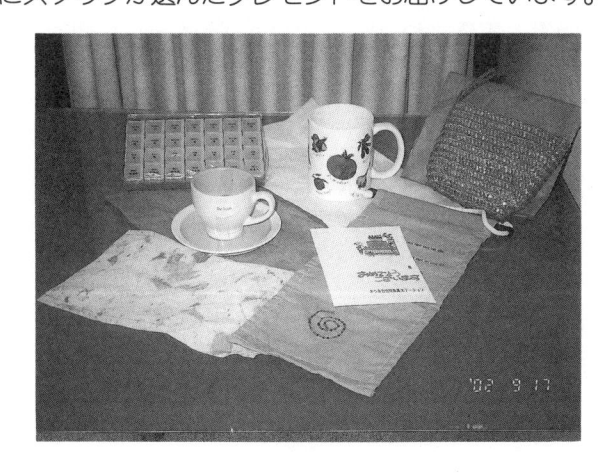

コラム④

「訪問看護連絡ノート」

新緑訪問看護ステーション長津田　横浜市

　介護保険が導入され，いよいよ最初の見直しの３年になろうとしている。措置制度から自己選択による自己責任の発生により，在宅のサービス事業者がそれぞれに契約をし，それぞれに在宅記録を利用者宅に置いてあり，ひとりの利用者宅に何種類もの書類が見られる。介護保険導入時の混乱を考えると，自分の事業所を守るため，契約書を取り交わし，提供表を作成し，実績管理をし，医療保険と介護保険の請求事務が増え，ケアマネジャーに連絡もしなくてはいけない等，本当にかなりの仕事が増えたことが現実にある。

　でも，みなさん。私たち，訪問看護師は「白衣の天使」，利用者の味方，自分達の使いやすい方法ばかり考えず，相手の立場にたった記録を考えてもいいのではないか。

　「私が，利用するならこんなのがいい。」という発想から，健康手帳の感覚で，利用者，家族が責任を持って管理できる連絡ノートを作りたいと考えた。

　これが，共通記録書だ。まだ，利用初めて１年であり，協力者の思いもあってまだまだ進化過程にある。

　内容は，利用者に関わる事業者が同じファイルにサービス内容，サービス利用時の変化や気がついた事，継続してケアする内容を記入するようにし，①基本情報，②アセスメント情報，③サービス内容，④利用時の状況

　で構成され，④については，夜間や家族が介護している時の状況も記入するようにした。

　基本的にノートは利用者の管理とし，各サービス事業者は，コピー又は，原本を保管し共通の記録用紙を活用しようとした。しかし，いざ記録となると，色々な雇用パターンがあり，足並みが中々揃わず連携しやすい事業所から協力を得ている。特に，サービス内容は各事業所独自の様式が印刷されている場合が多く，すぐに変更できないため使用している様式をそのままファイルして置く事にし，強制せず協力を得た。

　事業者側は，かなり，①難しい，②面倒，③何を書いたらいいか分からない。など不評もあったが利用者側は，①どんな事を考えてしてもらえているか良く理解できてよい②先生に見せたら喜ばれた③どんな仕事をしているか理解できた④どんな情報が連絡されているか分かった。などの意見があり，良い反応が見られる。

　私達もやがて年をとり，家族や自分が今，利用されている側になる。その事を頭に置いて少しでも利用者，家族にわかり易い記録の方法と，在宅でも入院しても入所してもどこでも一冊でその人の事が分かる記録用紙を作りたい。

　協力者この指とーまれ！

経過記録表1　　　　　　　　　　　　　　　　　　　　　　　　居宅サービス記録研究会

訪問介護

事業所名　_____　　　利用者名　_____

【コードNo.】

1 買物	8 薬の受け取り・整理	15 移乗介助	22 更衣介助	29 通院介助・つきそい
2 調理（普通食）	9 住居の掃除・ゴミだし	16 服薬確認	23 おむつ交換	30 食事介助
3 配膳・下膳	10 換気・室温調節	17 調理（きざみ食・ミキサー食）	24 ベッド上排泄介助	31 全身清拭
4 洗濯・取り入れ	11 水分補給	18 部分清拭	25 ポータブルトイレ介助	32 洗髪
5 衣類の改良・補修	12 ハルンパック・蓄尿ガメ等の交換	19 口腔ケア	26 歩行の見守り	33 入浴介助
6 シーツ交換	13 体位交換	20 洗面介助	27 特別食調理（糖尿病食等）	34 シャワー浴介助
7 布団干し	14 座位保持	21 整容介助	28 外出介助	35 その他

サービスの実施内容

月／日　時間 ＼ コードNo.・内容								担当者印	利用者印
～									
～									
～									
～									
～									
～									
～									
～									
～									
～									
～									
～									

経過記録表1　　　　　　　　　　　　　　　　　　　　　　　　居宅サービス記録研究会

訪問看護

事業所名　　　　　　　　　　　　　　　利用者名

【コードNo.】

1 症状の観察	8 浣腸	15 膀胱洗浄	22 医療機器管理	29 ターミナル
2 清拭	9 摘便	16 導尿	23 疾病服薬	30 その他
3 洗髪	10 陰部洗浄	17 吸引	24 家族の相談	
4 入浴介助	11 トイレ介助	18 褥瘡処置	25 精神的支援	
5 つめきり	12 おむつ交換	19 軟膏処置	26 介護相談	
6 経管栄養	13 散歩	20 注射	27 調整	
7 食事介助	14 リハビリ	21 検査	28 会話ケア	

サービスの実施内容

月/日　時間 コードNo.・内容								担当者印	利用者印
～									
～									
～									
～									
～									
～									
～									
～									
～									
～									
～									
～									

経過記録表2　　　　　　　　　　　　　　　　　　　　　　　　　居宅サービス記録研究会

利用者名 _____

月　日	時　間	経　過　記　録	サ　イ　ン

居宅サービス記録研究会　様式3

第7章

英文・和文抄録

Visiting Nursing System in Japan

In Japan, the proportion of the elderly people aged 65-year old and over to the whole population has reached 18.5% (as of September 2002), and the number of the elderly is growing more rapidly than in any other country in the world. The number of the elderly who need home healthcare is also growing. The consciousness for the efficiency and cost-effectiveness of the medical care leads to the shortened length of the hospital stay. Because of these, visiting nursing services are getting more important than ever.

The following describes the history and the current state of the visiting nursing system in Japan, focusing on visiting nursing stations (VNS's) that serve as the basis of visiting nursing services.

1. History of visiting nursing services in Japan

(1) Visiting nursing services based on a hospital or a clinic

Nurses in the Japan Red Cross and St. Luke's International Hospital were providing visiting nursing services, on a volunteer basis, for mothers, children, and disaster victims since the late 1920's.

Because the bed-bound elderly who suffer from the sequelae of cerebral vascular diseases have posed a big social problem since around 1960, health visit and/or visiting nursing was provided to them. At the same time, some hospitals started visiting nursing services for those patients with severe neurological diseases who needed medical supervision and nursing care at home. Some of these services have been integrated into the community healthcare system.

In 1982, the Health and Medical Service Law for the Elderly was enacted. Under this Law, the hospitals started to get reimbursed for their visiting nursing services from the national health insurance systems in 1983. The amount reimbursed was 1,000 yen per visit. At first, the subjects of the services were only the elderly. Then, the psychiatric patients were included in the scheme in 1986, and finally, anyone that needs home healthcare in 1988, when the amount of reimbursement was doubled.

There were 768 hospitals providing visiting nursing service in 1984 (8.0% of all hospitals in Japan). The number increased to 3,863 (41.6%) in 1999. Visiting nursing was also provided by 11,752 general clinics. (Source: the Ministry of Health, Labour and Welfare/MHLW) In addition to the national health insurance, which is a medical insurance, the long-term care (LTC) insurance system was started in April 2000 and some services are covered by this insurance now.

(2) Public Health Nurse's activities in municipalities

Public Health Nurses (PHN's) were making home visits for the patients with tuberculosis, parasitic diseases, mental disease, as well as for mothers and children, based on the Health Center Law enacted in 1937. Then, the tasks of the PHN's were further defined in 1942 as health education and disease prevention, and the direct nursing care was excluded from their job.

Under the Health and Medical Service Law for the Elderly mentioned above, municipalities are designated to provide such services to the elderly as health examinations for the disease prevention, health counseling, rehabilitative training, home visit, and the health record book. And the PHN's have been engaged in health education, health counseling and coordination of the healthcare resources for the bed-bound elderly taken care at home.

The PHN's have been much more expected to play a major role in health promotion and disease prevention since the introduction of the visiting nursing system. After the LTC insurance was started, their role has become much more important because the health promotion and disease prevention lead to the cost containment of the health care expenditure including the reimbursement of insurance.

(3)Establishment of visiting nursing stations

1) Model project for the comprehensive home healthcare

The MHLW implemented the model projects for the visiting nursing services for four years in order to improve home healthcare systems in Japan. The objectives of the projects were (1) to implement and evaluate the visiting nursing systems which may deliver some medical procedures at home, (2) to offer the training courses for the visiting nurses at the prefecture level.

The MHLW appointed 11cities and towns to implement the projects. And the local Nursing Associations in charge of these cities and towns offered a "Visiting Nursing Training (120-hour program)" for the unemployed nurses. The goals of the training was to get sufficient knowledge and skills to (1) assess the health conditions of the elderly, (2) understand the nature of the visiting nursing and develop a nursing care plan, (3) provide appropriate nursing care, (4) support the family members, (5) collaborate with the primary care physicians, and (6) collaborate with healthcare and social resources in the community.

2) Establishment of the visiting nursing system for the elderly under the national health insurance system

Based on the basic experience and information obtained through the model projects, the visiting nursing system for the elderly was established in 1991 through the partial amendment of the Health and Medical Service Law for the Elderly. VNS's started their activities in April the next year. The partial amendment of the Health Insurance Law in 1994 widened the target populations of the visiting nursing services so that the younger people could be covered.

Initially, the fee for the visiting nursing services for the elderly was approximately 7,500 yen per visit, of which 250 yen was the out-of-pocket payment by the user. This fee has now been raised to about 10,000 yen per visit, 10% of which is the user's out-out-pocket payment Round-the-clock care, end-of-life care, and frequent visit according to the medical needs may get additional reimbursement respectively.

3) Visiting nursing system under the national health insurance and the LTC insurance

The LTC insurance system assures people the comprehensive healthcare and social services. These services are provided according to the care plan developed by the care manager. The objective of the system is to let those people who need care stay at home as far as possible. Most of those covered by this insurance are the elderly who require long-term care because of chronic diseases or disability. Close monitoring and appropriate intervention by the visiting nurses is extremely important for them to keep their wellness. Visiting nurses are expected to function as the core member of the healthcare team and help people with health promotion, disease prevention, illness recovery, and peaceful death by coordinating the medical, healthcare and social resources.

2. Situations of visiting nursing service

(1) Present states of visiting nursing stations

There are about 5,300 VNS's throughout Japan in 2002. However, some stations were forced to close down because they could not well adjust themselves to the newly introduced the LTC insurance system. Besides, the increase in the number of the stations is slowing down due to a shortage of visiting nurses. Because the need for visiting nursing services will never be reduced, we have to work hard to improve the situation.

(2) Employees at visiting nursing stations

The organization to provide the visiting nursing services needs to obtain the prefectural certification in order to be reimbursed by the national health insurance and/or the LTC insurance. The certification criteria tell that each organization must have at least 2.5 full-time nurses. There are usually 5-6 nurses, or 5 FTE's in one VNS, of whom four (80%) are RN's. Others are PHN's, LPN's and midwives. Some of the VNS's employ PT's and/or OT's. A visiting nurse pays approx. 60-70 visits per month on average.

(3) How to use visiting nursing service

First, one who'd like to use the visiting nursing services makes a request to the VNS or one's primary care physician. When the physician finds it necessary for that person to use visiting nursing services and gives an "order for the visiting nursing", then a visiting nurse will be sent to the person to interview the person, and then to provide visiting nursing services according to the nursing care plan. The VNS's will work closely with the primary care physician and periodically report him/her the client's condition. Under the LTC insurance system, nursing care should be in accordance with the general care plan developed by the care manager. Nursing care plan is changed as necessary concerning frequency of visit, time of visit and kinds of nursing actions. (See "Guide to the Visiting Nursing Service.")

(4) Nursing actions provided by the visiting nursing station

Observation of the client's condition is done in almost 100% cases. This has not changed after the introduction of the LTC insurance system. Assistance for ADL's (e.g., bathing and grooming) is provided to approx. 70% of the clients and the rehabilitative training to the approx. 60%, with some decrease after the introduction of the LTC insurance system. On the other hand, those who need some sort of medical procedures such as wound care (e.g. bed sores) are increasing to be approx. 70% of the whole clients as of Oct. 2000. Some of them needed more than one kind of medical procedure.

(5) The director of the visiting nursing station

On average, every VNS takes care of 50 clients, and one client receives 5-6 visits per month. The fee for one visit is 10,000 yen, 90% of which is covered by the insurance and 10% by the patient. The average income of the VNS is 2.5-3 million yen a month. A larger VNS might get 10 million yen or more.

The director of the VNS should be a nurse and she/he is in charge of recruiting the users of the services, efficient mobilization of the staff manpower and the coordination of the community resources.

3. Promotion of visiting nursing service

Local Nursing Associations have developed and implemented visiting nursing training programs, conducted publicity activities, and prepared brochures in promoting visiting nursing. The original training program is a 120-hour course for the continuing education for the nurses, but now a 240-hour program is under development. The training program includes theory of visiting nursing, understanding the clients and the family, planning and implementation of visiting nursing, home healthcare systems, and on-site training.

As the quality of services is the great concern today, visiting nurses are expected to evaluate and improve it on their own efforts. Some VNS's are trying to evaluate services using self assessment tools.

The Japan Visiting Nursing Foundation was established in 1994 and the National Association for Home-Visit Nursing Care was established in 1995. Both provide training programs to promote visiting nursing.

4. Future issues

In spite of the expected increase in social demand for visiting nursing services, the number of visiting nurses is insufficient. Measures should be taken to increase the supply including motivating nurses to participate in visiting nursing, improvement of the working conditions, higher wages and the promotion of the social status of the visiting nurses. Active support to establishing and managing the VNS's is essential, as well as the publicity campaigns for the citizens to raise the recognition of the visiting nursing. To meet the growing needs for medical and health care, improvement of knowledge and skills of visiting nursing and the enhancement of the collaboration among VNS's and medical care facilities should be further addressed to.

Besides, we have to review and improve the visiting nursing system itself on continuous basis so that the necessary services may be provided sufficiently to those who are in need.

(Case)

Guide to the Visiting Nursing Service

_____ Visiting Nursing Station

1. **Application for visiting nursing service and start of service**

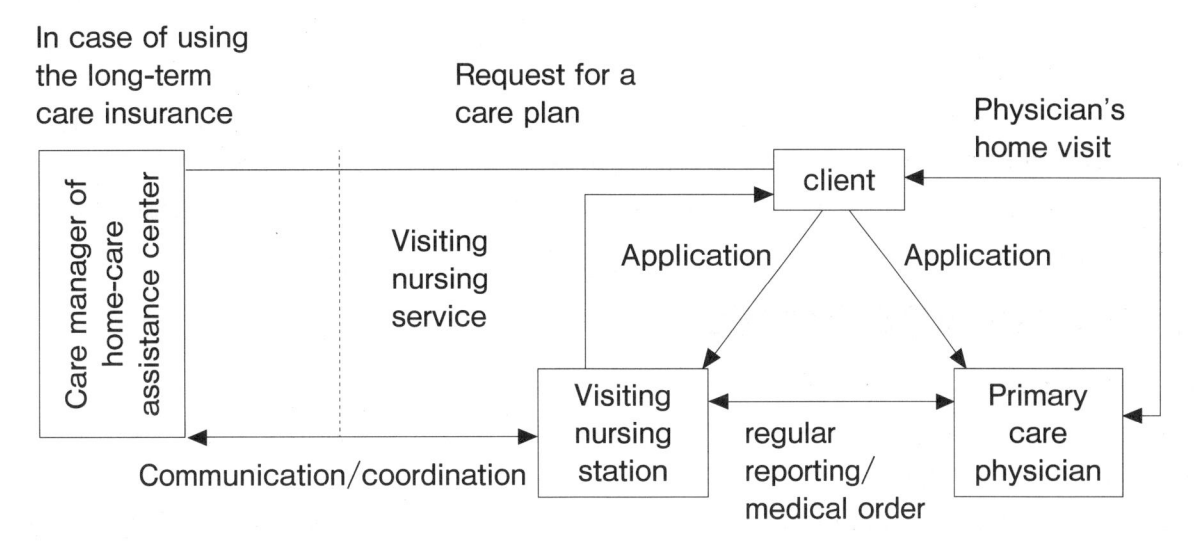

```
In case of using
the long-term          Request for a
care insurance         care plan                    Physician's
                                                    home visit

┌─────────────────┐                      client
│ Care manager of │                   ↗    ↑    ↖
│ home-care       │    Visiting    Application  Application
│ assistance      │    nursing       ↓              ↓
│ center          │    service    ┌─────────┐   ┌──────────┐
└─────────────────┘               │ Visiting│   │ Primary  │
       ↕                          │ nursing │⇄  │ care     │
  Communication/coordination      │ station │   │ physician│
                                  └─────────┘   └──────────┘
                                    regular
                                    reporting/
                                    medical order
```

A visiting nursing system provides the nursing services at home for people who need assistance because of a disease and/or disability. This is managed under the LTC insurance and/or the national health insurance depending on the case. According to a physician's treatment plan or a care plan made by the care manager, visiting nursing care may be coordinated with other services, and the client can receive nursing care and medical care at home.

When you make an application, please consult a visiting nursing station, your primary care physician, or a care manager. You need a 'order for the visiting nursing' presented by your primary care physician to the visiting nursing station in order to utilize the visiting nursing station's services.

2. **Contents of visiting nursing services**
   ・Observation of health conditions, health management
   ・Advice on the management of medical and nursing care regimen
   ・Management of diet and nutrition, water balance, excretion and hygiene
   ・End-of-life care
   ・Rehabilitative care
   ・Nursing care for the people with dementia or mental illness
   ・Support for the informal caregivers such as family members
   ・Management of bedsores and wounds
   ・Management of medical devices such as catheters
   ・Administration of medical procedures under a physician's order
   ・Assistance for effective use of health and social resources

3. **Operating hours**
Open : Monday−Friday
Closed: Saturdays, Sundays, and holidays
Business hours : 9:00−17:00

Our station is ready to respond 24-hours-a-day throughout the year.

Source : Japan Visiting Nursing Foundation, Visiting Nursing Manual, p. 93

日本における訪問看護制度

我が国では，高齢化率18.5％（2002年9月発表）となり高齢者人口は，世界でも類を見ない勢いで急激に増加している。地域でも看護・介護を要する在宅高齢者が増加し，また，入院治療の効率化及び在院日数の短縮化が進むために，今後ますます在宅看護サービスが重要な役割を果たす。

現在，訪問看護サービスの拠点となっている訪問看護ステーションを中心に，訪問看護制度発展の歴史と現状を紹介する。

1 日本における訪問看護の経緯

(1) 病院・診療所からの訪問看護

日本では，1920年代後半から日本赤十字社や聖路加国際病院などの看護師が母子や被災者を対象にボランティア的に訪問看護を行ってきた。

1960年ころから，脳卒中後遺症等による，いわゆる寝たきり老人が社会問題となって，在宅の寝たきり老人を対象に家庭看護の指導や看護を行ってきた。一方，医療ニーズの多い神経難病患者等の訪問看護も開始され，地域のケアシステムへと発展させた病院もある。

1982年に制定された老人保健法のもと，1883年からわが国において始めて病院の訪問看護に医療保険の診療報酬が認められることとなった（1回1000円）。その後，1986年には精神科の訪問看護，さらに1988年には老人に限らず在宅療養者すべてを対象に訪問看護が診療報酬で認められるようになり，診療報酬も倍増された。

訪問看護実施病院は1984年に768施設（全病院の8.0％），1999年には3,863施設（同41.6％）と増加し，一般診療所も11,752施設が訪問看護を実施している（資料；厚生労働省調査）。これらの医療機関は2000年4月からは医療保険制度に追加して介護保険の対象者は介護保険制度のもとに訪問看護サービスを実施している。

(2) 市区町村の保健師活動

1937年に保健所法が公布されて以来，保健師は結核，寄生虫，精神病等の患者及び母子等を対象に家庭訪問を中心とした活動を行ってきたが，1942年から保健衛生指導や疾病予防活動が保健師の業務と規定されて，看護サービスは保健師の業務では無くなってきた。

老人保健法（前述）においても，疾病予防としての検診，健康相談，機能訓練，訪問指導及び健康手帳の交付などの保健事業が盛り込まれ，保健師は在宅の寝たきり老人などを対象に家庭における療養指導・相談，社会資源の紹介等を実施してきた。

このような保健師の保健活動は，地域に訪問看護制度が導入され，さらに介護保険制度施行後も保険事故を未然に防ぐ，いわゆる介護予防事業と健康づくりの主戦力としてますます大きな期待がかけられている。

(3) 訪問看護ステーションの創設

1) 訪問看護等在宅ケア総合推進モデル事業の実施

在宅ケアにおける看護の充実のために，厚生労働省は，訪問看護のモデル事業を4年間実施した。その内容は，①医学的処置も含めた訪問看護の実施と仕組の検討②一定の研修を都道府県レベルで実施することなどが含まれた。

早速，当該モデル事業実施地域に指定された市町のある11府県看護協会は，未就業の看護師等を対象に「訪問看護婦養成講習会（120時間のプログラム）」を実施した。この研修の目標は，①老人の健康状態についてアセスメントができる，②訪問看護の展開を理解し看護計画が立案できる，③必要な看護の実践ができる，④家族への支援ができる，⑤主治医との連携ができる，⑥地域の保健医療福祉機関との連携ができる，としている。

2）（老人）訪問看護制度の創設（医療保険）

モデル事業により基礎資料が得られた後，1991年に老人保健法等の一部改正により，老人訪問看護制度が創設されて，翌年4月から訪問看護ステーションの訪問看護が始まった。さらに1994年には健康保険法等の一部改正により，老人に限らず若人も訪問看護を利用できるようになった。

老人訪問看護の費用は当初1回あたり約7,500円（そのうち250円は老人の自己負担：利用料）であったが現在は約1万円まで上がっている（そのうち老人の自己負担は1割）。24時間体制の訪問看護やターミナルケアの評価，医療の必要性に応じた頻回訪問看護も評価されてきた。

(3) 医療保険と介護保険の訪問看護制度

2000年4月に始まった介護保険制度は，介護が必要になっても，できる限り住み慣れた自宅で，自立した生活ができるように，ケアマネジャーが作成するケアプランのもとに必要な福祉サービスや医療サービスを総合的に利用できる仕組である。介護保険法の対象者の多くは，長期にわたりケアの必要な疾病や障害をもった高齢者であり，訪問看護による病状や障害等の観察と適切な看護が極めて重要である。ケアチームのメンバーとして，医療と福祉の両方にかかわる看護の特徴を充分に活用し，予防的な看護の係わりからターミナルケアまで，チームケアの総合力を高める活動が期待される。

2　訪問看護の実施状況

(1) 訪問看護ステーションの設置状況

訪問看護を実施している訪問看護ステーションは約5,300ヶ所ある（2002年）。しかし，最近の傾向として，介護保険施行後の仕組の変化に対応しきれない訪問看護ステーションが廃止されたり，訪問看護師が不足しているために開設のペースダウンが生じている。

現在，将来も訪問看護に対する社会的ニーズは多く，サービス量拡大のための対応が急がれている。

(2) 訪問看護ステーションの従事者

訪問看護事業を保険給付で行うためには都道府県知事の指定事業者となる必要があるが，その基準は常勤換算で最低2.5人以上の看護職員の配置が必要である。実態は5～6人程度（常勤換算で約5人）である。看護職員の内訳は看護師が約4人（80％程度）で最も多く，保健師，准看護師，助産師となっている。理学療法士や作業療法士もわずかだが配置している訪問看護ステーションもある。訪問看護師は1人当たり1ヶ月間に約60～70回訪問している。

(3) 訪問看護利用の仕組み

利用者は訪問看護ステーションまたは主治医に利用を申し込み，主治医が訪問看護の必要を認めて「指示書」を交付すると訪問看護師が利用者を訪問し，アセスメントをして利用者の希望を聞き，作成した看護計画のもとに訪問看護を提供する。主治医とは定期的に看護の実施状況を報告し密な連携をとる。介護保険制度では，介護支援専門員のケアプランに沿って看護計画を立てて看護を行うが，必要に応じてケアプランの変更（看護の回数・時間帯・内容等）を依頼し看護を行う（「訪問看護サービスのご案内」参照）。

(4) 訪問看護ステーションの看護内容

病状観察は殆ど100％近く実施されており介護保険施行後も変化はない。いわゆる日常生活の介助(例

えば清潔保持の世話）は約70％，機能訓練が約60％実施されているが，介護保険施行後はやや減少している。一方，褥創等創処置は増加傾向にあり，2000年10月では，約70％に何らかの医療処置を実施している（重複回答）。

（5）看護職管理者が経営管理

平均的に1訪問看護ステーション当たり約50人の利用者があり，1利用者当たり月に5～6回の訪問看護を利用している。1回の訪問看護費は約1万円（保険給付は9割，利用料は1割）で，1ステーションあたり1ヶ月250～300万円程度の収入となる。規模の大きい訪問看護ステーションでは1,000万円を超すところもある。

看護職が管理者となって経営管理する事業であり，管理者は利用者の継続的な確保，スタッフの効率的な活用，地域の関係機関との連携などに取り組んでいる。

3　訪問看護事業の推進活動

訪問看護事業を支援する看護協会などでは，訪問看護従事者の確保を図るために，訪問看護研修プログラムの作成及び研修の実施，PRパンフレットの作成等が行われた。研修は看護師等の免許取得者の継続研修と位置づけ，120時間のプログラムから始まったが，現在，240時間の研修内容を開発中である。因みに研修の主な内容は，訪問看護概論，訪問看護対象論，訪問看護展開論，訪問看護方法論，在宅ケアシステム論，総合実習となっている。

一方，サービスの質が問われる現状では，訪問看護師自らがサービスの質を評価し，質の高いサービスを提供できるように改善を図ることが期待される。訪問看護ステーションでは，自己評価票などを使用し評価を試みている。

なお，1994年に設立された「日本訪問看護振興財団」，1995年に設立された「全国訪問看護事業協会」が訪問看護の推進組織として研修等を実施している。

4　今後の課題

訪問看護に対する社会的ニーズの増大が見込まれるにもかかわらず訪問看護師が不足している。この現状を改善するためには積極的な人材確保対策が必要である。看護職自身の訪問看護に対する意欲を高めるために労務環境や給与面の改善，キャリアアップにつながる評価と地位向上が必要である。また，訪問看護ステーションの開設・運営支援，市民へのPRなど，率先して取り組む必要がある。今後は，医療ニーズが高くなっていくなかで看護知識・技術の向上，医療機関との連携の課題等を解決しなくてはならないだろう。

さらに訪問看護を必要としている方には十分にサービスが提供できるように改善を図る必要がある。

（佐藤美穂子）

(参考例)

訪問看護サービスのご案内

○○訪問看護ステーション

1　訪問看護のお申込みからサービス開始まで

介護保険利用の場合　　ケアプラン作成の依頼

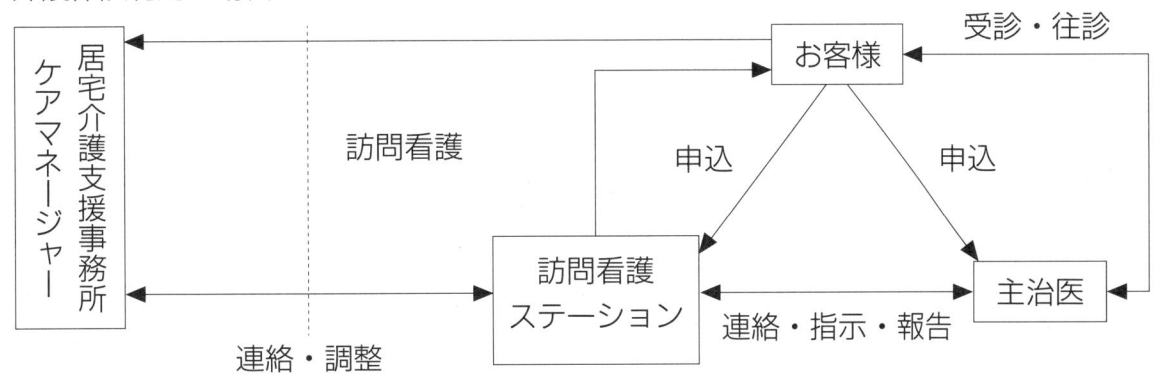

```
[居宅介護支援事務所ケアマネージャー] ←――――――――→ [お客様] ←―受診・往診―
              訪問看護        申込↙    ↘申込              │
                                                            │
         ←――→ [訪問看護ステーション] ←―連絡・指示・報告→ [主治医]
          連絡・調整
```

　訪問看護は，看護師などが家庭訪問して，病気や障害のために支援を必要とされる方の看護を行うサービスで，介護保険制度のほか，医療保険制度で利用できる方もいます。主治医の治療方針やケアプランに沿って，他のサービスと連携しながら看護を行いますので，安心して在宅療養が続けられます。

　お申込みは訪問看護ステーション又は主治医，ケアマネージャーにご相談下さい。訪問看護を利用する場合は主治医の指示書が必要です。指示書は訪問看護ステーションに提供されます。

2　訪問看護サービスの内容

・病状・障害の観察，健康管理
・療養，看護・介護方法のアドバイス
・食事ケア，水分・栄養管理，排泄ケア，清潔ケア
・ターミナルケア
・リハビリテーション
・痴呆症や精神疾患の方の看護
・家族など介護者の支援
・褥瘡や創傷の処置
・カテーテルなど医療機器の管理
・医師の指示による医療処置
・保健・福祉サービスなどの活用支援

3　営業日時のご案内

○営　業　日：月曜日から金曜日まで
○休　　　日：土・日・祝祭日
○営　業時間：午前9時から午後5時まで

> 当ステーションは，年間を通して24時間いつでも連絡がとれる体制を設けております。

日本訪問看護振興財団編集　訪問看護管理マニュアル　P93　引用

第8章

資 料

1. 日本の訪問看護等の概要（保健、医療、介護含む） （その1）

		保健所	市町村保健センター等	訪問看護ステーション		
①	実施者・法律	地域保健法 （保健指導）	老人保健法第19条 （訪問指導）	老人保健法（第46条の5の2～9） 指定訪問看護事業者 ※健康保険法の指定訪問看護事業者が指定老人訪問看護を実施する	健康保険法（第44条の4～13、第59条の2の2、第59条の7等） 指定訪問看護事業者（医療法人、市町村、社会福祉法人、医師会、看護協会、その他厚生労働大臣の認定法人等） ※介護保険法における指定居宅サービス事業者（訪問看護）は、健康保険法の指定訪問看護事業者とみなされ指定訪問看護を実施する。	介護保険法（第7条の5、8、第40条等） 指定居宅サービス事業者（指定訪問看護事業者）
②	財源	公費	公費（国・県・市町村が1/3ずつ負担）	公費（国・県）：公費負担5割（国4/12、県1/12、市区町村1/12、b保険料：各種保険負担5割（一部自己負担）） ②その他利用料自己負担 ③公費負担医療制度 ④高額療養費制度	①訪問看護療養費〈a保険料：各種社会保険負担、b一部自己負担〉 ②その他利用料負担等 ③高額療養費制度（所得に応じた世帯の上限額がある） ④公費負担医療制度	①第1号、2号被保険者の保険料50% ②税50%（国20%、都道府県12.5%、市区町村12.5%、財政調整交付金0～10%） ③1割自己負担 ④高額介護サービス費（所得に応じた世帯の上限額がある） ⑤公費負担制度
③	従事者	保健師、助産師、看護師、医師、歯科医師、薬剤師、臨床検査技師、栄養士、歯科衛生士、作業療法士、理学療法士等	保健師、看護師、理学療法士、作業療法士、歯科衛生士、栄養士等	（同右） （助産師除く）	（同右） ※1従業者に助産師を追加 ※2保健師、助産師の管理者（専従、常勤）	1事業所につき、常勤換算で、2.5人以上の看護職を配置（保健師、看護師、准看護師、理学療法士、作業療法士） ※保健師又は看護師の管理者（常勤）－一定の条件を満たせば他業務との兼務可
④	対象者	保健所所轄地区や市町村の住民（新生児、未熟児、生活習慣病・結核・難病・精神・公害病等患者、痴呆性高齢者、一般住民）	その心身の状況、その置かれている環境等に照らして療養上の指導が必要と認められる者	（同右）	疾病、負傷により、家庭において継続して療養を受ける状態にある老人（主治の医師がその治療の必要の程度について厚生労働省令で定める基準に適合していると認めた者）	病状が安定期にある要介護者等で、利用者の選択に基づき訪問看護が計画された者（主治医がその治療の必要の程度について厚生労働省令で定める基準に適合していると認めた者）
⑤	内容	保健事業 ・地域の健康ニーズの把握 ・諸制度の導入 ・地域のケアコーディネーション ・地区組織活動など	家庭における療養・看護方法・機能訓練方法に関する指導 痴呆等に対する正しい知識・緊急の場合の相談等 住宅改善に関する相談・指導 疾病の予防に関する指導 家族支援 諸制度の紹介等	老人医療受給対象者（主治の医師がその治療の必要の程度について厚生労働省令で定める基準に適合していると認めたものに限る）の、その者の居宅において看護師その他厚生労働省令で定める者により行なわれる療養上の世話又は必要な診療の補助をいう 具体的には①病状観察、②清拭、③褥瘡の処置、④体位交換、⑤カテーテル等の管理、⑥リハビリテーション、⑦食事・排泄の介助、⑧ターミナルケア、⑨痴呆・精神疾患への看護、⑩家族の介護指導等、⑪医療的管理など	同左に加え、乳幼児・妊産婦への看護・指導業務の範囲外	居宅要介護者等（主治の医師がその治療の必要の程度について厚生労働省令で定める基準に適合していると認めたものに限る）の、その者の居宅において看護師その他厚生労働省令で定める者により行なわれる療養上の世話又は必要な診療の補助をいう 具体的には①病状観察、②清拭、③褥瘡の処置、④体位交換、⑤カテーテル等の管理、⑥リハビリテーション、⑦食事・排泄の介助、⑧ターミナルケア、⑨痴呆・精神疾患への看護、⑩家族の介護指導等、⑪医療的管理など
⑥	回数	特に制限なし 対象者の状態に応じ対応	特に制限なし おおむね年6回～12回の実績 対象者の状態に応じ対応	週3日を限度 末期悪性腫瘍や神経難病等、急性増悪等（2週間に限る）は回数制限なし	同左	支給限度額の範囲内で、ケアプランに基づく回数。要介護者等であっても左記疾患等は介護保険で行なわない（医療保険給付）

⑦利用料	無料	無料	老人保健事業の中の訪問指導事業費 自治体規模別事業費 （運搬費、保険料、委託料、使用料及び賃借料、備品購入費として） 平成13年度交付基準単価 10,000人未満： 228,000円 10,000人以上： 374,000円 30,000人以上： 1,065,000円 1,000,000人以上： 4,294,000円 3,000,000人以上： 12,477,000円	①基本利用料：療養費総額の1割負担（月額の上限が12,000円）又は、一定以上の所得者は2割（上限40,200円）※上限は高額療養費制度 ②その他の利用料 a．実費負担：訪問にかかる交通費、日常生活上必要な物品、死後の処置 b．差額費用：2時間以上（基本療養費I）又は8時間（基本療養費II）で時間を超える延長時や営業時間外（休日・夜間） ①老人訪問看護基本療養費 （I）週3日まで（1日1回につき） a．看護師等：5,300円 b．准看護師：4,800円 c．特別地域訪問看護加算：50/100 ※癌末期等厚生労働大臣が定める疾病等及び急性増悪時（2週間に限る）の場合週4日以降（同日につき） a．看護師等：6,300円 b．准看護師：5,800円 c．特別地域訪問看護加算：50/100 d．癌末期等厚生労働大臣が定める疾病及び難病等複数回訪問加算1日2,500円 （II）（1日1回につき） 精神障害者社会復帰施設等の複数の入所者の精神訪問看護、精神科病院あるいは精神保健業務に相当の経験を有する者又は研修修了者である保健師、看護師、作業療法士：1,600円 （精神科を標榜する保険医療機関の精神科医の指示に限る） 延長時間加算1時間につき400円 （3時間以上8時間まで） ②老人訪問看護管理療養費 a．月の初日の訪問：7,050円 イ．月の2日目以降の訪問（1日につき）：2,900円 注）月に12日までを限度とする ロ．老人退院時共同指導加算2,800円 b．24時間連絡体制加算2,500円 c．重症者管理加算2,500円 ③老人訪問看護情報提供療養費1,500円 ④老人訪問看護ターミナルケア療養費12,000円 癌末期・神経難病等（厚生労働大臣が定める状態にある患者）について2ヶ所の訪問看護ステーションによる訪問について（老人）訪問看護基本療養費は複数回訪問加算（難病等複数回訪問加算を含む）、（老人）訪問看護管理療養費は要件を満たしていれば各訪問看護ステーションで算定できる。（老人）退院時共同指導加算、24時間連絡体制加算、（老人）訪問看護情報提供療養費、（老人）訪問看護ターミナルケア療養費についてはいずれかの訪問看護ステーションのみ算定。 ※（老人）訪問看護基本療養費の同日算定は不可。	①基本利用料：毎回につき健康保険被保険者、国保退職被保険者、健康保険被扶養者、国保被保険者は療養費の3割負担、3歳未満の自己負担は2割 ②その他の利用料 a．実費負担：訪問にかかる交通費、日常生活上必要な物品、死後の処置 b．差額費用：2時間以上（基本療養費I）又は8時間以上（基本療養費II）で時間を超える延長時や営業時間外（休日・夜間） ①訪問看護基本療養費（同左） ②訪問看護管理療養費：（同左） イ．月の初日：（同左） ロ．2日目以降（同左） 注）月に12日までを限度とする（同左） ロ．退院時共同指導加算（同左） b．24時間連絡体制加算（同左） c．重症者管理加算（同左） ③訪問看護情報提供療養費（同左） ④訪問看護ターミナルケア療養費（同左）	①利用者負担：訪問看護費用の1割定率負担 ②その他のサービスに付加的なサービス費があれば、契約で定めた額 ③その他の利用料 実施地域以外への交通費 ①訪問看護費（管理費を含む） a．30分未満425単位 b．30分以上1時間未満830単位 c．1時間以上1時間30分未満1,198単位 注1）准看護師の場合90/100 注2）1単位10円に地域区分ごとの割合を乗じた額 特別区1,048/1,000 特甲地1,048/1,000 甲 地1,024/1,000 乙 地1,012/1,000 その他1,000/1,000 ②深夜等の加算 a．夜間（18：00～22：00）25％加算 b．深夜（22：00～6：00）50％加算 c．早朝（6：00～8：00）25％加算 d．特別地域訪問看護加算15/100（離島・過疎地の事業所） e．緊急時訪問看護加算 月1,370単位 f．特別管理加算 月250単位 g．ターミナルケア加算 死亡月1,200単位
⑧訪問看護報酬など					
備考	1937年保健所法制定により事業開始	1983年2月より事業開始	1992年4月より事業開始	1994年10月より事業開始	2000年4月1日より事業開始

(その2)

	保険医療機関（病院・診療所）等		介護保険法
	健康保険法等		
	老人保健法第17条	精神科を標榜する保険医療機関	指定保険医療機関
①実施者・法律			介護保険法の指定を受けたものは指定居宅サービス事業者とみなされる
②財源	①老人医療費〈公費負担3割，各種医療保険者負担7割〉 ②一部自己負担 ③公費負担医療制度（更生医療，育成医療，精神保健，精神障害者福祉に関する法律による通院治療，医療扶助，養育医療等） ④高額療養費制度（所得に応じた世帯の上限額がある）	①各種社会保険料 ②一部自己負担（2割〜3割） ③公費負担医療制度（更生医療，育成医療，精神保健，精神障害者福祉に関する法律による通院治療，医療扶助，養育医療等） ④高額療養費制度（所得に応じた世帯の上限額がある）	①第1号，2号被保険者の保険料50% ②税50%（国20%，都道府県12.5%，市区町村12.5%，財政調整交付金0〜10%） ③1割自己負担 ④高額介護サービス費（所得に応じた世帯の上限額がある） ⑤公費負担医療制度
③従事者	A〈在宅患者訪問看護・指導〉 当該保険医療機関の保健師，看護師，准看護師 B〈退院時リハビリテーション指導〉 当該保険医療機関の医師又は，医師の指示を受けた理学療法士，作業療法士が保健師，看護師，医療ソーシャルワーカー，精神保健福祉士とともに実施 C〈退院指導等〉 a．開放型病院共同指導Ⅰ・Ⅱ b．在宅患者入院共同指導Ⅰ・Ⅱ c．退院時共同指導 d．寝たきり老人退院時共同指導 e．老人退院前訪問指導 f．在宅療養指導 当該保険医療機関の医師の指示を受けた保健師，看護師，栄養士，理学療法士，作業療法士が医師と共同で退院時共同指導を実施	A〈在宅患者訪問看護・指導〉 同左に助産師追加 B〈退院時リハビリテーション指導〉 同左 C〈退院指導等〉 a．開放型病院共同指導Ⅰ・Ⅱ b．在宅患者入院共同指導Ⅰ・Ⅱ c．退院時共同指導 d．退院時共同指導 e．退院時訪問指導 f．在宅療養指導 同左	A〈精神科退院前訪問指導〉 B〈精神科訪問看護・指導Ⅰ〉 C〈精神科訪問看護・指導Ⅱ〉 D〈精神科退院指導〉 当該患者を診察した精神科を標榜する保険医療機関の保健師，看護師，作業療法士，精神保健福祉士 ※准看護師を除く	当該診療を行なっている保険医療機関の保健師，看護師及び准看護師 ※准看護師は保健師，助産師，看護師の計画と指導のもとに実施する
④対象者	A〈在宅において疾病又は負傷により継続して療養を受ける状態にある患者，通院が困難な者〉 B〈退院時リハビリテーション指導〉 退院して家庭に復帰する患者 C〈退院指導等〉 退院して家庭に復帰する長期入院患者	入院が3ヶ月を超える患者で，退院後居宅又は精神障害者社会復帰施設に入所する患者 B〈精神科訪問看護・指導Ⅰ〉 精神障害者である患者又はその家族 C〈精神科訪問看護・指導Ⅱ〉 精神障害者のグループホームや複数の精神障害者社会復帰施設に入所している複数の精神障害者 D〈精神科退院指導〉 1ヶ月超の入院をし退院・社会復帰する者	病状が安定期にある要介護者等で，利用者の選択に基づき訪問看護計画が作成された者（主治医がその治療の必要の程度につき厚生労働省令で定める基準に適合していると認めた者）

⑤内容	A〈在宅患者訪問看護・指導：一般・老人〉 診療に基づく居宅での看護又は療養上必要な指導など B〈退院時リハビリテーション指導〉 運動機能・日常生活動作能力の維持・向上を目的に行なう各種訓練，家屋改造指導，介護指導，地域の情報提供に関する指導 C〈退院指導料〉 退院後居宅療養するために必要な指導	A〈精神科退院前訪問指導〉 患者に対して療養上必要な指導を行なう B〈精神科訪問看護・指導Ⅰ〉 看護又は，療養上必要な指導 C〈精神科訪問看護・指導Ⅱ〉 精神障害者社会復帰施設などに入所する複数の患者への看護・療養指導など D〈精神科退院指導〉 退院後の治療・看護・サービス等の説明	居宅要介護者等（主治の医師がその治療の必要の程度につき厚生労働省令で定める基準に適合していると認めたものに限る）について，その者の居宅において看護師その他の厚生労働省令で定める者により行なわれる療養上の世話又は必要な診療の補助をいう 具体的には①病状観察，②清拭・洗髪，③褥創の処置，④体位交換，⑤カテーテル等の管理，⑥リハビリテーション，⑦食事・排泄の介助，⑧ターミナルケア，⑨痴呆・精神疾患への看護，⑩医療的管理など
⑥回数	A〈在宅患者訪問看護・指導：一般・老人〉 ・週3日を限度 ・厚生労働大臣が認める疾病などの患者は週4日を超えて訪問可 B〈退院時リハビリテーション指導〉 指導対象が本人・家族にかかわらず，入院中に1回に限り算定 C〈退院指導料〉 指導対象が本人・家族にかかわらず，入院中に1回に限り算定	A〈精神科退院前訪問指導〉 （月1回） B〈精神科訪問看護・指導Ⅰ〉 （週3回を限度） C〈精神科訪問看護・指導Ⅱ〉 （週3回を限度） D〈精神科退院指導〉 （月1回）	支給限度額の範囲内で，ケアプランに基づく〈回数，頻度に訪問看護が必要と厚生労働大臣が定めた疾患等（末期の悪性腫瘍，神経難病等，急性増悪時（2週間に限る）〉は介護保険で行なわない（医療保険給付）
⑦利用料	・一般の方 医療費の1割（限度額12,000円） ・一定以上の所得の方 医療費の2割（限度額40,200円）	①自己負担分（2割〜3割），3歳未満は2割 ②交通費	①1割負担 ②その他保険外サービスの利用に必要な費用
⑧訪問看護報酬など	A〈在宅患者訪問看護・指導料〉（1日につき） ・週3日目まで（1日につき） a．看護師等：555円30点 b．準看護師：480点 ・週4日目以降（1日につき）（厚生労働大臣が定める疾病等の患者のみ）a．看護師等：630点 b．準看護師：580点（加算） a．在宅移行期加算：250点/1回 b．1日2回以上の訪問時加算：250点/日 c．ターミナルケア加算：1,200点/1回 B〈退院時共同指導料〉 300点（退院時1回限り） C〈退院時指導料等〉 （Ⅰ）一般点数 ・病院 a．開放型病院共同指導料Ⅰ 　入院中：患者1人1日につき1回350点 　退院時：330点加算 　開放型病院共同指導料Ⅱ 　入院中：患者1人1日につき1回220点 　退院時：430点加算 b．在宅患者入院共同指導料Ⅰ 　入院中：入院から1ヶ月以内4回/月 　　　　：入院から1ヶ月超2回/月 ｝310点 　退院時：290点加算 b．在宅患者入院共同指導料Ⅱ 　入院中：入院から1ヶ月以内4回/月 　　　　：入院から1ヶ月超2回/月 ｝140点 　退院時：360点 c．退院指導料 　入院期間が1ヶ月超の患者・家族 入院中：1回300点	A〈精神科退院前訪問指導料〉 保健師，看護師，作業療法士，精神保健福祉士：380点（退院前1ヶ月以内月1回） B〈精神科訪問看護・指導料Ⅰ〉 保健師，看護師等：550点 週3日まで（1日につき） C〈精神科訪問看護・指導料Ⅱ〉 保健師，看護師等：160点 D〈精神科退院時指導料〉 看護師等：320点 ※看護・指導時間が3時間を超えた場合は8時間を限度として1時間につき40点加算	①訪問看護費 a．30分未満 343単位 b．30分以上60分未満 550単位 c．60分以上90分未満 845単位 注1）準看護師の場合 90/100 注2）1単位10円に地域区分ごとの割合を乗じた額 　特別区1,048/1,000 　特甲地1,048/1,000 　甲　地1,024/1,000 　乙　地1,012/1,000 　その他1,000/1,000 ②深夜等の加算 a．夜間（18：00〜22：00）25%加算 b．深夜（22：00〜6：00）50%加算 c．早朝（6：00〜8：00）25%加算 d．特別訪問看護加算 月840単位 e．緊急時訪問看護加算 15/100 f．特別管理加算 月250単位 g．ターミナルケア加算 月，死亡日1,200単位

d．退院時共同指導料 　入院中の患者・家族に退院後の居宅療養指導 　入院中：1回150点 e．退院前訪問指導料 　入院期間が1ヶ月超の患者・家族に訪問し退院後の療養指導：360点 f．在宅療養指導料 　厚生労働大臣の定めた疾患の患者、器具の装着患者への療養上の指導 　1回／月（指導は個別に30分超）170点 （II）老人点数 ・診療所 a．在宅患者共同指導料Ⅰ 　入院中：入院から1ヶ月以内 4回／月 ／ 入院から1ヶ月超 2回／月　310点 　退院時：290点加算 b．在宅患者共同指導料Ⅱ 　入院中：入院から1ヶ月以内 4回／月 ／ 入院から1ヶ月超 2回／月　140点 　退院時：360点加算 c．退院指導料 　入院期間が1ヶ月超の老人退院時共同指導料　入院中：1回300点 d．寝たきり老人訪問指導料 　入院中：600点（1回限り） e．老人退院前訪問指導料 　入院中：入院から1ヶ月を超　1回460点 f．在宅療養指導料 　厚生労働大臣の定めた疾患の患者、器具の装着患者への療養上の指導 　1回／月（指導は個別に30分超）170点	・病院 a．開放型病院共同指導料Ⅰ 　入院中：患者1人1日につき1回350点 　退院時：330点加算 b．開放型病院共同指導料Ⅱ 　入院中：患者1人1日につき1回220点 　退院時：430点加算 c．退院指導料　同左 d．寝たきり老人退院時共同指導料Ⅱ　140点 e．老人退院前訪問指導料　同左 f．在宅療養指導料　同左		
備考 1983年2月より	1988年4月より	1986年4月より	2000年4月1日より

資料：日本訪問看護振興財団作成（2002年10月）

2. 保健医療福祉の動向と訪問看護，保健指導等

年代	人口動態，疾病構造	保健・医療・福祉制度・体制	訪問看護・保健指導等
～1860	人口 3,500万人 急性感染症流行 （天然痘，コレラ等）	西洋医学の導入と進展 国立病院整備 伝染病予防法公布 (1897) 予防・防疫対策進展 民間病院増大	産婆による家庭分娩 看護を学ぶ為，欧米に留学 民間経営の「慈善看護婦会」が巡回訪問活動をする (1891) 京都看病婦学校の実習生が巡回看護事業を始める (1892) 東京市内に民間看護婦会の派出看護婦会が急増
1900～	人口 5,000万人 慢性感染症流行 （結核，性病等） 乳児死亡率大 (1918) 結核死因1位 (1935)	病院都市部集中 精神病院法，結核予防法 (1919) 健康保険法 (1927) 病床数4,625, 診療所数43,998 (1935) 厚生省設置 (1938) 旧国民健康保険法 (1938) 保健婦規則公布 (1941) 抗結核薬発見 (米国 1943)	済生会病院が震災被災者の訪問看護を行う (1923) 聖路加国際病院が母子の訪問看護を行う (1927) 日本赤十字社の日赤社会看護婦の活動が始まる (1928) 大阪朝日新聞社会事業団の公衆衛生訪問婦の活動が始まる (1930) 東京市における保健館の訪問指導婦の活動が始まる (1935) 山形県の農村で保健婦が栄養改善・乳児指導をする (1935) 保健婦が，結核，母子，寄生虫，精神病等の指導に家庭を訪問 (1939)
(戦後) 1945～	戦後ベビーブーム 平均寿命 (1947) 男50.06，女53.96 出生数269,7万人 (1949) 平均世帯人員5.0 (1954)	病院数645, 診療所数6,607 (1945) 保健婦助産婦看護婦法制定 (1947) 医師法制定 (1948) 医療法制定 (1948) 病院数5,119, 診療所数51,349 (1955) 国民健康保険法公布 (1958)	米国のGHQによる指導で，保健所が公衆衛生活動の拠点となり，保健所保健婦が衛生教育・訪問指導等を実施 国保保健婦が国保加入者の疾病予防活動を行う (1958)
1960～ 1970～	乳児死亡率低下 結核死亡激減 脳卒中死因1位 (1951) 合計特殊出生率2.0 死亡数安定時代 人口 1億人超 老年人口7.1% (1970) 3大成人病死亡 50.7% (1960) 70歳以上患者 入院の割合9.4% (1970) 平均寿命 (1970) 男69.31，女74.66 未婚率急上昇 主要死因順位 (1975) ①脳血管疾患②がん③心疾患	施設内死亡21.9% (1960) 国民皆保険 (1961) 老人福祉法制定 (1963) 理学療法士及び作業療法士制定 (1965) 家庭奉仕員派遣事業 (1965) 70歳以上の医療費の無料化 (1973) 老人保健医療総合対策開発事業 「在宅老人家庭看護訪問指導事業」(1978)	京都堀川病院で訪問看護活動を開始する (1965) 東京白十字病院で訪問看護をより老人を訪問看護する (1971) 日大板橋病院で訪問看護が始まる (1974) 東京都新宿区で福祉医療事業が開始される (1974) 東京都杉並区，横浜市で潜在看護婦委託による訪問看護が始まる (1975) 市町村が家庭看護訪問指導を試行する (1978)
1980～	老年人口9.1% 70歳以上患者 入院割合26.6% (1980) 3大成人病死亡 61.9% (1980) 痴呆，寝たきり老人の増大 主要死因順位 (1985) ①がん②心疾患③脳血管疾患	施設内死亡57.0% (1980) 老人保健法制定 (1982) 病院数9,608, 診療所数78,927 (1985) （病床過剰時代） 老人保健施設創設 (1986) 地域医療計画施行 (1986) 社会福祉士・介護福祉士法公布 (1987) 国民医療総合対策本部の中間報告 (1987)	民間経営の訪問看護（在宅看護研究センター）が始まる (1983) 病院から「退院患者継続看護・指導料」として老人への訪問看護に診療報酬が新設される (1983) 老人保健事業の「訪問指導」が市町村で始まる (100点) (1983) 訪問看護実施病院は768 (8.0%) (1984) 精神科の訪問看護に診療報酬が新設される (1986) 在宅医療環境整備に関するモデル事業が7ヵ所で行われる (1987)

年代	指標	施策・制度	訪問看護関連事項
1980〜		高齢者保健福祉推進十カ年戦略（ゴールドプラン）(1989)	訪問看護実施病院は1423（14.5%）(1987) 在宅患者の訪問看護に診療報酬が新設される (1988) 訪問看護等在宅ケア総合推進モデル事業が11ヶ所で開始される (1988) 訪問看護婦養成講習会（20日間）が始まる（最終的に17ヶ所）
1990〜	高齢化率12.5% 70歳以上患者入院割合 38.8%（1990） 後期高齢者増大傾向 合計特殊出生率1.46（1993） 平均寿命（1993） 男76.25, 女82.51 要支援高齢者数200万人（1993） 出生数118.175万人（1995） 高齢化率15.1%（1996） 平均寿命（1996） 男77.01, 女83.59 合計特殊出生率1.39（1997） 成人病から生活習慣病へ 高齢化率15.7%（1997） 合計特殊出生率1.34（1999）	病院数10,096, 診療所数80,852 老人保健法の改正により老人訪問看護制度創設 (1991) 看護婦等人材確保に関する法律 (1992) 地方老人保健福祉計画策定 (1993) 在宅医療の推進 健康保険法の改正による訪問看護制度の創設 (1994) 新高齢者保健福祉推進十カ年戦略（新ゴールドプラン）(1994) エンゼルプラン (1994) 老人保健福祉審議会が公的介護保険制度の検討 (1995) 障害者プラン (1995) 地域保健法の施行 (1997) 介護保険法制定 (1997) 介護支援専門員の養成 (1998) 病院数9,333, 診療所数90,556 医療制度改革, 年金制度改革, 社会福祉基礎構造改革の取組 介護保険料徴収開始, 要介護認定開始 (1999)	老人訪問看護ステーション設置が始まる (1992) 訪問看護に関する研修, 相談を各都道府県ナースセンターで実施する (1994) 老人以外の対象者にも訪問看護を訪問看護ステーションから開始する (1994) （老人）訪問看護療養費改定 (1994) 新ゴールドプランに訪問看護ステーション5,000カ所の数値目標を掲げる (1994) 財団法人日本訪問看護振興財団設立 (1994) （老人）訪問看護療養費改定 (1995) 社団法人全国訪問看護事業協会設立 (1995) 過疎地の従たる事業所設置開始 (1996) （老人）訪問看護療養費改定 (1996) （老人）訪問看護療養費消費税アップ改定 (1997) 在宅保健福祉サービス総合化モデル事業を14ヶ所で実施する (1997) 老人訪問看護ステーション指定数2,973 (1998, 3) 営利法人の訪問看護事業参入が認められる (1999, 3) 訪問看護実施病院3,863（41.6%）(1999)
2000〜	合計特殊出生率1.36（2000） 高齢化率17.9%（2000） 平均寿命（2000） 男77.72, 女84.60 平均世帯人員2.75（2001） 合計特殊出生率1.33（2001） 高齢化率18.0%（2001） 介護保険の要支援・要介護認定数298万人, 居宅サービス受給者数162万人（2002, 3） 施設サービス受給者数67万人（2002, 1） 高齢化率18.5%（2002）	介護保険制度開始 (2000) 健康日本21 (2000) 健やか親子21 (2000) 介護保険施設等実態調査 (2000) 身体拘束ゼロの推進 (2000) 病院数9,226, 診療所数92,824 (2000) 高齢者医療制度の検討 健康保険法等の改正, 老人医療費一部負担の改正 (2000, 1) 厚生労働省発足 (2001, 1) 介護報酬の検討 (2001, 10) 保健師助産師看護師法 (2001, 12) 新たな看護のあり方に関する検討会報告 (2002, 8) 静脈注射を診療の補助として認める (2002, 9) 介護保険事業計画まとめ (2002, 10)	介護保険事業計画で平成16年度までに9,900ヶ所（参考） 訪問看護ステーション指定数は4,476 (2000, 3) 介護報酬訪問看護費新設する (2000, 4) 介護保険法の下, 指定居宅サービス事業者として指定訪問看護を行うと同時に健康保険法の指定訪問看護事業者とみなされ指定訪問看護を行う (2000, 4) 訪問看護ステーション指定数は4,994ヶ所 (2000, 10) 訪問看護ステーション指定数5,074ヶ所 (2001, 10)

資料：看護研究Vol.35, No.1, 2002年2月, 医学書院, P.4〜5を追加改変　佐藤美穂子作成（2002年10月）

3. 療養費の推移
(1) 老人訪問看護療養費

(その1)

	老人訪問看護基本療養費	老人訪問看護末期基本療養費	老人訪問看護療養費Ⅱ基本療養費	老人訪問看護管理療養費	老人訪問看護情報提供療養費	老人訪問看護ターミナルケア療養費	基本利用料
平成4年4月1日	保健師・看護師 PT・OTによる場合 4,700円 准看護師による場合 4,200円 末期の悪性腫瘍の利用者に対する場合を除き 週2回			1月に訪問1回の場合 2,400円 2～3回 4,960円 4～5回 10,160円 6～7回 14,940円 8回～ 20,000円	1月に1回に限り 1,000円		1日 250円
平成6年4月1日	保健師・看護師 PT・OTによる場合 5,000円 准看護師による場合 4,500円 末期の悪性腫瘍の利用者に対する場合を除き 週3回			1月に訪問1回の場合 6,600円 2回 9,200円 3回 11,800円 4回 14,400円 5回 17,000円 6回 19,600円 7回 22,200円 8回 24,800円 9回 27,400円 10回 30,000円 11回 32,600円 12回以上 35,200円	1,300円	10,000円 (死亡月に算定)	同上
平成6年10月1日	同上	保健師・看護師 週3回目迄 5,000円 週4回目以降 6,000円 准看護師による場合 週3回目迄 週4回目以降		同上 寝たきり老人退院時共同指導加算 (所定額に1回／月) 2,800円		同上	同上
平成8年4月1日	保健師・看護師 PT・OTによる場合 5,300円 准看護師による場合 4,800円 急性増悪等の場合、1月に1回 14日を限度として回数制限なし 特別地域訪問看護加算 所定額の100分の50加算	保健師・看護師による場合 週3回目迄 5,300円 週4回目以降 6,300円 准看護師による場合 週3回目迄 4,800円 週4回目以降 5,800円 特別地域訪問看護加算 所定額の100分の50加算		1月に訪問1日の場合 7,000円 2日 9,900円 3日 12,800円 4日 15,700円 5日 18,600円 6日 21,500円 7日 24,400円 8日 27,300円 9日 30,200円 10日 33,100円 11日 36,000円 12日以上 38,900円 寝たきり老人退院時共同指導加算 (所定額に1回／月) 2,800円 24時間連絡体制加算 2,000円	1,500円	12,000円	同上

(その2)

	老人訪問看護基本療養費	老人訪問看護末期基本療養費	老人訪問看護基本療養費II	老人訪問看護管理療養費	老人訪問看護情報提供療養費	老人訪問看護ターミナルケア療養費	基本利用料
平成9年4月1日	同上	同上		1月に訪問 1回の場合 7,050円 2回 9,950円 3回 12,850円 4回 15,750円 5回 18,650円 6回 21,550円 7回 24,450円 8回 27,350円 9回 30,250円 10回 33,150円 11回 36,050円 12回以上 38,950円 寝たきり老人退院時共同指導加算（所定額に1回/月）2,800円 24時間連絡体制加算 2,000円			同上
平成10年4月1日	（老人訪問看護基本療養費Iと変更）同上	同上	保健師・看護師・作業療法士による場合 1,600円 延長時間加算 3時間以上8時間まで 1時間ごとに 400円	月の初日の訪問の場合 7,050円 2～12日目（12日/月限度）2,900円 重症者管理加算 2,500円 24時間連絡体制加算 2,500円	同上		同上
平成12年4月1日	保健師・看護師 PT・OTによる場合 週3日目迄 5,300円 週4日目以降 6,300円 准看護師による場合 週3日目迄 4,800円 週4日目以降 5,800円 難病等複数回訪問加算 （1日につき）2,500円 特別地域訪問看護加算 所定額の100分の50加算		（痴呆対応型共同生活介護施設及び特定施設入所者生活介護施設除く） 特別地域訪問看護加算 所定額の100分の50加算	同上	同上		同上
平成13年1月1日	同上			同上	同上		月5回まで1回600円（又は1割）月の上限は3,000円迄
平成14年4月1日	同上 癌末期等厚生労働大臣が定める疾病等は2ヵ所の訪問看護ステーションが算定可（同日は不可）			同上 癌末期等厚生労働大臣が定める疾病等は2ヵ所の訪問看護ステーションが算定可（同日は1ヵ所、24時間連絡体制加算は1ヵ所算定可）	同上 2ヵ所のうち1ヵ所のみ算定可	2ヵ所のうち1ヵ所のみ算定可	月5回まで1回640円（又は1割）月の上限は3,200円迄

平成14年10月1日　健康保険法等改正により、老人訪問看護の基本利用料は1割（又は2割）の定率、1割負担の場合は12,000円、2割負担の場合は40,200円を超えた分は申請により償還払いを受ける

資料：看護研究 Vol.35, No.1, 2002年2月, 医学書院, P.10～11を追加改変　佐藤美穂子作成（2002年10月）

(2) 訪問看護療養費

	訪問看護基本療養費	訪問看護末期基本療養費	訪問看護基本療養費Ⅱ	訪問看護管理療養費	訪問看護情報提供療養費	訪問看護ターミナルケア療養費	基本利用料
平成6年10月1日	保健師・看護師・PT・OTによる場合 5,000円 准看護師による場合 4,500円 末期の悪性腫瘍の利用者に対する場合を除き 週3日	保健師・看護師による場合 週3回目迄 5,000円 週4回目以降 6,000円 准看護師による場合 週3回目迄 4,500円 週4回目以降 5,500円		月の初日 6,600円 2〜12日目 2,600円 退院時共同指導加算（所定額に1回／月）2,600円	1月に1回に限り 1,300円	10,000円 管理療養費を前月から算定し死亡前24時間以内に実施	本人の負担割合に応じて1〜3割
平成8年4月1日	保健師・看護師・PT・OTによる場合 5,300円 准看護師による場合 4,800円 急性増悪等の場合、1月に1回に限り14日を限度として回数制限なし 特別地域訪問看護加算 所定額の100分の50加算	保健師・看護師による場合 週3回目迄 5,300円 週4回目以降 6,300円 准看護師による場合 週3回目迄 4,800円 週4回目以降 5,800円		月の初日 7,000円 2〜12日目 2,900円 最高限度額 38,900円 退院時共同指導加算（所定額に1回／月）2,800円 24時間連絡体制加算 2,000円	1,500円 1,300円	1月以上 12,000円	同上
平成9年4月1日	同上	同上		月の初日 7,050円 2〜12日目 2,900円 最高限度額 38,950円 退院時共同指導加算（所定額に1回／月）2,800円 24時間連絡体制加算	同上	同上	同上
平成10年4月1日			保健師・看護師・PTによる場合・延長時間加算 1,600円 3時間以上8時間まで 400円 （痴呆対応型共同生活介護及び特定施設入所者生活介護施設除く） 特別地域訪問看護加算	同上 重症者管理加算（1月4回以上訪問） 24時間連絡体制加算	同上	同上	同上
平成12年4月1日	保健師・看護師・PT・OTによる場合 週3日目迄 5,300円 週4日目以降 6,300円 准看護師による場合 週3日目迄 4,800円 週4日目以降 5,800円 難病等複数回訪問看護加算（1日につき）2,500円 特別地域訪問看護加算 所定額の100分の50加算			同上	同上	同上	2〜3割
平成14年4月1日	同上 癌末期等厚生労働大臣が定める疾病等は2ヵ所の訪問看護ステーションが算定（同日は1ヶ所）	同上	同上	同上 癌末期等厚生労働大臣が定める疾病等は2ヵ所の訪問看護ステーションが算定（同日は1ヶ所、24時間連絡体制加算は1ヶ所）	同上 2ヵ所のうち1ヶ所のみ算定可	同上 2ヵ所のうち1ヶ所のみ算定可	2〜3割（10月1日以降3歳未満は2割）

資料：看護研究Vol.35, No.1, 2002年2月, 医学書院, P.12〜13を追加改変 佐藤美穂子作成（2002年10月）

4．2001年度　訪問看護電話相談

　日本訪問看護振興財団では，1996年10月から専用回線を設け，訪問看護等在宅ケアに関する相談事業を実施してきた。特徴的な相談内容を一部紹介する。相談件数等は表のとおり。

①訪問看護に関する質問

　「**訪問看護指示書**」に関する質問がもっとも多かった。2ヵ所のステーションが訪問する場合の指示書の取り扱いや利用者が複数の科にかかっている場合の指示書の取り扱いなどの質問が目立つ。複数の科にかかっている場合，中心となる治療をする医師を主治医とし，その医師が指示書を交付し，主治医以外の医師は診療情報の提供を行い，医師同士で連携をとってもらう必要がある。しかし，現場の声では，在宅で異なる医療機関の医師が連携をとるのは難しい面もあるようだ。

　次に多かった質問は，厚生労働大臣の定める疾病等の訪問看護に関することである。「**厚生労働大臣の定める疾病等とはどんな疾病か**」という基本的な質問や「**悪性腫瘍の末期の判断はどのようにするのか**」という質問も多かった。また，厚生労働大臣の定める疾病等は特別指示書がなくても回数制限なく訪問することが可能であるが，それを知らないと必要でない特別指示書が交付され，必要のない利用者負担が発生することになる。利用者の負担がなるべく少なくてすむようにと，どのステーションも考えられていると思うが，まずは制度を知ることが前提であることはいうまでもない。

　また，要望も含め質問として多く寄せられたのは，**訪問看護の適応範囲**である。「**養護学校やショートステイ先の訪問看護やグループホームへの訪問看護は可能か？保険請求できるか？**」ということなどである。現段階では居宅でないところへの訪問看護は保険請求できないし，介護保険の指定を受けているグループホームには介護保険の訪問看護はできない。毎日家族が養護学校へ吸引，導尿のために出かけて疲労感が強いため，訪問看護で行ってもらえないかとステーションに問い合わせがくることは多いようである。しかし，保険が使えないため，利用者の負担は大きくなり他に何かいい方法はないかとの問い合わせが電話相談では寄せられている。ある県では自費分に相当する補助金が交付されている。

　それから，「**ステーションでどこまで医療処置を行ってもいいのか？特に静脈注射を行ってもいいのか？**」という問い合わせも多かった。平成14年9月30日付医政局長通知により，「**静脈注射は看護師等の行う診療の補助行為の範疇**」とされた。そこで，指示を受ける訪問看護ステーションは，看護手順を作成し，個々の看護師の能力に応じて適切な業務分担を行う，医師との確認を徹底するなど利用者の安全性と必要性を第一に考えて実施する必要がある。

②一般の方の相談

　一般の方からの問い合わせでは，「夜間も訪問看護を行ってくれるところはないか？」，「癌の末期であるが在宅で看ていくことは可能か？」「訪問看護とは何をしてくれるのか？」など寄せられている。訪問看護の内容や利用方法など，PRの必要性が感じられた。

（内野今日子）

電話相談サービス

　日本訪問看護振興財団では，訪問看護等在宅ケアに関する電話相談サービスを行っています。
　アドバイスが必要なときにはお気軽にお電話ください。
　☎：03-5275-3599　（月・水・金　9時～17時）

表 2001年度訪問看護電話相談の概要

相談	相談件数 内容内訳	平成13年 4月	5月	6月	7月	8月	9月	10月	11月	12月	平成14年 1月	2月	3月	総件数
	相談件数	59	85	99	110	109	96	86	80	70	96	90	156	1136
訪問看護全般	ステーション等開設・運営・基準	3	10	6	10	5	3	10	5	6	8	9	14	89
	訪問看護の対象と範囲	3	9	9	19	16	9	8	9	11	13	13	13	132
	医療行為の対応と適応	2	5	6	5	6	1	5	2	6	5	7	4	54
	他機種・機関との連携・業務分担	0	0	2	0	3	5	1	2	3	1	0	2	19
	医療材料・衛生材料の調達・算定	2	4	2	4	1	1	3	1	1	4	2	3	28
	就職・雇用・待遇など	3	2	0	0	3	3	1	2	0	1	1	1	17
	利用者とのトラブル・損害賠償など	1	0	0	0	0	2	2	0	0	1	0	0	6
	訪問看護全般・その他	2	6	8	8	10	10	12	14	5	11	9	10	105
医療保険	レセプト請求・記入	4	4	10	9	4	7	0	5	4	6	3	21	77
	公費負担医療全般	2	6	3	1	6	5	6	4	3	5	0	4	45
	医療機関との併用・重複算定	4	1	2	8	8	5	2	2	3	0	2	5	42
	24時間体制・重症者管理加算	0	2	3	6	4	5	0	3	1	3	2	1	30
	ターミナル（末期）・特定疾病の訪問加算	6	9	9	16	14	8	10	8	15	11	17	31	154
	退院時共同指導加算	0	0	1	1	2	1	1	1	2	1	1	0	11
	書類（指示書・報告書・その他）	3	15	22	18	21	16	14	16	12	14	12	30	193
	利用料・自己負担	1	0	1	2	5	3	4	1	4	0	2	4	27
	医療保険・その他	4	1	1	2	4	2	2	2	0	0	0	0	18
介護保険	介護保険の運用・ケアプラン相談	0	1	1	1	0	1	0	4	0	3	4	3	18
	医療保険との区分け	7	2	2	3	3	8	1	7	3	4	3	11	54
	緊急時訪問・特別管理加算	0	3	6	4	2	4	8	2	1	4	4	4	42
	給付管理・報酬請求・明細書記入	3	2	6	2	2	6	2	2	0	4	2	3	34
	利用料・保険外料金	4	0	2	0	0	2	0	2	3	3	3	5	24
	契約・苦情処理関連	0	0	0	0	0	0	0	0	0	0	0	1	2
	ケアマネージャー関連	0	3	0	3	1	1	2	2	0	0	0	1	13
	介護保険・その他	0	0	4	2	1	3	2	1	0	0	1	0	14
その他	サービス利用案内・一般相談	0	0	0	0	0	0	0	0	0	0	5	3	8
	教育・研修・書類・資料等案内	1	1	4	4	0	3	0	0	0	0	1	4	18
	その他	4	1	5	3	2	2	1	2	2	7	2	0	30
	相談内容別合計（重複あり）	59	86	116	131	122	116	97	99	85	109	105	178	1303

5．研究事業
（1）日本訪問看護振興財団における　研究一覧

年度 (平成)	事　業　名	主　任　研　究　者
8年度	・在宅ケアアセスメント・ケアプランに関する情報システムの継続開発	検討委員長：島内節（東京医科歯科大学教授）
	・訪問看護における質の管理プログラムの開発	検討委員長：季羽倭文子（ホスピスケア研究会代表）
	・訪問看護・家庭訪問定点調査	(社)日本看護協会，(財)日本訪問看護振興財団
9年度	・在宅ケアアセスメント・ケアプランに関する情報システムの継続開発	内田恵美子（前・日本訪問看護振興財団事務局次長）
	・在宅ケアのマネジメントにおける質管理	内田恵美子（前・日本訪問看護振興財団事務局次長）
	・訪問看護・家庭訪問定点調査	(社)日本看護協会，(財)日本訪問看護振興財団
	・在宅療養に必要な衛生材料・機材等の取り扱いに関する研究	研究委員長：日野原重明（聖路加国際病院院長）
10年度	・在宅ケアアセスメント・ケアプランに関する情報システムの継続開発	研究委員長：岩崎榮（日本医科大学常務理事）
	・在宅ケアのマネジメントにおける質管理	内田恵美子（前・日本訪問看護振興財団事務局次長）
	・訪問看護・家庭訪問定点調査	(社)日本看護協会，(財)日本訪問看護振興財団
	・看護・介護の24時間協働モデルに関する研究事業	委員長：村嶋幸代（東京大学医学部教授）
	・在宅療養を推進するための訪問看護器材調達モデルの事業	検討委員長：日野原重明（聖路加国際病院理事長） 主任研究員：内田恵美子
	・在宅ケアマネジメントサポートシステムの開発事業	検討委員長：山崎摩耶（日本訪問看護振興財団常任理事）
11年度	・在宅ケアアセスメント・ケアプランに関する情報システムの継続開発	内田恵美子（前・日本訪問看護振興財団事務局次長）
	・訪問看護・家庭訪問定点調査	日本訪問看護振興財団，日本看護協会
	・在宅ケアマネジメントサポートの開発事業	検討委員長：山崎摩耶（日本訪問看護振興財団常任理事）
	・ケアマネジメントのためのケアプラン作成および効果評価システムソフトの開発事業	検討委員長：岩崎榮（日本医科大学常務理事）
	・在宅老人看護ケアのマニュアル作成事業	検討委員長：末安民生（東海大学健康科学部看護学科助教授）
	・訪問看護婦に必要とされる臨床技能の段階設定と研修プログラムの体系化に関する研究事業	岡谷恵子（日本看護協会常任理事）
	・住民のニーズに対応できる訪問看護ステーションの機能の拡大・多様化及び地域格差の縮小化に関する研究事業	研究委員長：岩下清子（国際医療福祉大学国際福祉医療総合研究所）
	・介護保険を展望した在宅介護サービスの質管理のためのプログラムと評価方法の開発	検討委員長：島内節（東京医科歯科大学教授）
12年度	・ケアマネジメントのためのケアプラン作成および効果評価システムソフトの開発事業	研究委員長：岩崎榮（日本医科大学常務理事） 開発委員長：田久浩志（中部学院大学短期大学部教授）
	・訪問看護ステーションとヘルパーステーションの効果的なあり方と機能分化に関する研究事業	検討委員長：川村佐和子（東京都立保健科学大学教授） 研究委員長：津村智恵子（大阪府立看護大学教授）
	・訪問看護・家庭訪問定点調査	日本訪問看護振興財団，日本看護協会
	・高齢者虐待の意識調査および対策アイデア集の作成に関する事業	検討委員長：高崎絹子（東京医科歯科大学教授） 研究委員長：佐々木明子（埼玉県立大学助教授）
	・ケアの効果からみた在宅ケア機関の評価方法とケアの質改善への行動計画	島内節（東京医科歯科大学教授）
13年度	・訪問看護ステーションにおける多機能設置モデル事業	村嶋幸代（東京大学医学部教授）
	・訪問看護ステーションとヘルパーステーションの機能連携に関する研究事業	川村佐和子（東京都立保健衛生大学教授）
	・全国における訪問看護，家庭訪問サービス定点モニター調査	日本訪問看護振興財団，日本看護協会
	・訪問看護従事者の処遇，労働環境などに関するアンケート調査	日本訪問看護振興財団，日本看護協会
	・ケアマネジャーの質向上に向けた統合的ASP支援システム開発	日本訪問看護振興財団
	・在宅における高齢者虐待防止マニュアル作成・普及事業	作成委員長：高崎絹子（東京医科歯科大学大学院教授）
	・終末期ケア体制のあり方に関する研究	検討委員長：川越厚（ホームケアクリニック川越院長） 研究委員長：岩下清子（国際医療福祉大学大学院教授）
	・在宅痴呆性高齢者ケアの試行的研究事業	検討委員長：中島紀恵子（北海道医療大学大学院教授）

(2) 全国訪問看護事業協会　年度別調査　研究一覧

年度 (平成)	事　業　名	主　任　研　究　者
7年度	訪問看護評価マニュアル作成事業	鎌田ケイ子（東京都老人総合研究所）
8年度	訪問看護評価マニュアル作成事業	鎌田ケイ子（東京都老人総合研究所）
	訪問看護ステーション災害対応マニュアル作成事業	上野桂子（聖隷福祉事業団部長）
9年度	訪問看護事業の経営・質の確保向上に関する研究 「訪問看護実習マニュアル作成事業」	川越博美（聖路加看護大学教授）
	介護保険制度を展望した訪問看護ステーションの役割と方向性に関する研究	新津ふみ子（ケアコーディネーション研究所長）
	訪問看護における診療の補助のあり方に関する研究	川村佐和子（東京医科歯科大学教授）
	介護保険の導入を展望した訪問看護業務分析に関する研究	島内節（東京医科歯科大学教授）
	訪問看護・指導サービスにおける精神障害・痴呆の対象者へのケア提供のあり方に関する研究	中山洋子（聖路加看護大学教授）
10年度	訪問看護事業を運営する上でのガイドライン作成	村松静子（在宅看護研究センター所長）
	在宅療養を推進するための条件整備に関する研究	川村佐和子（東京都立保健科学大学教授）
	困難度の高い訪問看護業務の実施方法とサービス効果の評価方法の開発	島内節（東京医科歯科大学教授）
	訪問看護サービスにおける精神障害・痴呆の対象者へのケア提供のあり方に関する調査研究	中山洋子（福島県立医療大学教授）
11年度	介護保険制度下における訪問看護サービスの質の評価・向上に関する研究 　訪問看護の質の評価に関する研究 　訪問看護における事故対応指針作成のための研究	川越博美（聖路加看護大学教授） 上野桂子（聖隷福祉事業団部長）
	訪問看護ステーションに係る衛生材料・器材料等に関する実態調査 　看護消耗品等の実態調査 　介護保険施行に備えた設備,体制等の実態調査 　訪問看護における倫理的課題とその対応モデル作成に関する研究	(社)全国訪問看護事業協会 上野桂子（聖隷福祉事業団部長） 志自岐康子（東京都立保健科学大学教授）
	在宅療養を推進するための訪問看護技法の開発に関する研究	川村佐和子（都立保健科学大学教授）
	小児慢性特定疾患患児及び障害児の在宅療養を支えるためのモデル事業	及川郁子（聖路加看護大学教授）
	在宅で介護にあたる家族を支援するためのマニュアル作成	杉下知子（東京大学教授）
12年度	プロトコールの普及に関するモデル事業	川村佐和子（東京都立保健科学大学教授）
	痴呆性高齢者のグループホームと訪問看護ステーションの連携モデルの開発	永田久美子（高齢者痴呆介護研究・研修センター）
	訪問看護ステーションの経営に関する調査研究	川越博美（聖路加看護大学教授）
	小児の在宅療養のためのケアマネジメント開発事業	及川郁子（聖路加看護大学教授）
	訪問看護サービス利用者への情報提供のあり方検討事業	川越博美（聖路加看護大学教授）
13年度	訪問看護職員が行う医療処置管理看護の標準化およびその普及に関する研究	川村佐和子（東京都立保健科学大学教授）
	痴呆性高齢者のグループホームと訪問看護ステーションとの連携の拡充による痴呆ケア地域推進モデルの開発に関する研究事業	永田久美子（高齢者痴呆介護研究・研修センター）
	在宅で終末期ケアに臨む家族を支援するためのマニュアル作成事業	杉下知子（東京大学医学部教授）
	在宅療養者の安全確保の為のリスクマネージメントマニュアル作成事業	鮎澤純子（九州大学大学院医学研究院助教授）
	早期退院における病院との連携を促進する訪問看護ガイドライン作成事業	川越博美（聖路加看護大学教授）
	小児の在宅療養のためのケアマネジメント開発事業	及川郁子（聖路加看護大学教授）

6．日本看護協会訪問看護質評価基準

（社団法人日本看護協会　平成13年度版　日本看護協会訪問看護質評価基準と自己評価票―抜粋―）

A．訪問看護機関・施設の機能

1．運営理念に関する事項

〈基準〉

利用者・家族のニーズに基づいた看護サービスを円滑かつ効率的に提供するために，訪問看護機関・施設としての責務，職業倫理，基本方針を明確にし，それに沿って事業を運営する。

1）訪問看護機関・施設の責務
- 提供した看護サービスには責任を持ち，常に質の保証に努める。
- 利用者と家族の信頼を得るために，質の高い看護サービスを提供する。
- 訪問看護サービスの水準を向上させるために，組織的な活動に取り組む。
- 他のサービス機関とも連携を図り，利用者の療養生活に必要なサービスの拡充をはかる。

2）職業倫理
- 利用者と家族の権利を尊重する。
- 利用者と家族の生き方やニーズを尊重し，適切なケアが受けられるように配慮する。
- インフォームドコンセントにより，利用者と家族に自己決定を促す。
- 利用者と家族のプライバシーを保護し，守秘義務を遵守する。
- 利用者と家族のニーズに対応できない場合は，他機関との連携や適切な機関へつなげることによって，ニーズを満たす。

3）基本方針
- 責務と職業倫理に基づいた具体的な基本方針を持つ。
- 基本方針を掲げることによって，事業運営の目指す方向性を明らかにする。
- 基本方針を明示し，スタッフに行動方針の原則として徹底する。
- 利用者と家族にも基本方針を明示し，相互の理解を得る。

2．組織管理に関する事項

〈基準〉

地域における訪問看護機関・施設の役割を踏まえて，事業運営の構造やプロセスを明確にし，得られたアウトカム（成果）を定期的評価することによって，効果的な組織管理を行う。

1）訪問看護機関・施設の役割
- 地域の保健医療福祉サービスにおける一機関・施設としての位置づけと役割を明確にする。
- 他機関との連携を深め，地域ケアシステムづくりに貢献する一機関としての機能を果たす。

2）管理体制
- 効果的かつ効率的な運営を図るための管理体制を整える。
- 組織図によって，機能別に責任や権限を明確化し，指示系統を明らかにする。必要かつ適切な人員配置を行う。

3）事業運営
- 管理者は，運営方針と経営方針に基づいた達成目標を設定し，組織としての方向づけを行う。
- 定期的に運営会議を開き，組織の見直しを行う。ニーズにあった事業戦略を持つ。
- 訪問看護に関係する制度を把握し，その制度に基づいて看護サービスを提供する。

4）組織の評価
- 組織の条件を整備し，事業運営のアウトカム（成果）や他機関との連携などについて，自己評価

や第三者評価を行う。
・評価の結果を分析し、事業所としての到達目標を再設定する。

3．経営管理に関する事項

1）利用者の確保と開拓

〈基準〉

当該地域における関係機関のサービス状況や地域のニーズ，税収，人口分布等，開拓のために必要な情報を収集し分析する。また，訪問看護サービスの活動内容を広く地域住民に伝える。

・市場調査を行い当該地域における関係機関のサービス状況や地域のニーズ，人口動態などを把握する。
・利用者の需要や確保の状況，利用見込み者を把握する。
・利用者開拓の方策を検討し，一定数以上の利用者を確保する。
・関係機関との連携や広告活動を通して，利用者を継続的に確保できるように努める。

2）財務管理

〈基準〉

適切な事業運営のために予算と収支状況から経営の見通しを立て，経営の安定を図る。また，看護サービスの妥当な経済的評価によって，看護料金の要求を行う。

(1)収支状況の把握

・損益計算に基づいて収益と費用を確定する。
・利益を算出し，利益の推移と資金の動向から，収支状況を把握する。
・収支についての帳票類を整備し，収支分析に活用する。
・収支分析や予算決算状況に基づき，妥当な看護料金の設定を関係機関に要望する。
・資本金や収支状況，人件費などの財務状況を把握する。

(2)経営の安定

・事業計画・予算および資金計画を立て，適切な資金調達や運用を行う。
・損益または収支予算，借入金の返済計画，備品の原価償却などの収支計画を立てる。
・事業運営に妥当な経費を設定し，経費の節減に努める。

3）サービス管理

〈基準〉

利用者に質の高い看護サービスが提供されるように，サービスの質の保証，評価，サービス体制の整備を行う。

(1)質の保証

・利用者に安全な看護サービスを提供するため，サービスの質を保証する。
・利用者・家族へ提供する看護サービスの質と量を継続的にモニタリングし，評価する。
・モニタリングにより得られた問題は解決に努め，利用者・家族へ提供する看護サービスの向上につなげる。
・利用者の苦情，満足度調査，第三者評価などを活用し，質向上をはかる。

(2)サービス体制

・利用者のニーズに対応した営業時間を設定する。
・利用者のニーズに対応できる人員体制を整える。
・看護サービスによる事故等が発生したときの体制を整える。

4）人事・労務管理

〈基準〉

職員の処遇に関する就業規則・給与規定の整備を図り，適切な人員配置を行う。また，職員の教育・研修に努め，業務の効率化，サービスの質の向上に向けた人材の有効活用を図る。

　(1)就業規則
- 就業規則（総則，採用，勤務体制，給与，解雇・退職及び休職，表彰・懲戒，福利厚生，雑則，規則変更等）を作成する。
- 給与規定を明示し，適切な給料を保証する。
- 休職者の給与支給，昇給，管理職手当，扶養手当，調整手当，時間外手当を適切に設定する。
- 健康保険，厚生年金保険，労災保険を適用する。

　(2)人材活用
- 訪問看護事業の人員基準を満たす。
- 職員の教育・研修の時間と費用を確保し，職員のレベルの向上を図る。
- 業務の効率化に向けた職員の役割分担を明確にする。
- 職員の力量に合わせて適切な担当者を決定，配置する。
- 採用基準を決め，訪問看護師として適切な人材を確保する。

　(3)勤務体制
- 労働基準法または協定等を遵守し，適切な勤務体制を整える。
- 適切な人員を確保し，一人当たりの労働量の偏りや勤務の不公平さがないように勤務の体制を組む。

　(4)スタッフの管理
- 看護サービスを提供している中で生じた様々な問題については，相談やスーパービジョンが受けられる支援体制を整える。
- 管理者はリーダーシップをとり，訪問看護事業の運営・経営に責任をもつ。

5）情報管理

〈基準〉

利用者に関する全ての情報を適切管理し，プライバシーを保護する。個人情報の活用が必要な場合は，利用者・家族の同意に基づいて行う。

　(1)プライバシーの保護
- 個人情報の流出防止の方策を明確にし，プライバシーの保護を徹底する。
- 利用者・家族のプライバシーに関することは一切口外しない。

　(2)情報開示
- 利用者・家族に求められた場合は，看護記録など必要な情報を開示する。

　(3)他職種との情報の共有
- 利用者と家族の同意を得て，他職種チームメンバーと情報の共有をする。

4．看護サービスの運営基準に関する事項

〈基準〉

効率的かつ効果的な訪問看護事業の運営に努め，利用者・家族に適切な看護サービスを提供する。

　1）契約
- 利用者・家族との契約，看護サービスの決定に関する判断基準を設ける。

- パンフレット等を用いて，機関の運営理念や方針，看護サービス内容，料金，保険の適用について利用者・家族に説明する。
- 利用の申し込みに関する手順を定め，迅速に対応する。
- 契約にあたり，利用者・家族が持つ責任について説明する。
- 利用者・家族の同意に基づいて契約する。
- 契約不履行の場合の異議申立ての仕組みをつくり，利用者・家族に明示する。

2）事業の達成目標の設定
- 運営理念や方針などに基づいて，事業の達成目標（短期・長期）と達成期間を設定する。
- 目標は定期的に評価し，適宜見直しを行う。必要があれば修正する。

3）看護サービスの実施
- 訪問看護サービス提供の方針・訪問看護基準・訪問看護手順を整備し，適宜見直す。
- 利用者・家族のニーズに応じた24時間看護体制などの運営体制を保持する。
- 利用者・家族の担当看護職を決め，責任の所在を明らかにする。
- 退院前から在宅での療養生活へスムーズに移行できるように，サービスの連携体制を整える。
- 他職種間で，お互いの業務の責任の範囲を明確にし，サービスの方針を共有する。

4）設備・備品
- 事業の運営に必要な事務所の整備，備品，機材，器具を整備する。
- 設備，備品，機材，器具は，定期的に点検し，安全を確保する。
- 物品等の管理に携わる責任者の所在を明確にする。
- 訪問看護事業を運営する専用の部屋や相談室，更衣，休憩を取る場所等を設ける。

5）看護サービスの終了
- 訪問看護の終了に関する基準や手順を定める。
- 訪問看護終了時には，組織内，主治医，関係機関に報告する。
- 訪問看護が終了したケースのまとめや記録等の整理を通して，他の事例に活かす。
- 利用者が死亡した場合の対応方法を定める。

6）看護サービスの評価
- 客観的な看護サービスの効果を測定できる評価指標を用いて評価を行う。
- 評価の結果から，看護サービスの内容，訪問回数などを検討し，修正を行う。
- 看護サービスの効果が期待できない場合は，方策や担当者を変更するなどの改善策をとる。
- 地域における在宅ケアのレベル向上に貢献する。

7）利用者・家族からの評価
- 利用者・家族に対し，満足度調査を実施し，提供した看護サービスがニーズを満たしているものであるか判定を行う。
- 満足度調査の結果をもとに，ニーズを充足していない部分に対してはサービスの補強および対策を講じ，実施する。
- 職員の職務に対する姿勢の見直し，接客態度等の改善を行う。
- 利用者が担当者や看護内容について苦情や要望を言えるシステムとし，苦情が出た場合は改善方法を協議し，対応する。

8）感染対策
- 定期的に血液検査などの健康診断や予防接種を実施する。
- ケアや処置によって排出する廃棄物の内容，運搬，保管，処理方法を明確にし，職員全員で徹底

した管理を行う。
- マニュアル等を用いて職員に感染予防についての教育を実施し，徹底する。
- 感染症が発生した場合の発生状況の把握と届出，職員間への周知徹底の方法，対応方法を定める。
- 針刺し事故等，感染事故の対応策を定める。

9）医療事故の対応
- 事故発生時の対処方法，補償対策を定めておく。
- 医療事故を防止するための日常業務のチェックポイントを明確にし，職員に教育する。
- 事故発生時には，管理者への迅速な報告を義務付ける。
- 事故発生時には発生状況を正しく把握し，利用者・家族に被害をもたらした場合は誠意を持って最善の対処を実施する。
- 事故の発生頻度，損害規模などの分析により，事故防止対策に活用する。

10）災害時の対応
- 地震，洪水などの自然災害や，人為災害に対し，地域性をふまえた対策を立てる。
- 施設，設備の点検や防災訓練などの災害に備えた事前対策を実施する。
- 災害発生時の緊急対応（災害発生直後―1，2日後），その後の対応（3日以降）の方法や他機関との連携方法を明確にする。

5．記録

〈基準〉
利用者・家族に提供した看護サービスや事業の運営に関する記録は，詳細かつ正確に記載し，適切に管理・保存する。

1）記録様式の整備と活用

〈基準〉
実施した看護サービスを効果的，効率的に記入するために，標準化した記録用紙を用いる。また，事業運営の管理や評価の記録様式も整備し，活用する。

(1)利用者の記録様式の標準化
- 利用者の個人的情報，医学的情報，看護サービスの計画，実施，結果，評価などを記載するためにアセスメント用紙，経過記録，サマリー，関係機関等との連絡用紙などを標準化する。
- 利用者・家族に提供したすべての看護サービスは，いずれかの標準化した様式に書き込む。

(2)事業運営のための記録様式の標準化
- 会議録，業務日誌，月報・年報，財務諸表などを作成し，活用する。
- 上記の記録に関して標準化した様式を用いる。

(3)記録の方法
- 看護サービスの記録や運営記録について，責任の所在を明らかにする。
- 各利用者の記録の担当者を決め，適切な情報の処理・整理を実施する。
- 記録の記入に仕方を提示し，統一した記入をする。

(4)記録の活用
- 記録様式は，情報処理が可能な方法や，サービスの評価や事業の運営管理に役に立つような様式とし，活用する。

(5)記録の管理・保管
- 記録の紛失，汚損の予防や改ざん防止対策を講じ，適切に管理する。

- 記録は，必要な同意，手順，方法に準じて開示する。
・記録の保管年数，保管場所を定め，適切に保存する。

6．教育・研修・研究
〈基準〉
管理者は，訪問看護実践能力の向上の支援に向けた教育プログラムや研修などの教育的環境を整備する。また，スーパービジョンを受ける機会を設定する。さらに研究的視点に立った活動を推進する。

1）教育
〈基準〉
管理者は，職員自らが積極的に学ぶ姿勢を持ち，訪問看護の専門職業人としての業務と責任を果たせるように，職員に医学・医療の進歩，利用者・家族の健康上のニーズの多様化に応じた教育を提供し，専門能力の向上を図る。

(1)教育の企画とプログラムの実施
・訪問看護の教育プログラムを持ち，職員の段階に応じた教育を行う。
・訪問看護に必要な実践教育を，同行訪問などを通して実施する。
・カンファレンスで，計画立案，計画の実施に関する助言を行う。また，実際の事例等を通して介入方法についての指導なども行う。
・教育を担当するものは，職員の個々の能力を引き出すかかわりをもつ。
・利用者・家族に対する適切な対応，マナーなどの処遇についての教育を行う。
・スーパービジョンを受ける機会を提供する。

(2)教育の評価
・教育の効果が得られているかどうか定期的に評価する。
・教育の効果が得られていないと判定した時は，教育プログラムの見直しや必要な教育，職員の向上に関する姿勢等について検討する。

2）研修
〈基準〉
質の高い看護を維持・発展させるための基盤として，職員個々の能力を高める機会を研修を通して提供する。

(1)研修機会の確保
・職員個々の段階や職員のニーズに応じた研修機会を確保し，職員の積極的な参加を促す。

(2)研修後の評価
・研修後，職員個々にどのように活かされているか評価し，今後必要な研修を検討する。

3）研究
〈基準〉
実践における疑問点を明確にし，また，訪問看護の水準，質の継続的な向上を図るために研究を行う。研究の実施にあたっては，倫理的な配慮をする。

(1)研究の実施
・訪問看護の実践により蓄積してきた知識，看護技術，介入方法について検討し，研究の成果を示す。
・訪問看護の質を継続的に保証・向上していく視点に立った研究を実施する。

(2)倫理的配慮

- 対象となる利用者・家族，訪問看護師等の人権を侵害しないようにする。
- 研究を行う際は，対象者や施設，機関などの同意を得て実施する。
- 外部からの研究を受ける場合は，倫理的な配慮について審査されていることを確認する。
- 研究により，訪問看護業務に支障をきたさないようにする。
- 研究結果は，研究協力者にも示す。

7．連携に関する事項
〈基準〉
利用者や家族が地域の在宅ケアサービスを効果的かつ主体的に活用できるように，在宅ケア機関との連携を推進する。

1）社会資源の有効活用
- 社会資源について常に新しい情報を提供し，利用者と家族が積極的に資源を活用できるよう働きかける。

2）関係機関・施設との連携
- 在宅ケア関係機関の間で利用者のケア方針，実施内容，役割分担などを定め，共有化し，連携を図る。
- 在宅ケア関係機関の間で，定例の公的な協議会，推進・調整会議などを設け，ケースカンファレンスや連携方法についての検討を行う。
- 入院時より，病院（施設）と連携し，退院計画に準じ，在宅ケアの準備に参画する。

3）在宅ケアづくり
- 在宅ケア関係機関や他の関係者，サービス等の調整を地域全体で行う。
- 他機関と協働し積極的に在宅ケアシステムづくりや資質の開発を行う。

B．訪問看護サービス

1．ケアマネジメント
〈基準〉
利用者・家族のニーズを的確に把握する。利用者のさまざまなニーズに応じた計画を立案し，他職種と連携しながら問題解決を図る。

1）アセスメント
- 利用者・家族のニーズに関する情報を収集し，利用者・家族のニーズを的確に把握する。
- 必要に応じて関連職種間で検討を行う。

2）計画立案
- 利用者や家族の参画を促し，意思を尊重した計画を立案する。
- 計画は，身体・精神・社会的側面や予防的視点などを含む内容とする。
- 利用者・家族のニーズに応じて具体的な訪問看護計画を立案する。

3）評価
- 提供しているケアを継続的にモニタリングし，評価する。
- 評価結果に基づき，必要時計画を修正する。

2．看護サービスの内容に関する事項
1）療養生活のケア

〈基準〉

病状や障害の改善，悪化防止に努め，適切な療養生活を維持するために，利用者と家族を支援し，療養生活環境を整備する。

(1)日常生活におけるケア
- 食事，排泄，呼吸，清潔，被服，睡眠，性意識，服薬など日常生活全般に対し，必要なケアを提供する。
- 家族に対し，適宜介護の技術，記録（介護日誌など）について，適切に助言する。
- 提供したケアについて，目標に沿って短期・中期・長期的に評価する。

(2)環境，家事，経済，生活の整備とケア
- 適切な居室の条件を整え，事故防止の工夫，介護用具の工夫，住宅改造などについて助言，指導する。
- 療養場所の構造上の点検や改修などを提案し，在宅での生活に必要な福祉用具など活用する。
- 家事方法の工夫や家事援助（ホームヘルパー）に関して助言・指導する。
- 経済的負担を軽減するために，公的給付や各種手当ての支給に関する情報を提供する。

2）医療処置に関する事項（診療の補助）

〈基準〉

医師の指示に基づいた医療処置を実施する。また，利用者の病状の変化や医療処置による反応を観察し，状況を的確に判断して対応する。利用者や家族が行う医療処置に対しては，適切かつ安全に実施するために指導・援助を行う。

(1)在宅医療の開始
- 在宅医療を開始する上での基準を設ける。それに基づき，開始および継続の可否について，利用者のQOLを考慮し看護の視点から判断する。

(2)在宅における医療処置の実施
- 各高度医療や処置の技術についてのマニュアルを整備する。
- 医療処置については，医師の指導・助言のもとに，技術の確認を行い，安全に行う。

(3)利用者・家族指導
- 利用者・家族向けの医療処置マニュアルを整備し，それに基づき十分な指導を行う。
- 利用者・家族指導マニュアルを整備し，適切な指導と安全性の確認を行う。

(4)緊急時対応
- 利用者毎に緊急時の連絡先，対応方法，定期連絡の時期などについて明記し，異常の発生時の対応体制を整備する。
- 24時間緊急対応のできる体制を整備する。
- 利用者・家族に，緊急時の対応の仕方や連絡方法について，具体的に助言・指導する。

3）リハビリテーション

〈基準〉

寝たきりや家庭での閉じこもりを予防し，日常生活動作の維持・拡大を図る。

(1)リハビリテーションの実施
- 利用者のADLを定期的に評価し，寝たきり予防の必要性と予防方法について助言・指導する。
- リハビリテーションの各専門スタッフとケア方針を共有し，連携を図る。
- リハビリテーションの専門スタッフとも協力し，ADLの維持・拡大のために，利用者に適した機能訓練方法を指導する。

・リハビリテーションを行う上で，安全な環境を確保するために，助言・指導する。
　(2)実施後の評価
　　・リハビリテーションの実施経過を記録し，定期的に効果を評価し，内容の検討・修正を行う。
４）感染管理
〈基準〉
感染に対する正しい知識を有し，感染症の治療や感染を予防するための適切な対応を行う。
　(1)感染症の予防と処置
　　・感染症を予防するための手技や業務の手順についてマニュアル化し，スタッフに徹底する。
　　・感染の早期発見に努め，感染の徴候が見られたら医師に報告し，適切な指示を受ける。
　　・感染症に罹患した利用者の観察ポイント，消毒・洗浄・処置等の手技やケア方法についてのマニュアルを作成し，適切な処置を提供する。
　(2)感染に対する患者・家族指導
　　・感染予防の重要性と具体策（手洗い方法，うがい，清潔方法）について教育し，実施を促す。
　　・感染した場合，処置方法などについて，パンフレット等を用いてわかりやすく助言・指導する。
５）ターミナルケア
〈基準〉
利用者・家族の意思に基づき，ターミナルケアに適した環境を整え，尊厳を保ちながら安楽な終末を迎えるための支援を行う。
　(1)終末を迎える準備
　　・予測される過程について具体的に説明し，利用者・家族及び親族が在宅においてケアを継続していくことの希望や，家族が看取る意思があるかの確認を行う。
　　・最期を看取る場所について確認し，在宅で看取る場所は最期を看取る方法（患者へのケアの仕方，主治医への連絡及び診察，死亡確認，死後の処置など）について具体的に説明し，家族が落ち着いて対処できるよう助言・指導する。
　　・緊急時に対応するために24時間対応できる体制を整える。
　　・利用者・家族の意思や希望に基づき，チームでケアの方針を定め，各スタッフの役割を明らかにし，随時情報交換やカンファレンスを行う。
　(2)苦痛の緩和
　　・継続的に病状や症状の観察を行い，利用者の生活を最優先し，主治医と連携し苦痛の緩和等必要な医療を提供する。
　　・十分な症状コントロールができているかアセスメントし，安楽な体位を工夫したり，看護器材を活用するなどの看護技術を提供するによって苦痛を防止・緩和する。
　　・苦痛を緩和するなどについて家族に助言・指導する。
　(3)精神的支援
　　・本人の希望に沿って，その人らしく充実して過ごせるように支援する。
　　・利用者と家族が死を受け入れるために，死に対する問いかけや不安に耳を傾けるとともに，気持ちを尊重し，精神的支援を行う。
　(4)家族への対応
　　・家族の身体・精神の健康状態に配慮する。
　　・家族の不安を受けとめ，家族にもケアに参加してもらえるように援助する。
６）薬剤・衛生材料・機器の管理

〈基準〉

他職種と連携し，利用者に必要な薬剤，衛生材料，医療機器に関し，安全に使用するための援助を行う。

(1)薬剤の管理
・薬剤の適切な服用，副作用の有無についてモニタリングし，利用者や家族への助言・指導及び医師への報告を行う。
・病院内薬局や院外薬局や主治医と連携を図り，利用者・家族のニーズに応じた薬剤の処方，配送等が行われるよう調整する。

(2)衛生材料
・利用者に必要な衛生材料が，スムーズに調達されるように調整する。
・調達された衛生材料が利用者に適切なものであるか，また，その使用や廃物処理が適切な方法で行われているか判断し，利用者・家族に必要な助言・指導を行う。

(3)機器管理
・人工呼吸器，酸素濃縮器，輸液ポンプ等在宅で用いる機器についての使用状況をモニタリングし，適正な使用方法を助言・指導する。
・緊急時のメンテナンスやバックアップ機器の提供に関し，業者と連携し，利用者・家族が安心して機器を使用できるように調整する。

7）家族支援

〈基準〉

家族が自己実現を図りながら，利用者との人間関係を良好に保ち，在宅ケアが無理なく継続できるよう支援する。

(1)家族関係の調整
・利用者や家族の意思を尊重し，主体的な意思決定ができるように助言する。
・家族と利用者とが良好な人間関係を保てるように，それぞれの立場で相談にのり，各々が抱えるさまざまな悩みを受けとめ，中立的立場で助言する。

(2)家族の危機問題への対応
・家族の健康に常に気を配り，健康管理や生活指導，必要なケアを行う。
・家族介護力をアセスメントし，他の家族や親族の協力を求めたり，ホームヘルプ，デイケア，ショートステイ等の導入を検討するなど，介護力を補うための働きかけを提案する。
・家族が危機に陥った場合には，その原因を明確化し，在宅ケアの継続が可能かどうかを判断し，対応する。

(3)家族支援
・家族介護力や家族のニーズについてアセスメント票を用いて判断し，それに基づいて適切な援助プランを立てる。
・介護の知識や技術についてわかりやすく助言・指導する。家族個々の能力を適切に判断し，それに応じた介護方法を選択する。
・家族が必要な社会資源を積極的かつ主体的に利用できるように働きかける。

7. 各国の訪問看護事情（比較表） (1)-①

	日本	デンマーク	スウェーデン	イギリス	アメリカ
①保健医療福祉制度	国民皆保険を基本に持続可能な医療保険制度の確立 介護保険制度を市町村が実施（保健医療福祉を統合した高齢者ケアの確立） 健康づくり、介護予防等の重視 患者は自由に医療機関を選ぶことができる	県レベルで実施される医療と市町村が実施する在宅ケア（75歳以上には看護師の予防訪問も含む）全て公的に実施 一次医療は家庭医が実施し専門医療の必要を振り分ける 県が運営する補助器具センターあり	保健医療福祉は全て公的機関で実施されているが、民間参入も検討されている 一次医療は地域診療所、二次、三次医療は県レベルで実施、高齢者福祉サービスは県または市町村レベルで実施し、高齢者ホスピス、グループホームもある	プライマリーヘルスケアが重視されている 一次医療はGPが実施し子どもから住民は登録をしている 国民保険制度（NHS）のもとに医療が実施される	低所得者を対象とした公的保険（メディケア）か、民間保険に個人加入して医療を受ける（マネジドケア） DRG支払いによる医療費抑制など
②訪問看護提供機関	訪問看護ステーション（医療法人、社会福祉法人、看護協会、NPO法人等が指定事業者）病院・診療所	市町村の在宅ケア機関	地域診療所の併設訪問看護機関、県立病院併設の訪問看護機関	地区診療所に併設された訪問看護機関又は地区のヘルスセンター	訪問看護協会、私企業（ホームケアエイジェンシー）等
③訪問看護従事者等	看護師、保健師、准看護師、助産師（理学療法士、作業療法士の配置もある）保健師又は看護師が管理者となって運営する	訪問看護師、アンダーナース（ホームヘルパーが協働している）（地方公務員）	地域保健師、アンダーナース（地方公務員）	地区看護師、ヘルスビジター（学齢以下・妊産婦・健康老人を対象とした子防活動）、地域助産師、地域精神科看護師、看護アシスタント（国家公務員）	看護師、准看護師、CNS（修士課程レベルの教育を受けたクリニカルナーススペシャリストで複雑なケアやスタッフ教育を実施
④訪問看護の仕組み	医療保険と介護保険の双方にかかり、医師が必要と認めて、交付した指示のもとに実施する 介護保険ではさらに介護サービス計画に沿って実施 24時間365日体制の実施もある	自治体のアセスメントチーム（看護師）が立てたケアプランの下で訪問看護師が在宅ケアについて、各職種を調整して実施する 必要に応じて医師から指示を受ける 24時間365日完全実施	地域診療所併設機関では、三つのパターン（地域保健師とアンダーナース、医師と地域保健師+アンダーナース、医師の訪問が頻回なケース）で実施（オーシュタ地域診療所の例）県の特別班として、病院直結の訪問医療・看護（SAH）があり、24時間365日体制で重症の患者に訪問看護を実施する	地区看護師がGP（家庭医）との連携の下で実施 GP、PT、看護アシスタントのチームで行いチームのコーディネートを地区看護師が行う 365日体制で夜間は救急に対応できる体制である	患者が個別に訪問看護機関と契約しサービスを購入する 地域の在宅サービスとの連携は不十分

191

(1)-②

	日本	デンマーク	スウェーデン	イギリス	アメリカ
⑤訪問看護の利用者	医師が治療の必要の程度により必要と認め，指示のあった者 病状安定期等	訪問看護の利用希望者 アセスメントに基づくケアランに基づく訪問看護を勧めた者	地域保健師が訪問看護の必要を認めた者，住民が家庭医と相談して利用	全ての年齢層の傷病者，出産後退院10日以内の褥婦等	在院日数の短縮化にともなう医療ニーズの高い患者，エイズ，ペインコントロールを要する患者
⑥看護内容	療養上の世話及び必要な診療の補助	ケアの統合的なマネジメント，一般的なケア，ターミナルケア（はペーソナルハーフケア）の全てを看護師が実施，創傷，麻痺，精神疾患，腎疾患，糖尿病，消化器疾患等のケア	一般的な医療ケア（カテーテル管理，栄養剤投与，検査処置など）薬の処方箋を書くことができる（皮膚科処置の軟膏，排便コントロール，目薬，糖尿病等）	在宅看護全般，精神科ケア，褥婦のケア指導	ハイテクホームケア（中心静脈栄養，モルヒネによる疼痛緩和，エイズ治療，化学療法等）
⑦訪問看護の財源	医療保険と介護保険の保険財源，税おおよび本人自己負担	全て税	全て税	全て税	公的保険（メディケア） 民間保険 自己負担
⑧利用者負担	医療保険も介護保険も一部自己負担あり（高齢者は主として1割負担）	無料	収入に応じてあり，一定金額を超えたら無料	無料	公的保険の範囲内であれば無料
⑨看護教育	看護師は高校卒業後3年（大学4年）の看護教育で国家試験により免許取得	高校卒業後3年9ヶ月	高校卒業後3年の看護師の資格取得後，2年の実務経験を経て地域保健師学校に1年進学後資格を得ている	地区看護師は4年の看護教育を受け，看護師の免許取得後，3～4ヶ月の実地経験を経て，試験により免許を取得した者	高校卒業後2～4年の看護教育を受けた看護師 高校卒業後2年の教育を受けた准看護師 修士レベルの教育を受けたCNS
備考	訪問看護ステーションは約5,300ヶ所（2002年）	デンマーク看護協会への看護職の加入率は95%で，在宅ケアのシステムについても大きな発言権を持っている 給与は施設内と在宅での差はない	地域保健師（ナース）の設置の責任者がけられて，医療保障の責任者となっている		

(2)-①

	ドイツ	フランス	オーストラリア	カナダ
①保健医療福祉制度	公的医療保険(疾病金庫)、公的介護保険がある 医師をはじめとするメディカルサービスとケアサービスが介護の要介護認定を実施する	国民皆保険制度 私立の共済保険加入者も多い 患者は自由に医療機関を選択できる 公的保険での医療費の償還率は医師が70%、看護師60%など	国民健康保険制度があり、皆保険制度 自己負担は15%で医療費の85%をカバー 高齢者介護システム(入所施設介護と在宅コミュニティーサーバー)	国民皆保険制度であり、健康保険(IHS)と拡大保険サービス(EHCS)の2つのカテゴリーで規定されている。在宅ケアは拡大保険サービスに位置付けられ、医師の治療以外の補償に関しては州毎の保険計画によって異なる
②訪問看護提供機関	ソーシャルステーション(宗教団体、民間等)	開業看護師のオフィス	訪問看護協会	訪問看護協会 (Canadian Home Care Association)
③訪問看護従事者等	看護師(3年制) 老人介護士(3年制)	開業看護師	看護師(3年生)	保健師・看護師・准看護師 地域保健のヘルスセンター長は大学卒業の看護師と法律で決まっている その他20種類の専門職及び牧師や民族代表等
④訪問看護の仕組み	訓練を受けた専門介護認定員が要介護認定をするとソーシャルステーションと被保険者が契約しサービスの利用となる	患者が医師の診察を受け、診断・処方後、薬局で薬等を受け取ると開業看護師はオフィス内で処置をするか又は自宅に訪問して処置をする(開業看護師はオフィス内で処置をするか又は自宅に訪問して処置をする)	1986年に制定されたACAT (Aged Care Assessment Team)により高齢者の介護分類を実施 在宅ケアの場合、HACC(Home And community Care Programs)のサービスの一環として訪問看護を提供	ホームケアプログラムにより施設から在宅へのプログラムが作成される 地域保健はヘルスセンターが中心 医師の指示書の必要性が多く20種類の職種の誰かがリファール、ケアカンファレンスにて方針が決定
⑤訪問看護の利用者	0歳からすべて対象	患者	高齢者等	在宅ケアプログラムの住人で有効なオンタリオ保険証をもっている 安全でかつ効果的な治療を提供する見込みの十分な条件の家であること 外来治療体制では得られない治療である
⑥看護内容	訪問看護師は情報収集しケアプランを立てて看護を行う。看護職は家族の教育、医療処置など	看護独自の活動(清潔ケア、栄養管理、褥創ケア、バイタルチェック、尿検査、心理的支援) 医師のプロトコールによる看護(注射、採血、カテーテル交換、心電図、脳波など)	ターミナルケアまで全面的に実施	在宅看護全般 個人と家族のカウンセリング、健康指導、その他の指導、薬物治療の監督、リハビリテーション等

(2)-②

	ドイツ	フランス	オーストラリア	カナダ
⑦訪問看護の財源	保険料（一律1.7%）でまかなわれる介護金庫	健康保健からの支払い（点数化された看護処置、移動費）利用者負担	公的医療保険	全て税
⑧利用者負担	自己負担あり	自己負担あり		州により異なる
⑨看護教育	3年課程で、臨床実習をし、資格を持つ看護師の1/3程度の給金を得ながら看護教育を受ける徹底した技術教育	高校卒業後3年間（技術を徹底して学ぶ）一般看護師と専門看護師（例えば小児専門看護師など）に分かれ、専門看護師は二度と一般看護師に降格しない	大学教育3年間	家族生活を含めた看護学、看護施策について論官の整ったレポートをかき、実際にロビーにて、議員に話しができるようになるまでの教科さえ、カリキュラムに含まれている。施策に反映され、立法化につながるような活動が、保健師のみでなく、看護師全体に行き渡っている
備 考		開業看護師は訪問看護専門ではなく、必要であれば在宅看護を行う		

資料：日本訪問看護振興財団が企画し、同行講師を務めてきた海外研修の情報、季羽倭文子、服部万里子各氏からの情報を参考にして作成した。

佐藤美穂子作成（2002年10月）

訪問看護白書
訪問看護10年の歩みとこれからの訪問看護

2002年11月15日　発行　　　　　　　　　　　　　定価(本体1,800円+税)

　編集者　㈶日本訪問看護振興財団　事業部
　　　　　〒101-0003　東京都千代田区一ツ橋2-4-3　光文恒産ビル5F
　　　　　Tel 03(5275)3581
　発行所　㈶日本訪問看護振興財団
　発売元　㈱日本看護協会出版会
　　　　　〒101-0003　東京都千代田区一ツ橋2-4-3　光文恒産ビル5F
　　　　　Tel 03(5275)2471
　印刷所　㈲秀明舎

ISBN 4-8180-0943-1　　　　　　　　　　　　　Ⓒ2002　Printed in Japan

●本書の一部または全部を許可なく複写・複製することは著作権・出版権の侵害になりますのでご注意ください